Kohlhammer

Verhaltensmodifikation

Diagnostik • Beratung • Therapie

herausgegeben von

Hanko Bommert
Stefan Schmidtchen

Eva-Maria Biermann-Ratjen
Jochen Eckert
Hans-Joachim Schwartz

Gesprächspsychotherapie

Verändern durch Verstehen

9., überarbeitete und erweiterte Auflage

Verlag W. Kohlhammer

9., überarbeitete und erweiterete Auflage 2003
Alle Rechte vorbehalten
© 1979/2003 W. Kohlhammer GmbH, Stuttgart
Umschlag: Gestaltungskonzept Peter Horlacher
Gesamtherstellung:
W. Kohlhammer Druckerei GmbH + Co. Stuttgart
Printed in Germany

ISBN 3-17-017427-4

Inhaltsverzeichnis

Einleitung zur 9. Auflage

Wir haben dieses Buch für seine 9. Auflage erneut gründlich überarbeitet. Sie erscheint kurz nachdem in Deutschland entschieden worden ist, dass sich Psychologen zum Psychologischen Psychotherapeuten mit dem Schwerpunkt Gesprächspsychotherapie ausbilden lassen können. Eine solche Entscheidung war notwendig geworden, weil durch das 1999 in Kraft getretene Psychotherapeutengesetz die heilkundliche Tätigkeit von Psychologischen Psychotherapeuten und Kinder- und Jugendlichenpsychotherapeuten in Deutschland neu geregelt worden ist. Nach diesem Gesetz dürfen psychologische Psychotherapeuten nur in »wissenschaftlich anerkannten« Psychotherapieverfahren ausgebildet werden.

Trotzdem soll dieses Buch nach wie vor kein Lehrbuch sein. Es beleuchtet die Charakteristiken des Klientenzentrierten Konzepts und der Gesprächspsychotherapie aus verschiedenen Perspektiven.

Wir werden wieder einmal gefragt werden, warum wir in einer Zeit, in der die Integration dessen, was die verschiedenen Therapieschulen zu bieten haben, möglich zu sein scheint (vgl. Basch, 1992/1988) und angestrebt wird (vgl. Orlinsky, 1994), erneut die Grundlagen einer Therapieschule beleuchten.

Unsere Antwort auf diese Frage lautet wieder: In einer Zeit, in der sich die Bemühungen um die Integration dessen, was die verschiedenen Therapieschulen zu bieten haben, auf die Integration von Techniken konzentriert, muss eine Therapieschule, die sich weniger um die Erfindung von Therapietechniken bemüht hat als darum, den psychotherapeutischen Prozess als solchen zu verstehen (vgl. Basch, a.a.O.), auf diesen ihren Beitrag zu einem integrierenden Psychotherapiemodell hinweisen.

Uns erscheint das als zunehmend notwendig, weil die im Rahmen des Klientenzentrierten Konzepts entwickelten Behandlungstechniken mehr und mehr mit diesem gleichgesetzt und darüber hinaus von ihm abgetrennt zu Allgemeingut werden. Sie gelten als therapeutisches Basisverhalten oder gar als die allgemeinen – neben den für die einzelnen Therapieformen spezifischen – therapeutischen Faktoren. Ihre Herkunft aus dem Klientenzentrierten Konzept wird dabei oft gar nicht mehr erwähnt. Auch viele Gesprächspsychotherapeuten unterscheiden nicht zwischen dem Klientenzentrierten Konzept und den in seinem Rahmen konzipierten Behandlungstechniken und kümmern sich wenig – vergessen und verleugnen ihn sogar – um den Beitrag, den das Klientenzentrierte Konzept zum Verstehen von Psychotherapie und der menschlichen Natur ganz allgemein leisten kann. Sie vereinfachen und verkürzen das von Rogers auf einem sehr hohen Abstraktionsniveau formulierte Klientenzentrierte Konzept (vgl. Höger, 1989) und beklagen zugleich seine Theoriearmut.

Dieses Buch versucht also auch in seiner überarbeiteten Form eine »integrative« Darstellung der Gesprächspsychotherapie.

Sie soll verdeutlichen, dass der Weg, den Gesprächspsychotherapeuten vor dem Hintergrund ihres Verständnisses von Psychotherapie und der menschlichen Natur einschlagen, auch ein spezifischer ist. Bezüglich der Wirksamkeit der verschiedenen therapeutischen Verfahren weiß man heute, dass viele Wege nach Rom führen. Der Weg, den Gesprächspsychotherapeuten einschlagen, ist sicherlich nicht für alle gleich gut begehbar. Das gilt sowohl für Patienten als auch für Psychotherapeuten. Dennoch ist er ein besonderer, klar ausgeschilderter und für viele Patienten und Psychotherapeuten besonders geeigneter. Er soll in diesem Buch beschrieben werden.

Im Kapitel I werden die Bedingungen für den psychotherapeutischen Prozess, die Carl Rogers entdeckt hat, dargestellt. Diese Bedingungen beschreiben bestimmte Beziehungen, die Menschen zum Erleben eines anderen Menschen, aber auch zum eigenen Erleben haben können.

Im Kapitel II werden das Beziehungsangebot, das der Gesprächspsychotherapeut dem Klienten macht, und die Methoden zu seiner Gestaltung mit denen der Psychoanalytiker und denen der Verhaltenstherapeuten verglichen. Es geht in diesem Kapitel nicht um die Psychoanalyse und nicht um die Verhaltenstherapie. Sie sind nur der Hintergrund, vor dem vor allem das Klientenzentrierte Konzept der unbedingten Wertschätzung bzw. unbedingt positiven Beachtung beleuchtet wird.

Im Kapitel III geht es um die wissenschaftlichen Prüfungen des Klientenzentrierten Konzepts und der Effekte von Gesprächspsychotherapien.

Im Kapitel IV wird herausgearbeitet, was wir bezüglich der menschlichen Natur ganz allgemein und bezüglich der Entwicklung von psychischen Krankheitsbildern im Besonderen aus dem Umstand schlussfolgern können, dass psychische Störungen durch Gesprächspsychotherapie behandelt werden können.

Im Kapitel V wird der Prozess der Beziehungsaufnahme zum eigenen Erleben und zum Erleben anderer an Beispielen verdeutlicht. Es geht in diesem Kapitel exemplarisch um die Natur der menschlichen Organisation von Welt- und Selbsterfahrung und damit Selbstentwicklung, um den »Inneren Bezugsrahmen«.

Im Kapitel VI geht es um Fragen der Indikation und Prognose von Gesprächspsychotherapie und damit auch um die Ergebnisse der vergleichenden Psychotherapieforschung.

Das neue Kapitel VII stellt dar, wie eine Indikationsstellung in der Praxis erfolgen kann und wie man mit Hilfe eines Erstinterviews die Rahmenbedingungen einer Gesprächspsychotherapie absteckt: das geeignete Setting (Einzel-, Gruppen- oder Paartherapie), die erforderliche Dauer (Kurz-, Normal- oder Langzeittherapie) und die Therapiefrequenz.

Und im Kapitel VIII wird besprochen, wie auf der Grundlage des Verstehens des Klientenzentrierten Konzepts soziale Arbeit geleistet werden kann.

Abschließend seien die Leserin und der Leser auf Folgendes hingewiesen: Wir haben von einer immer wieder als notwendig angemahnten Namensänderung Abstand genommen: Wir bleiben bei dem Namen Gesprächspsychotherapie. Es ist in Deutschland seit Jahrzehnten Tradition, von Gesprächspsychotherapie zu sprechen, wenn das auf Carl R. Rogers zurückgehende heilkundliche Psychotherapieverfahren gemeint ist, und vom Klientenzentrierten Konzept, wenn die damit verbundenen Theorien gemeint sind. Wir sehen keine ausreichend gewichtigen Gründe, diese Tradition aufzugeben, obwohl die Bezeichnung »Gesprächspsychotherapie« international keine Entsprechung hat. Die Beibehaltung wurde auch dadurch erleichtert, dass uns mögliche Alternativen nicht überzeugen konnten. Der größte gemeinsame Nenner in den deutschsprachigen Ländern ist sicherlich immer noch die Bezeichnung Klientenzentrierte Psychotherapie, die auf Rogers' »Client-centered therapy« zurückgeht. Es gibt vor allem in Österreich eine starke Fraktion, die auf die nicht-klinischen Anwendungsfelder hinweist und auf dem Begriff der »Personzentrierten Psychotherapie« besteht. So erscheinen nicht nur wichtige Bücher unter diesem Label (z.B. »Die vielen Gesichter der personzentrierten

Psychotherapie« von Keil & Stumm, 2002), sondern es wurde auch ein Weltverband für »personzentrierte und experienzielle Psychotherapie« gegründet.

Wir finden: So, wie man einen 50-jährigen Menschen nicht mehr umtauft, um ihm einen Namen zu geben, der seine 50-jährige Entwicklung und sein Gewordensein besser repräsentiert als der Name, auf den er getauft worden ist, so sollte man auch die Bezeichnung eines Verfahrens nicht ändern, nur weil der Taufname nicht besonders glücklich ist und das Verfahren wenig charakterisiert. Namen sind bzw. werden zu Symbolen. Sie sind keine genaue Kennzeichnung der Person oder des Gegenstandes. »Psychoanalytiker« nennen sich außer Freud z.B. auch Adler, Schultz-Henke, Ammon und Kernberg, und die Zeiten, in denen Verhaltenstherapeuten ihre therapeutischen Bemühungen auf das sichtbare Verhalten von Menschen beschränkt haben, sind auch längst vorbei.

Laien haben in der Regel keine Verständnisprobleme, wenn wir ihnen ihre Frage, was wir sind bzw. tun, so oder so ähnlich beantworten: Wir sind Gesprächspsychotherapeuten, und wir führen Gesprächspsychotherapien durch. Dabei handelt es sich um ein von dem amerikanischen Psychologen Carl Rogers entwickeltes psychotherapeutisches Verfahren, das zu den humanistischen Therapieansätzen gehört.

Hamburg, Samothraki und Braunschweig
im Herbst 2003

Eva-Maria Biermann-Ratjen
Jochen Eckert
Hans-Joachim Schwartz

Kapitel I   Das gesprächspsychotherapeutische Beziehungsangebot

1   Die notwendigen und hinreichenden Bedingungen für den psychotherapeutischen Prozess

Carl Rogers hat im Jahre 1957 die »notwendigen und hinreichenden Bedingungen für Persönlichkeitsveränderung durch Psychotherapie« beschrieben. Er hat auf der Grundlage der Erfahrungen, die er in vielen Jahren des psychotherapeutischen Umgangs mit Menschen, die psychotherapeutische Hilfe benötigten, gemacht hat, allgemeine Voraussetzungen klar definierbarer und operationalisierbarer Art abgeleitet, die die notwendigen und hinreichenden Bedingungen für konstruktive Persönlichkeitsveränderungen in einem psychotherapeutischen Prozess beinhalten.

Carl Rogers verstand unter konstruktiver Persönlichkeitsveränderung das, was, wie er sagt, Kliniker übereinstimmend begreifen als bessere Integration, weniger innere Konflikte, Freisetzung von Kräften für den Einsatz für eine erfolgreichere und befriedigendere Lebensgestaltung sowie Verhaltensänderung in Richtung auf Verhaltensweisen, die allgemein als reifer angesehen werden.

Die sechs Bedingungen, die gegeben sein müssen und über eine gewisse Zeitspanne Bestand haben müssen, wenn sich eine konstruktive Persönlichkeitsveränderung in einer Psychotherapie entwickeln soll, sind:
1. Zwei Menschen haben einen psychologischen Kontakt: Sie reagieren aufeinander, machen einander etwas aus, »each makes some perceived difference in the experiential field of the other« (Rogers, 1957, S. 96). Dieses »Sich-etwas-aus-dem-Anderen-machen« muss nicht bewusst sein, und der eine muss die Bedeutung, die er für den anderen hat, nicht unbedingt sicher ausmachen können. Die Beziehung muss aber da sein.
2. Der eine Mensch, der Klient, ist inkongruent: mit sich selbst uneins, verletzlich, ängstlich. Er ist mit einem Erleben oder Empfinden beschäftigt, das nicht zu seinem Selbstbild passt.
   Rogers nimmt an, dass jeder Mensch ein Selbstkonzept hat, ein Abbild vom eigenen Erleben, in das nicht jede Erfahrung integriert wird. Er nennt einen Zustand, in dem eine Erfahrung nicht in das Selbstbild integriert werden kann, einen Zustand von Inkongruenz.
   Wenn sich der Klient der Inkongruenz nicht bewusst ist, dann ist er verletzbar; wenn er sie ahnt, dann befindet er sich in einem Spannungszustand, der als Angst bekannt ist.
3. Der andere Mensch, der Therapeut, ist, was die Beziehung zum Klienten anbelangt, kongruent, mit sich selbst eins oder integriert. So kann er in dieser Beziehung »echt« sein, »real« er selbst sein (»genuine«). Sein tatsächliches Erleben stimmt mit dem

überein, was er von seinem Erleben wahrhaben kann. Es ist für ihn möglich, sich seines gesamten Erlebens in der Beziehung zum Klienten bewusst zu werden. Das Gegenteil wäre eine bewusste oder unbewusste »Fassade«, d. h., der Therapeut wäre damit befasst, Teile seines Erlebens in der Beziehung zum Klienten bewusst oder unbewusst nicht wahrzuhaben. Echtheit in diesem Sinne ist für den konkreten Zeitpunkt des Kontaktes mit dem Klienten herstellbar, und zwar auch dann, wenn der Therapeut Empfindungen hat, von denen er annimmt, dass sie für den Klienten und seine Entwicklung nicht günstig sind.

4. Der Therapeut erlebt sich als dem Klienten ohne Bedingungen zugewandt (»the therapist experiences unconditional positive regard for the client«, Rogers, 1957, S. 96). Er kann die Erfahrungen des Klienten, weil sie Bestandteil dieses Menschen sind, annehmen, so dass er nicht denken muss: »Ich mag dich, weil du so und nicht anders bist«. Das Gegenteil wäre: »In diesem Punkt finde ich dich gut, in diesem nicht, du tust also gut daran, so zu sein, wie ich dich gut finde«. Diese unbedingte Wertschätzung des Klienten entspricht nicht einem Bedürfnis des Therapeuten, hat ihre Quelle z. B. nicht darin, dass der Therapeut seinen Klienten mag oder dass er ein guter Therapeut sein möchte. Rogers stellt sehr deutlich dar, dass die Bedingung »unconditional positive regard« dann als gegeben angesehen werden kann, wenn sich ihr Effekt zeigt: dass nämlich der Klient dazu kommt, intensiver über sich selbst nachzudenken und sich um die eigene Erfahrung zu kümmern (und nicht um eine »gute Beziehung« zum Therapeuten). Der Klient kann dann als selbständige, vom Therapeuten deutlich getrennte (separate) Person dem Prozess der eigenen Erfahrung nachgehen, in welche Richtung auch immer, ohne sich der Gefahr ausgesetzt zu sehen, die unbedingte Wertschätzung des Therapeuten zu verlieren.

Dieses bedingungslose Annehmen des Klienten, was auch immer er »ist«, so betont Rogers ausdrücklich, könne natürlich nur ein Ziel sein, das immer anzustreben, aber nur theoretisch zu erreichen sei (»would never exist except in theory«, Rogers, 1957, S. 98).

5. Der Therapeut erfährt auf dem Wege der Einfühlung (empathy) das Erleben des Klienten in dessen Innerem Bezugsrahmen, und er bemüht sich, dem Klienten die Erfahrungen, die er, der Therapeut, auf diesem Wege macht, mitzuteilen.

Die Einfühlung des Therapeuten führt zu einem genauen Verstehen dessen, was der Klient von seinen eigenen Erfahrungen wahrnimmt, so genau, als handelte es sich um eigene Erfahrungen. Die Einfühlung des Therapeuten ist von dem Bewusstsein begleitet, dass es eben nicht die eigenen Erfahrungen, sondern die eines anderen Menschen sind, in die er sich einfühlt. Geht dieses Bewusstsein verloren, dann werden die Gefühle des Klienten zu den eigenen Gefühlen des Therapeuten. Der Therapeut ist dann mit dem Klienten identifiziert.

Besonders dann, wenn es sich beim Klienten um verwirrende Gefühle handelt, sagt Rogers, werde deutlich, dass die Einfühlung des Therapeuten zur Klärung des Erlebens des Klienten beitragen soll und dass nicht ein unreflektierbares Miterleben der Gefühle des Klienten gemeint ist – geteilte Verwirrung ist keine Einfühlung.

6. Der Klient nimmt zumindest in Ansätzen wahr, dass ihn der Therapeut empathisch versteht und – ohne ihm Bedingungen zu stellen – wertschätzt.

In Darstellungen der Klientenzentrierten Psychotherapie werden diese sechs notwendigen und hinreichenden Bedingungen für das Ingangsetzen und die Aufrechterhaltung des psychotherapeutischen Prozesses oft, leicht und gern reduziert auf die Darstellung der drei sog. »Therapeutenvariablen«: Kongruenz, unbedingte Wertschätzung und einfühlendes Verstehen, wobei letztere auch noch gern gleich gesetzt wird mit ihrer ope-

rationalen Definition als »Verbalisierung emotionaler Erlebnisinhalte« (vgl. Kap. III).
Man wird aber der Psychotherapiekonzeption von Rogers nicht gerecht, wenn man
in ihr nur eine Abstraktion des »Therapeutenverhaltens« sieht. Mindestens eben so wesentlich zum Verständnis dieses Konzepts sind die Abstraktionen der psychologischen
Voraussetzungen, die Personen erfüllen, die psychotherapierbar sind:
1. Der Klient ist kontaktfähig: Der Therapeut bewirkt eine wahrnehmbare Veränderung des Erfahrungsfeldes des Klienten.
2. Der Klient ist inkongruent und spürt das auch in irgendeiner Art und Weise: als
mit sich selbst uneins sein, sich nicht verstehen, sich nicht akzeptieren und/oder in
der Form von Gespanntheit, die Angst genannt wird.
3. Der Klient nimmt zumindest in Ansätzen wahr, dass ihn der Therapeut in seinem
Erleben einfühlend versteht und ohne Bedingungen akzeptiert.
In diesen vielfach vernachlässigten Bedingungen fasst Rogers »abstrakt« zusammen:
1. was menschliche Entwicklung zu besserer Integration (s. o.) durch Psychotherapie
zur Voraussetzung hat, nämlich Kontakt;
2. welcher Art der Entwicklungsstillstand ist, der durch Psychotherapie behoben werden kann, nämlich Inkongruenz, und wie diese erfahren wird, und
3. welcher Art der Kontakt ist, durch den Persönlichkeitsentwicklung ermöglicht
wird, nämlich ein Kontakt, in dem sich eine Person als in ihrem Erleben empathisch
verstanden und ohne Bedingungen wertgeschätzt erfährt.
Die eigentliche Entdeckung C. Rogers' ist nicht in der Abstraktion von operational
definierbaren »Therapeutenvariablen« zu sehen. Vielmehr ist es die Entdeckung, dass
Menschen, wenn sie in einer Psychotherapie ihren eigenen Weg gehen dürfen, das
Ziel verfolgen, das Selbst zu werden, das sie in Wahrheit sind. Unter der Bedingung
von unbedingt positiver empathischer Beachtung entwickeln sie ihr Selbstkonzept,
ihre Identität, werden mit sich selbst identisch (vgl. Rogers, 1983). So wie S. Freuds
wesentliche Entdeckung nicht in der des Unbewussten und seiner Inhalte zu sehen ist,
sondern in der Entdeckung der Entwicklung von Übertragung und Widerstand gegen
das Bewusstwerden von Erfahrung in einem therapeutischen Kontakt, so ist die wesentliche Entdeckung von C. Rogers die Selbstkonzeptentwicklung im psychotherapeutischen Prozess.

Die Bedingungen für diese Entwicklung des Selbstkonzepts sollen im Folgenden ausführlicher beschrieben werden.
C. Rogers definiert sie folgendermaßen: Der Therapeut ist im Kontakt mit dem Erleben des Klienten kongruent, unbedingt wertschätzend und empathisch. Der Therapeut hat also eine bestimmte Art von Beziehung zum Klienten bzw. macht ihm ein
Beziehungsangebot, das durch die Merkmale Kongruenz, unbedingte Wertschätzung und
Empathie charakterisiert ist.
Kongruenz, unbedingte Wertschätzung und Empathie werden in der Literatur häufig
als die Kern- oder Basis-Variablen des Therapeuten bezeichnet; und es werden für sie
zum Teil auch andere Namen verwendet.

Im allgemeinen Sprachgebrauch gilt eine Beziehung als dadurch gekennzeichnet, dass
zwei Menschen emotional aufeinander reagieren, wobei jeder für sich bestimmte Gefühlszustände anstrebt, deren Erreichung von den Gefühlen und dem diesen entsprechenden Verhalten des je anderen abhängig ist.
In der therapeutischen Beziehung hat der Therapeut das Ziel, für den Klienten Wertschätzung zu empfinden, was auch immer der Klient erlebt. Und dieses Gefühl der

unbedingten Wertschätzung strebt der Therapeut nicht sich selbst und nicht dem Klienten zuliebe an, sondern im Dienst der Persönlichkeitsentwicklung des Klienten. Dass das Gelingen einer solchen Arbeitsbeziehung auch für den Therapeuten eine durchaus angenehme Erfahrung ist und dass diese Arbeitsbeziehung auch eine echte und unter Umständen sehr tiefe, wirkliche Beziehung ist, ändert nichts daran, dass sie eine ist, die vom Therapeuten nicht um ihrer selbst willen, sondern um des Therapieprozesses willen angestrebt wird.

Wir werden im Folgenden die drei Komponenten des therapeutischen Beziehungsangebots darstellen, und zwar aus didaktischen Gründen in einer anderen Reihenfolge, als sie von Rogers entsprechend seiner Einschätzung ihrer Unabdingbarkeit aufgeführt worden sind.

2 Die Definition des gesprächspsychotherapeutischen Beziehungsangebotes

2.1 Empathie

Dieser Aspekt des therapeutischen Beziehungsangebotes wird in der deutschsprachigen Literatur auch als »Einfühlendes Verstehen« (Bommert, 1987) bezeichnet und vielfach mit seiner operationalen Definition als »Verbalisierung emotionaler Erlebnisinhalte (VEE)« (Tausch, 1973) oder »Reflektieren von Gefühlen« (Minsel & Langer, 1974) gleichgesetzt. Rogers (1959, S. 210f/1987) beschreibt ihn folgendermaßen:

> Der Zustand der Einfühlung oder des Sich-Einfühlens besteht darin, den Inneren Bezugsrahmen eines anderen genau wahrzunehmen, unter Einschluss der dazugehörigen gefühlsmäßigen Komponenten und Bedeutungen, so als ob man selbst der andere wäre, ohne aber jemals den Als-ob-Zustand zu verlassen. In diesem Sinne bedeutet es, den Schmerz oder die Freude eines anderen zu erfühlen, so wie er sie fühlt, und deren Ursachen wahrzunehmen, wie er sie wahrnimmt, aber ohne jemals die Erkenntnis zu verlieren, dass es so ist, als ob ich verletzt oder froh wäre usw. ... Wenn diese Als-ob-Eigenschaft verloren geht, handelt es sich um den Zustand der Identifikation – und nicht mehr um Empathie.

In einem späteren Aufsatz gibt Rogers (1976, Übersetzung in Jankowski, Tscheulin, Fietkau & Mann, 1976, S. 33–51) eine erweiterte Definition von Empathie. Er versucht dabei unter Rückgriff auf das Experiencing-Konzept von Gendlin (1962) genauer zu beschreiben, worauf sich die Einfühlung bezieht:

> Die als empathisch-einfühlend bezeichnete Möglichkeit, mit einem anderen Menschen zusammen zu sein, hat verschiedene Aspekte. Sie bedeutet, die persönliche Wahrnehmungswelt eines anderen zu betreten und völlig in ihr zu Hause zu sein. Sie umfasst jeden Augenblick Empfindsamkeit für die wechselnden Gefühls*bedeutungen,* die in diesem anderen Menschen strömen, für Angst oder Wut, Zärtlichkeit oder Verwirrung oder was auch immer er oder sie gerade an Erleben erfährt. Sie bedeutet, zeitweise in seinem Leben zu leben, sich darin vorsichtig und, ohne Urteile zu fällen, zu bewegen und die Gefühlsbedeutungen, deren er sich kaum bewusst ist, zu erfühlen, damit aber nicht zu versuchen, Gefühle aufzudecken, deren sich der andere völlig unbewusst ist, denn das wäre zu bedrohlich. Einfühlung schließt das Mitteilen deiner Gefühle bezüglich seiner Erlebniswelt mit ein, da du Elemente, denen der andere furchtsam gegenübersteht, unvoreingenom-

men und unerschrocken betrachtest. Es bedeutet, regelmäßig mit ihm die Genauigkeit deiner Sinneswahrnehmungen zu prüfen und dich durch die erhaltenen Antworten leiten zu lassen. Du bist für den anderen in seiner inneren Welt ein vertrauensvoller Gefährte. Indem du die Gefühls*bedeutungen* in dem Strom seines Erlebens aufzeigst, hilfst du dem anderen, diese wertvolle Beziehung zum inneren Erleben aufzunehmen, die Gefühls*bedeutungen* erlebnismäßig vollständiger zu erfahren und im Erleben (experiencing) weiterzukommen. Mit einem anderen Menschen in dieser Weise zusammen zu sein bedeutet, dass du in dieser Zeit die Sichtweisen und Werthaltungen, an die du dich selbst hältst, beiseite legst, um ohne Vorurteil die Erlebniswelt des anderen zu betreten. In gewissem Sinne heißt dies, dass du dein Selbst zurückstellst, und dies kann nur jemand, der in sich selbst stabil genug ist, um zu wissen, dass er sich selbst nicht verlieren wird in der Erlebniswelt des anderen, die sich als fremd und bizarr herausstellen kann, und dass er ohne Schwierigkeiten in seine eigene Welt zurückkehren kann, wann er es will (Hervorhebungen d. die Verfasser).

Rogers spricht hier von der persönlichen Wahrnehmungswelt des Klienten, in der Erfahrungen gefühlte Bedeutungen haben, bewertet sein können und mehr oder weniger zugelassen sein können. Er bezieht sich dabei ausdrücklich auf Gendlin (1962; 1978; 1981). Dessen Arbeiten sind von Bense (1977) sowie von Bommert und Dahlhoff (1978), aber auch von Wild-Missong (1983) im deutschsprachigen Raum bekannt gemacht worden (vgl. auch Keil, 2002).
Gendlin betont, dass sich der Mensch in einem ständigen Erlebensfluss befindet. Er nennt ihn »experiencing«. Er bevorzugt diesen Ausdruck gegenüber dem Terminus »experience«, ebenso wie er (in Wien aufgewachsen) es als zutreffender bezeichnet, vom Fühlen als von Gefühlen zu sprechen[1], um den Prozess- oder Flusscharakter des inneren Erlebens zu verdeutlichen, den er auch den »Stoff« nennt, aus dem die Person besteht. Das Individuum kann sich jederzeit diesem innerlichen Fühlen zuwenden. Gendlin nennt das die Möglichkeit zum »direct referent«. In der Konzentration auf das eigene innere Fühlen (Focusing) tauchen Körperempfindungen, Vorstellungen, Gedanken, Gefühle und Worte auf, die aufeinander bezogen sind, sich gegenseitig Sinn bzw. Bedeutung geben. Sie sind Formen, in denen sich das Fühlen symbolisiert (Symbolisierungsprozess), d. h., dem Bewusstsein zugänglich wird. Im Symbolisierungsprozess geschieht also die Bewusstwerdung, die Reflexion von Erfahrung. Wenn im Symbolisierungsprozess eine im Augenblick gegebene Erfahrung und ihre Bedeutung im Sinne eines: »Das ist es, was mich bewegt!« klar wird, tritt eine auch körperlich spürbare Entspannung ein. Gendlin betont sehr, dass jeder Mensch im und am eigenen Körper spüren kann, ob und dass es ihm gelingt, seines Erlebens gewahr zu werden, und dass es nicht »sheer emotions« sind, die symbolisiert werden, sondern Erfahrungen, die uns auch emotional bewegen und uns damit ihre Bedeutung enthüllen. Auf diesen »Stoff« der Persönlichkeit des Klienten, in der einen oder anderen Form symbolisiert und in der einen oder anderen Form, z. B. verbal oder a-verbal, zum Ausdruck gebracht, richtet sich die Empathie des Therapeuten.
Die Mitteilung des Therapeuten an den Klienten in sprachlicher Form, dass er ihn auf dem Wege der Einfühlung verstanden hat, wird seit Tausch, Eppel, Fittkau und Minsel (1969) die »Verbalisierung emotionaler Erlebnisinhalte« genannt.
Für deren Einschätzung – der operational definierten Empathie des Therapeuten – gibt es Skalen (s. S. 19).
Neben der Beschreibung des sog. »Therapeutenverhaltens« auf den einzelnen Stufen enthält die Skala von Tausch (vgl. Tausch, 1973, S. 80) zwei Anweisungen:

---

1   Laut persönlicher Mitteilung.

1. Die Verbalisierungen des Therapeuten sollen möglichst die »persönlich-emotionalen Erlebnisinhalte« des Klienten aufgreifen, seine »Gefühle, gefühlsmäßige(n) Bewertungen von Ereignissen, Wünschen, Interessen, (sein) Erleben der eigenen Person und (sein) Erleben der Wirkung der eigenen Person auf andere Menschen«.
2. Der Therapeut soll möglichst alle »wesentlichen« persönlich-emotionalen Inhalte
   des Erlebens des Klienten ansprechen (Stufe 12 der VEE-Skala).

Wie eine Reihe von Untersuchungen gezeigt hat, sind sich Beurteiler, die unabhängig
voneinander einen Therapieausschnitt einschätzen, in der Regel sehr einig darüber, auf
welchem Punkt der Skala das zu beurteilende Therapeutenverhalten einzuordnen ist. Offenbar ist eine solche Einordnung sogar dann möglich, wenn nur die Therapeutenäußerung vorliegt, d. h., wenn die vorangegangene Klientenäußerung, auf die sich die Mitteilung des einfühlenden Verstehens des Therapeuten bezieht, fehlt (Truax, 1966).

Bezüglich der Nützlichkeit der Skala, vor allem in Hinblick auf ihre Validität, sind in
der Vergangenheit viele Zweifel geäußert worden. Die weitestgehende Kritik wirft die
Frage auf, ob das dem Einsatz solcher Skalen zugrunde liegende wissenschaftstheore-
tische Verständnis überhaupt eine geeignete Basis zur adäquaten Beantwortung von
Fragen im Bereich Psychotherapie ist (vgl. Kwiatkowski, 1980).
Es scheint dennoch so zu sein, dass das, was mit der Skala »Verbalisierung emotionaler
Erlebnisinhalte« (VEE) gemessen wird, ein relativ sicherer Indikator für das Vorliegen
von Empathie ist. Wenn der Therapeut mit dem Klienten über dessen persönlich-emo-
tionale Erlebnisinhalte sprechen kann, hat er sich wahrscheinlich empathisch in das
Erleben des Klienten eingefühlt. Beurteiler, die mit dem Konzept Empathie vertraut
gemacht worden sind und eine gute Wahrnehmung für zwischenmenschliche Beziehungen haben, kommen zu übereinstimmenden Beurteilungen bezüglich des Ausmaßes
von einfühlendem Verstehen, das ein Therapeut aufbringt.

In funktionalem Sinne dient die Verbalisierung emotionaler Erlebnisinhalte durch den
Therapeuten der Förderung der Selbstexploration des Klienten.
Dieser funktionale Zusammenhang ist theoretisch begründet und empirisch gesichert: In
den Überlegungen zur Grundlegung der Gesprächspsychotherapie (vgl. Rogers, 1959/
1987) wird ein Individuum dann behandlungsbedürftig, wenn zwischen seinem Selbst
und seiner Erfahrung Inkongruenz besteht. Das Selbst eines Individuums wird verstanden als »organisierte, in sich geschlossene Gestalt. Diese beinhaltet Wahrnehmungs-
charakteristiken des Ich, die Wahrnehmungen der Beziehungen zwischen dem Ich und
anderen und verschiedenen Lebensaspekten, einschließlich der mit diesen Erfahrungen
verbundenen Werte.« (Rogers, 1959/1987, S. 26). Im Zustand der Inkongruenz werden
Erfahrungen, die nicht mit dem Selbst zu vereinbaren sind, »abgewehrt«, z. B. verzerrt
wahrgenommen, teilweise oder ganz dem Bewusstsein vorenthalten (vgl. Bommert,
1987, S. 34). Auf diese Zusammenhänge wird im Kap. IV genauer eingegangen.
Das empathische Verstehen des Therapeuten soll dazu führen, dass der Klient seine Erfahrung genau und vollständig wahrnimmt, eine Abstimmung vornimmt zwischen der
Erfahrung und dem Konzept, das er von sich selbst hat.
Es gilt als wissenschaftlich hinreichend bewiesen, dass die Verbalisierung emotionaler
Erlebnisinhalte, wenn sie Ausdruck des empathischen Verstehens des Therapeuten ist,
die Selbstexploration des Klienten fördert. Diese kann als Indikator für die Intensität
angesehen werden, mit der sich der Klient mit der Kompatibilität seiner Erfahrung mit
seinem Selbstkonzept auseinandersetzt.

Skala zur Beurteilung des Merkmals »Verbalisierung persönlich-emotionaler Erlebnisinhalte des Klienten durch den Psychotherapeuten« (»VEE-Skala«) (nach Tausch, R., Eppel, H., Fittkau, B. & Minsel, W.-R., 1969).

Bitte beurteilen Sie anhand der nachfolgenden Beurteilungsskala von 1 bis 12, in welchem Ausmaß der Psychotherapeut die persönlich-emotionalen (persönlich-gefühlsmäßigen) Erlebnisse verbalisiert. Lassen Sie sich bitte bei Ihrer Beurteilung nicht durch die folgende Ablehnung oder Zustimmung des Klienten beeinflussen. Bitte ordnen Sie jede Therapeutenäußerung derjenigen Stufe zu, die Ihrer Meinung nach für die Äußerung am zutreffendsten ist.

Stufe 1

Stufe 2:
Keine Verbalisierung der vom Klienten ausgedrückten persönlich-emotionalen Inhalte des Erlebens durch den Psychotherapeuten. Auch keine Äußerung über irgendwelche vom Klienten vorgebrachten äußeren Sachverhalte. Die Äußerung besteht etwa aus einer Belehrung oder Ermahnung.

Stufe 3

Stufe 4:
Keine Verbalisierung der vom Klienten ausgedrückten persönlich-emotionalen Inhalte des Erlebens durch den Psychotherapeuten. Jedoch Äußerung über irgendwelche vom Klienten vorgebrachten äußeren Sachverhalte.

Stufe 5

Stufe 6:
Verbalisierung eines oder einiger nebensächlicher vom Klienten ausgedrückter Erlebnisinhalte. Es werden nicht diejenigen Erlebnisinhalte vom Psychotherapeuten verbalisiert, auf die der Klient in seiner Äußerung das Hauptgewicht legte; z. B. bezieht sich der Psychotherapeut ausschließlich auf einen Inhalt, den der Klient nur als Beispiel für den Hauptinhalt des Erlebens brachte.

Stufe 7

Stufe 8:
Verbalisierung eines Teiles der wesentlichen, vom Klienten ausgedrückten persönlich-emotionalen Inhalte des Erlebens durch den Psychotherapeuten. – Es fehlen aber andere wesentliche Erlebnisinhalte.

Stufe 9

Stufe 10:
Verbalisierung des überwiegenden Teiles der wesentlichen vom Klienten ausgedrückten persönlich-emotionalen Inhalte des Erlebens durch den Psychotherapeuten; es sind aber noch nicht alle wesentlichen Erlebnisinhalte berücksichtigt.

Stufe 11

Stufe 12:
Verbalisierung in genauer Form aller wesentlichen vom Klienten geäußerten persönlich-emotionalen Inhalte des Erlebens durch den Psychotherapeuten.

Anmerkung: Aus Gründen der Übersichtlichkeit ist nur jede 2. Stufe definiert.

Eine operationale Definition der Selbstexploration (SE) in der Form einer Messskala geht auf Truax (1961) zurück. Eine deutsche Version stammt von Tausch, Eppel, Fittkau und Minsel (1969, s. S. 21).

In empirischen Untersuchungen sind stets substantielle korrelative Zusammenhänge von verschiedenen Erfolgsmaßen, d. h. den gemessenen Veränderungen, die Klienten in der Therapie erfahren haben, mit dem Merkmal Selbstexploration gefunden worden. Das Therapeutenmerkmal »Verbalisierung emotionaler Erlebnisinhalte« korrelierte zwar mit der Selbstexploration, nicht aber oder nur in geringem Maß mit Therapieerfolgsmaßen (z. B. Tausch, 1973; Übersichten geben dazu: Schwab, 1984; Sauer, 1993).

Im Rahmen der neueren klinischen Bindungsforschung (vgl. Strauß et al., 2002) ist von Fonagy et al. (1998) das Konzept des »Reflective Functioning« (RF) in Form einer Skala operationalisiert (Reflective Self Functioning Scale) worden. RF »bezieht sich auf die Fähigkeit, sowohl die eigene Person als auch die der anderen in Begriffen von Intentionaliät bzw. mentalem (d. h., geistig-seelischem) Befinden wahrzunehmen und zu verstehen (Gedanken, Meinungen, Absichten, Wünsche) und über das Verhalten entsprechend nachzudenken (Reflexivität)« (Daudert, 2002, S. 54). Validitätstudien zeigten u. a., dass das Niveau von RF bei Müttern ein Prädiktor für die Entwicklung der Fähigkeit zu Metakognitionen ihrer Kinder ist (Daudert, 2002).

Daudert (2001) fand in einer eigenen Untersuchung einen sehr engen Zusammenhang (r = 0,53) zwischen der RSF-Skala und der oben erwähnten SE-Skala. Unter therapietheoretischen Gesichtspunkten lässt sich dieses Ergebnis wie folgt interpretieren: Die Beachtung und Erhöhung der Selbstexploration des Klienten in einer Gesprächspsychotherapie fördert die Selbstreflexivität i. S. des RF-Konzeptes und somit seelische Gesundheit in der Form von Beziehungs- und Bindungsfähigkeit.

Zusammenfassung: Empathie

Fassen wir zusammen: Empathie bedeutet, sich in das Erleben eines anderen so genau einzufühlen und es dadurch so genau wahrzunehmen, als ob es das eigene Erleben wäre – ohne aber jemals diesen »Als-ob-Status« zu verlassen.

Die Verbalisierung der emotionalen Erlebnisinhalte des Klienten durch den Therapeuten kann als Indikator für das Vorliegen von Empathie angesehen werden.

Empathie hat die Funktion, die Selbstexploration des Klienten als einen wesentlichen Bestandteil des therapeutischen Prozesses zu fördern. Empathie darf nicht mit Verständnisvoll-Sein im Sinne einer humanen Haltung oder einer guten Beziehung verwechselt werden.

2.2 Unbedingte Wertschätzung (Beachtung)

Ein wesentlicher Aspekt des empathischen Verstehens besteht darin, die eigenen Sichtweisen und Werthaltungen beiseite zu legen und ohne Vorurteil die Erlebniswelt des Klienten zu betreten.

Wenn ein Therapeut zu seinem Klienten sagt: »Sie können offenbar keine Spannungen aushalten!« mag das zwar inhaltlich richtig sein, d. h., genau das zum Ausdruck bringen, was der Klient gerade fühlt. Der Klient wird diese Verbalisierung seines emotionalen Erlebnisinhaltes durch den Therapeuten aber kaum annehmen können, wenn der Therapeut dieses Erleben z. B. lächerlich, unmännlich, kindisch findet oder in einer anderen

Skala zur Einschätzung des Ausmaßes der »Selbstexploration des Klienten« (nach Tausch et al., 1969).

Stufe 1:
Der Klient sagt nichts über sich selbst, weder über sein Verhalten noch über sein inneres Erleben. Er spricht ausschließlich über Tatbestände, die unabhängig von seiner Person sind.

Stufe 2:
Der Klient berichtet nichts über sich selbst, weder über sein Verhalten noch über sein Erleben. Er erzählt jedoch von Personen und/oder Sachen, die zu ihm in einer Beziehung stehen (z. B. von seinen Eltern, seinem Auto).

Stufe 3:
Der Klient berichtet von äußeren Vorgängen und auch von seinem eigenen Verhalten, jedoch ohne von seinen spezifisch persönlichen inneren Erlebnissen zu sprechen, die dazu in Beziehung stehen.

Stufe 4:
Der Klient berichtet von äußeren Vorgängen und auch von seinem eigenen Verhalten, jedoch ohne von spezifisch persönlichen inneren Erlebnissen zu sprechen, die im Zusammenhang damit stehen. Man kann jedoch annehmen, dass das Berichtete für ihn mit Gefühlen verbunden oder für ihn von ziemlicher Bedeutung ist.

Stufe 5:
Der Klient berichtet über sein eigenes Verhalten oder äußere Vorgänge und über die spezifisch persönlichen inneren Erlebnisse, die dazu in Beziehung stehen. Der überwiegende Teil der Aussage besteht in der Schilderung seines Verhaltens oder äußerer Ereignisse; seine spezifisch persönlichen inneren Erlebnisse werden nur kurz erwähnt.

Stufe 6:
Der Klient berichtet über sein eigenes Verhalten oder äußere Vorgänge und über die spezifisch persönlichen inneren Erlebnisse, die dazu in Beziehung stehen. Der Inhalt der Aussage besteht überwiegend aus der Schilderung seiner inneren Erlebnisse.

Stufe 7:
Der Klient berichtet überwiegend von seinen spezifisch persönlichen inneren Erlebnissen. Zusätzlich ist ein Ansatz zu erkennen, seine inneren Erlebnisse weiter zu klären: etwa sie in neuen Zusammenhängen zu sehen, sich zu fragen, woher gewisse Einstellungen kommen, Widersprüche zu entdecken u. ä.

Stufe 8:
Der Klient schildert ausführlich seine spezifisch persönlichen inneren Erlebnisse. Das Suchen nach neuen Aspekten und Zusammenhängen in seinem inneren Erleben kommt deutlich zum Ausdruck.

Stufe 9:
Der Klient schildert ausführlich seine spezifisch persönlichen inneren Erlebnisse. Es wird deutlich, dass er neue Aspekte und Zusammenhänge in seinem inneren Erleben findet.

Art und Weise ablehnt und das dem Klienten, z. B. durch seinen Tonfall, vermittelt. Empathische Äußerungen, die ja zum Ziel haben, die Selbstexploration des Klienten zu fördern, müssen von einer bestimmten emotionalen Qualität sein. Diese Erfahrung hat Rogers in der Formulierung der therapeutischen Bedingung »Unbedingte Wertschätzung« berücksichtigt. »Unbedingte Wertschätzung« bedeutet: Der Therapeut kann den Klienten in seinem Erleben akzeptieren, und zwar so, dass er spüren kann, dass er sich dem Klienten positiv zugewandt fühlt.

Spürt der Klient, dass er vom Therapeuten nicht ohne Bedingungen akzeptiert wird, stagniert er in seinem Prozess der Selbstexploration. Er muss sich dann mit diesen Bewertungen durch den Therapeuten auseinandersetzen, auf die er emotional reagiert, so dass kaum Raum bleibt zur Auseinandersetzung mit der Beziehung, die er zu sich selbst hat.

Die »unbedingte Wertschätzung« ist die Bedingung für den therapeutischen Prozess auf der Seite des Therapeuten, die den Raum für die Auseinandersetzung des Klienten mit der eigenen emotionalen Bewertung des eigenen Erlebens sichert.[2] In diesem Sinne, nämlich in ihrer Bedeutung für den Klienten im therapeutischen Prozess, ist die unbedingte Wertschätzung früher bevorzugt betrachtet worden. Uns erscheint es notwendig, sie zusätzlich in ihrer Wechselwirkung mit der Empathie zu untersuchen.

»Acceptance does not mean much until it involves understanding«, sagt Rogers (1973b/1961, S. 34) und formuliert damit einen Zusammenhang zwischen dem einfühlenden Verstehen und der unbedingten Wertschätzung.

Wir möchten diesen inneren Zusammenhang von Empathie und unbedingter Wertschätzung noch schärfer betonen, ihre Bedeutung füreinander bestimmen. Zur Illustration gehen wir dabei von Ausbildungssituationen aus, in denen immer wieder ein Missverständnis deutlich wird: Junge Gesprächspsychotherapeuten bemühen sich oft unendlich darum, lieb, freundlich und zugewandt zu ihren Klienten zu sein, in der Meinung, damit der Bedingung, den Klienten unbedingt zu akzeptieren, zu genügen. Sie verwenden sehr viel Energie darauf, mit gleich bleibender Zugewandtheit und Freundlichkeit alles aufzunehmen, was der Klient ihnen berichtet. Das fällt ihnen natürlich um so schwerer, je weniger sie wissen, was der Klient ihnen »eigentlich« sagen will, worüber er gerade spricht oder vermeidet zu sprechen. Diese jungen Therapeuten missverstehen die unbedingte Wertschätzung als Haltung, die sie auf jeden Fall und unabhängig von dem, was wertgeschätzt werden könnte, zu »verwirklichen«, zu »realisieren« oder »einzunehmen« haben.

Vor dem Hintergrund solcher Erfahrungen möchten wir betonen: Es gibt einen funktionalen Zusammenhang zwischen Empathie und Unbedingter Wertschätzung, und zwar im Erleben des Therapeuten in der therapeutischen Situation. Empathie und unbedingte Wertschätzung sind zwei Aspekte ein und desselben Beziehungsangebotes des Therapeuten an den Klienten: Der Therapeut fühlt sich in den Inneren Bezugsrahmen des Klienten ein und kann den Klienten in dem, was dieser in diesem erlebt, annehmen. Wenn der Klient z. B. bestimmte Gefühle oder Werthaltungen erkennen lässt, die im Therapeu-

---

2 Auch hier finden sich in der deutschsprachigen Literatur andere Bezeichnungen, z. B. »uneingeschränktes Akzeptieren« (Minsel, 1974) oder »Bedingungsfreie positive Beachtung« (Höger, 1993 a). Für die Zukunft halten wir es für günstiger, weil zutreffender, den Begriff der unbedingten Wertschätzung durch die Bezeichnung »Bedingungsfreie positive Beachtung« zu ersetzen (vgl. Biermann-Ratjen, 1993 a).

ten Gefühle auslösen, z. B. Angst oder Ablehnung, heisst das, dass es für den Therapeuten schwieriger geworden ist, sich in das Erleben des Klienten einzufühlen und dabei nichts anderes von ihm zu wollen, als ihn zu verstehen. Das kann auch passieren, wenn der Klient Erlebensbereiche anspricht, in denen sich der Therapeut nicht frei bewegen kann, die seinem Bewusstsein nicht oder nicht vollständig bzw. korrekt zugänglich sind.

Wir sehen in der unbedingten Wertschätzung eine Kontrollbedingung: Wenn die Wertschätzung des Therapeuten für den Klienten spürbar nicht unbedingt ist oder wenn sie spürbar vermindert ist, kann das auf der Seite des Therapeuten zweierlei bedeuten:

Es kann bedeuten, dass der Therapeut nicht mehr in das Erleben des Klienten eingefühlt ist, dass er sich z. B. mit dem Klienten identifiziert hat oder eigene Gefühle in der Reaktion auf die Gefühle des Klienten entwickelt hat.

Es kann aber auch bedeuten, dass der Klient Erfahrungsbereiche angesprochen hat, in denen der Therapeut sich selbst nicht spontan versteht, in denen er inkongruent wird bzw. sich selbst nicht akzeptiert.

Wir wählen diese etwas spröde Bezeichnung »Kontrollbedingung« zur Kennzeichnung der unbedingten Wertschätzung, um zu verdeutlichen, dass der Therapeut sich mittels der Beachtung seiner Wertschätzung für den Klienten dahingehend überprüfen kann, ob er empathisch ist.

Der sicherste Weg zur Überprüfung der Empathie ist also der, dass der Therapeut seine emotionale Befindlichkeit im Kontakt mit dem Patienten reflektiert.

Rogers hat die unbedingte Wertschätzung (1973 a / 1951, 1957 / 1991 und 1962 / 1983) vor allem in ihrer emotionalen Qualität beschrieben. Er nennt sie »unconditional positive regard«, verwendet aber auch andere Bezeichnungen, wie »emotional warmth« oder »acceptance«:

> Ich nehme an, dass ein Persönlichkeitswachstum und eine Persönlichkeitsveränderung sich um so eher entwickeln, je mehr der Therapeut dem Inneren des Klienten mit Warmherzigkeit, Zugewandtheit und Aufnahmebereitschaft entgegenkommt.

> Das bedeutet, dass der Therapeut den Klienten als Person schätzt mit Gefühlen, die qualitativ etwa mit den Gefühlen vergleichbar sind, die Eltern für ihr Kind hegen, das sie als eine Person schätzen, unabhängig davon, wie es sich im Moment benimmt. Das bedeutet, dass ihm der Klient in einer Art wichtig ist, die nichts mit Besitzergreifung zu tun hat, dass der Klient ihm vielmehr wichtig ist als eine Person, die sich entwickeln kann. Das beinhaltet, dass er möchte, dass der Klient offen ist, welche Gefühle auch immer in diesem Moment in ihm sind: Feindseligkeit oder Zärtlichkeit, Auflehnung oder Unterwürfigkeit, Selbstsicherheit oder Selbstabwertung. Es bedeutet eine Art von Liebe dem Klienten gegenüber, so wie er ist (Rogers, 1962/1983, zit. nach Tausch, 1973, S. 112, Übers. der Verf.).

Rogers führt an anderer Stelle (1957, S. 98 / 1991) aus, was er mit dem Adjektiv »unbedingt« (unconditional) ausdrücken will. Er sagt, ein Therapeut erlebe dann unbedingte positive Wertschätzung, wenn er spürt, dass er jede Erfahrung, die Teil des Klienten ist, unterschiedslos annehmen kann. Unbedingte Wertschätzung bedeutet, dass es keine Bedingungen für das Akzeptieren gibt, kein Gefühl von »ich mag Dich, wenn Du so und so bist«. Das Gegenteil der unbedingten Wertschätzung wäre eine selektive Bewertungshaltung: »Ich finde Dich in dieser Hinsicht gut, in jener schlecht«. Das Gefühl des unbedingten Akzeptierens entstehe sowohl bei »schlechten« Gefühlen des Klienten, d. h., schmerzvollen, ängstlichen, abwehrenden und abnormalen, als auch bei »guten«, d. h., positiven, reifen, vertrauensvollen und solidarischen Gefühlen. Unbedingte Wertschätzung bedeutet nach Rogers: Annehmen des Klienten, auch wenn er widersprüchlich ist, und nicht nur, wenn er sich in Übereinstimmung mit sich selbst befindet. Unbedingte Wertschätzung sei auch Sorge um den Klienten, aber nicht in einer Besitz ergreifenden Weise oder in einer Form, die dazu dient, die Bedürfnisse des Therapeuten zu befriedigen. Unbedingte Wertschätzung bedeutet nach Rogers ein Sich-Sorgen um den Klienten als eine wesenseigene (separate) Person mit der Möglichkeit, eigene Gefühle, eigenes Erleben zu haben.

Rogers gibt in demselben Aufsatz zu bedenken, dass die Bezeichnung »unconditional positive regard« (unbedingte Wertschätzung) insofern irreführend sei, als sie wie ein Absolutheitsanspruch klinge. In der klinischen Realität werde ein effektiver Therapeut zu vielen Zeitpunkten einer Behandlung dieses Gefühl der unbedingten Wertschätzung erleben, aber von Zeit zu Zeit auch nur bedingte Wertschätzung spüren – und manchmal auch Ablehnung.

Das Ausbleiben der unbedingten Wertschätzung bedeutet nicht, dass der Therapeut versagt. Das Gefühl der unbedingten Wertschätzung ist ein Kriterium dafür, dass es dem Therapeuten möglich ist, sich in seinen Klienten einzufühlen und dabei kongruent zu bleiben. Wenn der Therapeut fühlt, dass seine Wertschätzung für den Klienten in einem gegebenen Moment nur bedingt oder gering ist, oder wenn er eher ablehnende Gefühle bzw. nur »bedingte« positive Gefühle (»So mag ich Dich!«) für den Klienten hegt, dann liegt nach unserer Auffassung ein wichtiges Ereignis im Therapieprozess vor, das positiv genutzt werden kann.

Der Therapeut kann sich dann selbst, in allerdings stummer Selbstexploration, eine Reihe von Fragen vorlegen, beispielsweise: Fühle ich noch mit dem Klienten oder habe ich die Ablehnung, die der Klient seinem Erleben gegenüber hat, übernommen, d. h., bin ich mit ihm identifiziert? Oder: Fühle ich mich vom Klienten angegriffen oder angezweifelt? Mache ich seine Enttäuschung zu meinem Problem? Habe ich jetzt mit Gefühlen zu tun, die ich in der Situation des Klienten hätte oder nicht haben dürfte?

Stellt der Therapeut beispielsweise fest bzw. wird ihm in der Supervision deutlich, dass er mit dem Klienten identifiziert ist, so ist die Bedeutung dieser Form der Beziehung für Therapeut und Klient zu klären. Für den Klienten ist dann z. B. zu prüfen, ob es sein kann, dass er sich nur dann in seinen Gefühlen als akzeptiert erlebt, wenn andere, und dann auch der Therapeut, sie mit ihm teilen. Für den Therapeuten könnte geklärt werden, wie bereitwillig er sich auf Beziehungen einlässt, in denen er mit einem anderen etwas teilen kann im Sinne von z. B. »geteiltes Leid ist halbes Leid« oder »ich bin wie Du«, bzw. wie leicht er solche Beziehungsangebote annimmt.

Wenn der Therapeut Klarheit darüber hat, dass und durch was seine unbedingte Wertschätzung für den Klienten abgelöst worden ist, und wenn er sich darin akzeptieren kann, wird es ihm möglich sein, sich dem Klienten wieder empathisch und unbedingt wertschätzend zuzuwenden.

Unbedingte Wertschätzung ist in diesem Sinne als ein Ziel zu betrachten, das der Therapeut immer wieder anstrebt. Ob dieses Ziel erreicht werden kann, ist auch abhängig von dem, worüber ein Klient spricht.

Gelingt es dem Therapeuten nicht, unbedingte Wertschätzung in diesem Sinne zu entwickeln, und versucht er stattdessen, Wertschätzung im Sinne einer Einstellung oder Haltung dem Klienten gegenüber zu demonstrieren, egal wie und was er tatsächlich dem Klienten gegenüber empfindet, fällt er für den Klienten doppelt aus: Er ist nicht »echt« (»real«, »genuine«), und er zwingt den Klienten in eine Auseinandersetzung mit sich, dem Therapeuten.

Rogers hat den Klienten, der behandlungsbedürftig ist, als einen Menschen beschrieben, der bestimmte Erfahrungen nicht zulassen kann, da sie nicht mit seinem Selbstbild in Übereinstimmung zu bringen sind (Rogers, 1957, S. 96/dtsch. 1991) und/oder, würden sie als Selbsterfahrungen bewusst, mit dem Bedürfnis nach positiver Selbstbeachtung nicht zu vereinbaren wären. Klienten halten sich oft für minderwertig, schlecht, versagend usw. Daher kann ein Klient u. U. eine Form von Wertschätzung, die sich nicht streng auf das bezieht, was er sagt, gar nicht als solche wahrnehmen, oder, wenn er sie wahrnimmt, wird sie ihn unter Spannung setzen. Er wird nicht nachvollziehen können, was der Therapeut an ihm wertschätzt und warum der Therapeut etwas an ihm wertschätzt, das er selbst überhaupt nicht akzeptieren kann, und er wird darauf emotional reagieren. Van Kessel (1976) charakterisiert jedes Therapeutenverhalten in Anlehnung an Beier (1968) als »asozial«: Der Therapeut mache Beziehungsangebote, die der Erwartung des Klienten entgegengesetzt seien, er unterlaufe die Beziehungserwartungen des Klienten. Wahrscheinlich sei solchem »asozialen« Verhalten der Therapeuten, wenn es ohne Rücksicht auf den Klienten gezeigt werde, d. h., zu früh oder um jeden Preis, auch eine Reihe früher Therapieabbrüche zuzuschreiben (Truax, zit. nach van Kessel, 1976, S. 149). Sie seien eher zu vermeiden, wenn der Therapeut sein Beziehungsangebot unter dem Gesichtspunkt einer Interaktion, also auch in seiner wahrscheinlichen Wirkung auf den Klienten betrachte und verstehe.

Bezüglich der Wertschätzung, die der Therapeut dem Klienten entgegenbringt, ist also nicht nur zu sagen, dass sie auch eine Angelegenheit der Selbstreflexion des Therapeuten ist. Der Therapeut sollte darüber hinaus darauf achten, ob der Klient die ihm entgegengebrachte Wertschätzung als mit seinem Selbstbild vereinbar erlebt. Die unter einigen Gesprächspsychotherapeuten verbreitete Regel, dass man besonders dann therapeutisch effektiv ist, wenn man sich jederzeit bedingungslos wertschätzend geben kann, ist in diesem Zusammenhang unter die Irrlehren einzureihen. Wenn ein Klient sich nicht leiden kann, hat der Therapeut das zu verstehen und zu akzeptieren – und er hat sich nicht darüber zu äußern, dass er den Klienten aber mag.

Diese Ausführungen sollen auch deutlich machen, dass Forschung auf der Grundlage der Frage, welchen Beitrag ein hohes Ausmaß an Wertschätzung zu konstruktiven Veränderungen beim Klienten leisten kann, schon im Ansatz nur begrenzt sinnvoll ist (vgl. Kwiatkowski, 1980). Man kann nicht sagen: Je höher das Ausmaß an Wertschätzung, um so effektiver die Therapie. Wertschätzung ist ein Indikator für therapeutisch wirksame Empathie (und Kongruenz) und kommt nur im Rahmen empathischer Äußerungen zum Tragen. Das erklärt unseres Erachtens auch die in den meisten empirischen Untersuchungen positiven, aber niedrigen Korrelationen zwischen der einschätzbaren Wertschätzung des Therapeuten für den Klienten und dem Therapieerfolg (vgl. z. B. Tausch, 1978). Und es erklärt auch, warum Rogers die Erfassung der Selbstexploration des Klienten als eine indirekte Methode vorschlägt, die Wirkung der unbedingten Wertschätzung zu »messen« (s.o.).

Die Äußerung eines Klienten über seinen Therapeuten: »Ich konnte erzählen, was ich wollte, er blieb immer gleich bleibend freundlich, das konnte ich nicht ertragen«, macht diese Zusammenhänge vielleicht konkret und deutlich.

Pfeiffer (1980b) hat daran erinnert, dass Rogers sehr betroffen war, als der Klientenzentrierte Psychotherapeut als gekennzeichnet durch »geisterhaftes« Verhalten beschrieben wurde, der »hinter dem Patienten steht, unsichtbar und beinahe nicht existent«. Rogers habe dazu wie folgt Stellung genommen: »Wir sind einen langen Weg gegangen vom ursprünglich Freudianischen Bild des Therapeuten als einer unpersönlichen Projektionsfläche. Wir haben bisher noch kein angemessenes Bild vom Therapeuten als einer erlebenden Person in einer Beziehung entwickelt, und wir haben es auch noch nicht geschafft, dieses Konzept angemessen in die Praxis umzusetzen« (zitiert nach Pfeiffer, a.a.O., S. 40).

Heute schätzen die Gesprächspsychotherapeuten ihre Möglichkeiten, sich ihrem Therapiekonzept entsprechend zu verhalten, optimistischer ein.

Zusammenfassung: Unbedingte Wertschätzung

Die unbedingte Wertschätzung ist ein Gefühl, das der Therapeut im Rahmen seiner Versuche, sich in eine konkrete selbstexplorative Äußerung eines Klienten empathisch einzufühlen, spüren kann.

Unbedingte Wertschätzung ist keine überdauernde Haltung des Therapeuten.

Ist die therapeutische Beziehung derart, dass der Therapeut ein hohes Ausmaß an unbedingter Wertschätzung über einen längeren Zeitraum gegenüber seinem Klienten erlebt, so bedeutet das, dass der Klient zu sich selbst genau die Beziehung aufgenommen hat, die ihm der Therapeut angeboten hat, d. h., er interessiert sich für das, was in ihm selbst vor sich geht als in einer Person von Wert.

Akzeptieren bedeutet nichts ohne Verstehen. Die unbedingte Wertschätzung des Therapeuten für den Klienten ist abhängig von den Inhalten, in denen der Klient über sich spricht, und von der Art, in der er das tut.

Der Therapeut kann an seiner unbedingten Wertschätzung des Klienten ermessen, wie weit er imstande ist, dem Klienten empathisch zu folgen.

2.3 Kongruenz

Therapeuten können ihren Klienten verschiedene Gründe für den verzweifelten Ausspruch liefern: »Ich kann erzählen, was ich will, mein Therapeut reagiert immer gleich bleibend freundlich, das halte ich nicht aus!« Therapeuten können z. B. »übersehen«, dass Klienten auch Mitteilungen machen, auf die sie eine andere Reaktion als Zugewandtheit und Akzeptiertwerden erwarten und vielleicht auch suchen. Die gleich bleibend freundliche Reaktion des Therapeuten deutet dann auf einen Mangel an Empathie hin bzw. auf die irrige Annahme, der effiziente Therapeut habe um jeden Preis zugewandt und wertschätzend zu sein.

Ein anderer Grund für die Klage des Klienten kann sein, dass er richtig wahrnimmt, dass die »Wertschätzung« seines Therapeuten aufgesetzt, unecht, gespielt ist, Ausdruck des Versuchs, sich wie ein guter Therapeut zu verhalten.

Diese zweite Annahme leitet über zu der nach Rogers wichtigsten der notwendigen Bedingungen für den therapeutischen Prozess auf der Seite des Therapeuten: die Echtheit bzw. Kongruenz des Therapeuten.[3] Diesen Aspekt des therapeutischen Beziehungsangebotes an den Klienten beschreibt Rogers wie folgt:

> In erster Linie nehme ich an, dass das Wachstum der Persönlichkeit dann gefördert wird, wenn der Therapeut das ist, was er ist, in seiner Beziehung zum Klienten echt ist, ohne Grenzziehung oder Fassaden, wenn er zu den Gefühlen und Einstellungen, die ihn augenblicklich bestimmen, stehen kann. Wir haben den Ausdruck ›Kongruenz‹ zur Beschreibung dieser Bedingung benutzt. Wir meinen damit, dass die Gefühle, die den Therapeuten be-

---

3 Wir verwenden im Folgenden zur Bezeichnung dieses Aspektes des therapeutischen Beziehungsangebotes den Begriff Kongruenz, weil dem Begriff »Echtheit« in der Alltagssprache zu viele unterschiedliche Konnotationen anhaften. Höger (1993) versucht, dem Problem dadurch gerecht zu werden, dass er die Doppelbezeichnung Kongruenz-Echtheit wählt.

stimmen, ihm zur Verfügung stehen, dass er sie bewusst werden lassen kann, dass er fähig ist, sie zu leben, und zwar in der Beziehung, und dass er fähig ist, sie mitzuteilen, wenn das angezeigt ist. Das bedeutet, dass er seinem Klienten unmittelbar persönlich begegnen (encounter) kann, so dass ein ganzer Mensch auf einen anderen Menschen trifft. Das bedeutet, dass er er selbst ist, sich nicht verleugnet. Niemand erreicht diesen Zustand vollständig, dennoch, je mehr der Therapeut annehmen kann, was er wahrnimmt, wenn er in sich hineinhorcht, und je mehr er seine Gefühle in ihrer ganzen Komplexität ohne Angst leben kann, um so größer ist das Ausmaß der ›Kongruenz‹ (Rogers, 1962/1983, zit. n. Tausch, 1973, S. 126, Übers. durch die Verf.).

Diese Beschreibung von Kongruenz birgt, wie auch andere Beschreibungen und Definitionsversuche (s. Tausch, 1973, S. 126–130), eine Gefahr in sich, die auch schon bei der Beschreibung des Aspektes unbedingte Wertschätzung sichtbar wurde. Sie legt das Missverständnis nahe, Kongruenz als eine »Inputvariable« (z. B. Braun & Tittelbach, 1978, S. 2010 f.) anzusehen, d. h. als eine Bedingung in der Form einer unabhängigen Variablen, die der Therapeut in den therapeutischen Prozess einbringt und die irgendwie auf den Klienten einwirkt, und zwar um so mehr, je ausgeprägter sie ist. Viele Gesprächspsychotherapeuten setzen getreu diesem Missverständnis die Kongruenz des Therapeuten mit »Echtheit« gleich, verstanden als die Möglichkeit des Therapeuten, dem Klienten gegenüber eigene Gefühle zu äußern, von denen der Therapeut annimmt, dass sie für den Klienten günstig sind, z. B. Wertschätzung, und zwar nicht unbedingte, sondern Wertschätzung um jeden Preis. Wir möchten demgegenüber besonders darauf hinweisen, dass die Kongruenzfähigkeit des Therapeuten zwar auch eine Voraussetzung für den therapeutischen Prozess ist, die der Therapeut unabhängig von einem bestimmten Klienten mitbringen muss. Im Klientenzentrierten Psychotherapiekonzept ist Kongruenz aber vor allem genauso wie Empathie und unbedingte Wertschätzung als ein wesentlicher Bestandteil der konkreten therapeutischen Beziehung konzipiert.

Wenden wir uns zunächst dem ersten Aspekt der Kongruenz zu: der Kongruenzfähigkeit des Therapeuten. Gemeint ist, dass der Therapeut selbst möglichst wenig psychotherapiebedürftig ist, denn: Kehrt man die Beschreibungen der Kongruenz des Therapeuten durch Rogers in ihr Gegenteil um, d. h., führt man zu allen genannten Merkmalen eines kongruenten Therapeuten ihre negativen Gegenpole auf, so erhält man eine Beschreibung, wie sie Rogers zur Charakterisierung des Zustandes eines Klienten benutzt. Therapiebedürftig ist eine Person dann, wenn ihr Erleben dadurch gekennzeichnet ist, dass sie nicht zu ihrem Erleben stehen kann, sich ihr Erleben nicht bewusst machen kann, sich bezüglich ihres Erlebens nicht mitteilen kann, nicht in sich hineinhorchen kann, ihre Gefühle nicht ohne Angst erleben kann usw.

Die starke Beachtung der relativen psychischen Gesundheit eines Therapeuten ist in jeder Hinsicht gerechtfertigt und notwendig. Es ist für jede Psychotherapie günstig, dass der Therapeut eine Person ist, die möglichst kongruent sein kann, d. h., die »vertraut ist mit dem Strom dauernd wechselnder Gefühle in der eigenen Person, diesem Strom, der besonders gekennzeichnet ist durch seine Komplexität und seinen ständigen Wandel« (Rogers, 1962/1983, zit. n. Tausch, 1973, Übers. der Verf.). Die Psychoanalytiker halten die Lehranalyse für den wichtigsten Teil der Ausbildung zum Psychotherapeuten. Bei den Gesprächspsychotherapeuten ist zusätzlich zur Eigentherapie auch die fakultative Selbsterfahrung in Gruppen Bestandteil der Ausbildung und aus guten Gründen die »lebenslange« Supervision der psychotherapeutischen Tätigkeit Pflicht. Die Forderung nach kongruenzfähigen Therapeuten ist eine allgemeine.

Wenn Kongruenz ausschließlich als eine überdauernde Therapeuteneigenschaft gefordert wird, und zwar unabhängig von einem konkreten Klienten und in möglichst großem Ausmaß, wird von der Vorstellung ausgegangen, ihre Wirksamkeit basiere auf

Modelllernen oder einer Entlastung des Klienten dadurch, dass der »Gesprächspartner weiß, woran er beim Helfer ist« (Tausch & Tausch, 1979, S. 96). Das heißt, »Kongruenz« wird dann als Anspruch des Therapeuten an sich selbst verstanden, dem er z. B. meint dadurch gerecht werden zu können, dass er dem Klienten sagt, was er über ihn denkt oder wie er sich mit ihm fühlt.

Der für Rogers' Therapietheorie wichtigere Aspekt der Kongruenz ist aber der, dass der Therapeut im konkreten therapeutischen Prozess Kongruenz herstellen kann im Sinne einer »Entsprechung von Erfahrung, Bewusstsein und Kommunikation« (Rogers, 1973 b, S. 330 / 1961) seines eigenen Erlebens.

Kongruent sein im engeren therapeutischen Sinne heißt, sich aller Gefühle bewusst werden zu können, die der Klient in einem auslöst, ohne durch diese Gefühle darin behindert zu werden, sich in ihn einzufühlen und ihn in dem, was dabei verstanden wird, ohne Bedingungen positiv zu beachten. Das gilt auch für die empathisch mitgefühlten Erfahrungen des Klienten. Der kongruente Therapeut muss seinen Klienten nicht mit dem beschäftigen, was er, der Therapeut, über ihn denkt oder im Zusammenhang mit dessen Erleben oder in der Reaktion darauf fühlt. Vielmehr kann der Therapeut in der therapeutischen Situation Kongruenz herstellen, sich seiner eigenen emotionalen Reaktionen – auch derer, die nicht unbedingte Wertschätzung sind – auf den Klienten bewusst werden und in ihnen eine Form des Verstehens des Klienten sehen. Diesen Aspekt der Kongruenz werden wir im Kap. V an Beispielen verdeutlichen.

Per definitionem sind weder Kongruenz noch Inkongruenz Zustände, die einer direkten Wahrnehmung oder Reflexion zugänglich sind. Aber es gibt Anzeichen für Kongruenz und Symptome der Inkongruenz. Der Therapeut kann an seinen eigenen emotionalen Reaktionen – die mehr oder weniger unbedingte Wertschätzung des Klienten enthalten können – ablesen, ob er im Kontakt mit seinem Klienten kongruent ist oder nicht.

Das Bemühen des Therapeuten um Kongruenz sollte so aussehen, dass der Therapeut versucht, der Gefühle unverzerrt gewahr zu werden, die ihn in der Beziehung zum Klienten tatsächlich bestimmen. Der Therapeut fühlt, wenn sich eigene Verletzlichkeit, Angst, Gleichgültigkeit oder Anstrengung im Kontakt mit dem Klienten einschleichen.

In der Regel entstehen die Gefühle, die den Therapeuten zu einer Überprüfung seiner Kongruenz veranlassen sollten, in der Beziehung zum Klienten, oder noch genauer: im unmittelbaren Kontakt mit dem Klienten. Der Therapeut kann sich z. B. gelangweilt fühlen, wenn der Klient in epischer Breite den Bericht über eine Erfahrung wiederholt, deren Inhalt dem Therapeuten schon lange bekannt ist. Der Therapeut kann ungeduldig oder ärgerlich werden, wenn der Klient sich »im Kreise dreht« usw. Meistens sind es situationsgebundene Gefühle, die dem Therapeuten seine Inkongruenz signalisieren, d. h. einen Zustand, in dem er bestimmte Erfahrungen abwehrt. Klienten wiederholen sich nicht in epischer Breite und kreisen nicht immer wieder um eine bestimmte Erfahrung, wenn sie nicht immer noch darauf warten müssen, einmal in dieser Erfahrung wirklich verstanden und bedingungslos akzeptiert zu werden. Der ungeduldige oder ärgerliche Therapeut sollte darüber nachdenken, was er denn außerdem noch fühlt. Vielleicht möchte er dem Klienten einen Rat geben oder ihm etwas verbieten – oder den Klienten daran erinnern, dass sich eben bestimmte unangenehme Erfahrungen nicht« vermeiden lassen.

Es können sich aber auch dauerhaftere Gefühle in der therapeutischen Beziehung entwickeln, die eine ganze Serie von Kontakten mitbestimmen können, z. B. eine allmählich wachsende Abneigung gegenüber dem Klienten verbunden mit dem Wunsch, er möge nun endlich gesund sein. Oder es kann sich Zuneigung entwickeln, die von immer stärker werdenden sexuellen Wünschen an den Klienten begleitet wird. Alle diese

Gefühle, die kurzlebigen wie die überdauernden, zeigen an, dass der Therapeut inkongruent ist. Er macht im Kontakt mit dem Klienten Erfahrungen, derer er sich nicht vollständig bewusst werden kann.

Es gibt nicht nur einen Zusammenhang zwischen Kongruenz und unbedingter Wertschätzung. Es gibt auch einen funktionalen Zusammenhang zwischen Kongruenz und Empathie. Ein Therapeut, der damit befasst ist, das, was er tatsächlich erlebt, nicht wahrzuhaben, ist in seinen Möglichkeiten eingeschränkt, die Erfahrungen des Klienten offen und vollständig empathisch aufzunehmen. Das Gefühl der unbedingten Wertschätzung dem Klienten gegenüber ist auch ein Indikator dafür, dass der Therapeut den Klienten empathisch verstanden hat und dabei kongruent geblieben ist. Wenn der Therapeut etwas anderes als unbedingte Wertschätzung dem Klienten gegenüber fühlt, sollte er sich fragen, ob er es vielleicht mit irgendeiner Form der Abwehr des Gewahrwerdens der eigenen Erfahrung oder der des Klienten zu tun hat. Es könnte sein, dass er sich bestimmter eigener Gefühle in der Identifikation mit dem Klienten oder in der Reaktion auf das Erleben des Klienten nicht bewusst wird bzw. sie nicht verstehen und / oder akzeptieren kann.

Das bedeutet nun nicht, dass sich der Therapeut dauernd ängstlich kontrollieren muss. Wenn er das täte, würde er sich überwiegend mit sich und seinen eigenen Gefühlen auseinander setzen. Er wäre dann in der Situation, die dem Klienten vorbehalten sein sollte. Sich aus ihr zu befreien, hat ihre gründliche Klärung zur Voraussetzung, die erfahrungsgemäß nur in einer Supervision zu leisten ist.

In der Regel gibt es aber einfache und relativ sichere Anzeichen dafür, dass der Therapeut darüber nachdenken sollte, ob er in der Beziehung zu seinem Klienten inkongruent ist: wenn er in den Stunden müde wird, obwohl er eigentlich lange genug geschlafen hat, oder wenn er sich auf eine merkwürdige Art erleichtert fühlt, wenn der Klient das Zimmer verlässt oder eine Stunde absagt.

Aber auch das Verhalten der Klienten enthält in vielfältiger Form Hinweise darauf, dass der Therapeut darüber nachdenken sollte, ob er in der Beziehung zum Klienten kongruent ist. Er sollte z. B. dann alarmiert sein, wenn der Klient ein Thema immerzu wiederholt. Das könnte, wie gesagt, daran liegen, dass der Therapeut wichtige Aspekte in der immer wieder wiederholten Mitteilung des Klienten ausblendet. Manchmal teilen Klienten ihren Therapeuten auch direkt mit, dass sie sich in einem Punkt nicht verstanden fühlen. Das geschieht aber in der Regel erst dann, wenn sich schon eine tragfähige therapeutische Beziehung entwickelt hat. Anfangs sind die Zeichen, die der Klient gibt, eher indirekt und in bestimmten Verhaltensweisen zu sehen, in plötzlichem Verstummen, abruptem oder häufigem Themenwechsel (»Springen«), Widersprüchen zwischen sprachlichem und anderem Ausdrucksverhalten. Alle diese Verhaltensweisen können Reaktionen auf die Inkongruenz des Therapeuten sein, d. h. Reaktionen darauf, dass der Klient spürt, dass ihn der Therapeut nicht unbedingt wertschätzt und sich dieser Empfindungen bzw. deren Ursache nicht bewusst ist.

Von Kongruenz bzw. Inkongruenz wird heute in vielfältiger Form gesprochen. Kongruenz wird definiert als die Entsprechung von Selbst und Erfahrung bzw. von organismischer und Selbsterfahrung. Es ist aber auch die Rede von Inkongruenz zwischen Selbst und Selbstideal (vgl. Finke, 1994b) sowie von sozial bedingter und angeborener Inkongruenz (Speierer, 1994). Im Kontext dieses Kapitels soll es nur um die Kongruenz des Therapeuten als eine Bedingung für den psychotherapeutischen Prozess bzw. als einen Aspekt des therapeutischen Beziehungsangebotes gehen. Dieser hat seinerseits verschiedene Aspekte. Man kann eine allgemeinere Kongruenzfähigkeit des Therapeuten im Sinne einer relativen psychischen Gesundheit von der konkreten Kongruenz eines Therapeuten in einem bestimmten therapeutischen Kontakt unterscheiden. Und diese Übereinstimmung bzw. Nichtübereinstimmung von dem, was der Therapeut in der Beziehung zu einem bestimmten Klienten erfährt und sich bewusst machen und kommunizieren kann, kann über die Dauer einer Therapiestunde, aber auch über einen längeren Zeitraum im Verlauf einer Psychotherapie betrachtet werden.

Das Bemühen des Therapeuten um Kongruenz bzw. um die Beseitigung von Inkongruenz in diesem Kontext dient in erster Linie dazu, die unbedingte Wertschätzung des Therapeuten für den Klienten wiederherzustellen, denn die Wertschätzung des Klienten durch den Therapeuten ist nur dann von therapeutischer Relevanz, wenn ihre verbale oder averbale Äußerung mit dem, was der Therapeut »wirklich« denkt und fühlt, übereinstimmt – und zwar in der unmittelbaren therapeutischen Beziehung.

Der Klient selbst – und auch Beobachter – können (und tun das auch) die Kongruenz des Therapeuten daran feststellen, ob er auf sie »echt«, »real« und »genuine« wirkt.

Pfeiffer (1977, s. S. 31) hat in Anlehnung an Carkhuff, Gendlin und Tausch eine Skala zur Messung der Kongruenz des Therapeuten entwickelt. Pfeiffer et al. (1980b) betonen den Gedanken, dass die Kongruenz des Therapeuten im Sinne der Übereinstimmung von Erfahrung, Bewusstsein und Kommunikation für den Klienten sichtbar sein muss, wenn der Kontakt zwischen Klient und Therapeut eine therapeutisch wirksame Beziehung sein soll.

Zusammenfassung: Kongruenz

Die Kongruenz des Therapeuten ist nach Rogers noch vor dessen empathischem Verstehen und unbedingter Wertschätzung des Klienten die notwendige Bedingung auf der Seite des Therapeuten für die therapeutische Beziehung. *Inkongruenz ist das Resultat der Mobilisierung von Abwehrhaltungen gegenüber Erfahrungen.* Im Therapieprozess erlebt der Therapeut Inkongruenz in Gefühlen, die eine Abweichung von der unbedingten Wertschätzung des Klienten sind, und sie wird als eine Beeinträchtigung des Empathischverstehen-Könnens spürbar. Die Reflexion dieser Anzeichen von Inkongruenz beinhaltet für den Therapeuten die Möglichkeit, zunächst sich selbst und dann den Klienten besser zu verstehen, und die Abweichung von der unbedingten Wertschätzung hebt sich dann auf.

Die Kongruenz des Therapeuten beinhaltet für sich genommen ein Therapieprozessziel: Nur wenn der Therapeut im Kontakt mit dem Klienten kongruent sein kann, kann er unbedingt wertschätzend empathisch mit ihm sein.

Neben den Möglichkeiten des Therapeuten, sich innerhalb des konkreten therapeutischen Prozesses um Kongruenz zu bemühen, gibt es die Möglichkeit der Bearbeitung von Inkongruenz in der Supervision und anderen Formen der Selbsterfahrung. Sie sind dann erforderlich, wenn ein Therapeut durch eine vom Klienten unabhängige überdauernde Inkongruenz im therapeutischen Prozess so eingeengt ist, dass er nicht allein durch die Reflexion seiner eigenen Gefühle in der konkreten Beziehung zum Klienten Klarheit über das Erleben des Klienten gewinnen kann, das die eigene Inkongruenz »aktiviert« hat.

Echtheit (Kongruenz), Transparenz (Pfeiffer, 1977, S. 11)

1. Es bestehen offensichtliche Widersprüche zwischen Erleben und Verhalten des Th. Er bemüht sich, als Person unangreifbar zu bleiben, und lenkt ab, wenn der Kl. versucht, sich mit seiner Person zu beschäftigen.

2. Zwar lässt der Th. keine Widersprüche zwischen Erleben und Verhalten erkennen, doch ist er in seinem Verhalten ganz von der professionellen Rolle bestimmt. Er akzeptiert zwar, wenn sich der Kl. mit seiner Person beschäftigt, lässt das aber nur als Problem des Kl. gelten. Über seine Person gibt er auf Frage allenfalls kurze Sachinformation.

3. Grundstufe therapeutischer Wirksamkeit: Das Verhalten des Th. entspricht seiner persönlichen Besonderheit. Es ist keinerlei Widerspruch zwischen Erleben und Verhalten erkennbar. Über sein Erleben macht er insofern vorsichtig Mitteilung, als der Kl. danach fragt und es die therapeutische Beziehung erfordert.

4. Auch ohne direkten Anstoß durch den Kl. gibt der Th. – im Hinblick auf dessen Bedürfnisse – Einblick in sein persönliches Erleben, ob es nun die therapeutische Beziehung betrifft, die durch die Selbstexploration des Kl. angeregt wird oder von außerhalb nachwirkt. Es wird auf solche Weise zumindest in den Bereichen, welche die therapeutische Beziehung berühren, in angemessenem Umfang durchsichtig. So teilt er öfter seine Gefühle gegenüber dem Kl. mit und verwendet sie z. B. zur Bearbeitung der therapeutischen Beziehung.

5. Der Th. ist spontan in der Interaktion, er gibt freien Einblick in sein Erleben. Das Gespräch wird auf diese Weise zu einer wechselseitigen partnerschaftlichen Interaktion.

(Anmerkung: Th.= Therapeut, Kl.= Klient)

---

3   Kapitel-Zusammenfassung

Die Ausführungen in diesem Kapitel bewegen sich im Rahmen der von Rogers (1957/ 1991) formulierten Abstraktion der Bedingungen für eine erfolgreiche Psychotherapie auf der Seite des Therapeuten.

Wir betonen die funktionalen Zusammenhänge dieser Bedingungen miteinander in stärkerem Maße als das Ehepaar Anne-Marie und Reinhard Tausch (Tausch & Tausch, 1956; Tausch, 1960; Tausch & Tausch, 1990), denen das unbestreitbare Verdienst zukommt, die Klientenzentrierte Psychotherapie unter dem Namen Gesprächspsychotherapie in Deutschland bekannt gemacht und für ihre Verbreitung gesorgt zu haben. Wir distanzieren uns damit auch von der Betrachtung dieser Bedingungen als »die drei Therapeutenvariablen« bzw. die »drei therapeutischen Basisvariablen«.

Wir stellen die Gesprächspsychotherapie als ein interaktionelles Geschehen auf der Grundlage eines spezifischen Beziehungsangebotes des Therapeuten an den Klienten dar: Der Gesprächspsychotherapeut versucht eine Beziehung zum Klienten herzustellen, die dadurch gekennzeichnet ist, dass er auf der Grundlage eigener Kongruenz den Klienten empathisch verstehen und fühlen kann, dass er ihn in seinem gesamten Erleben unterschiedslos wertschätzt.

til:

Eine psychotherapeutische Behandlung kann als abgeschlossen angesehen werden, wenn der Klient die Beziehung, die ihm der Therapeut anbietet, zu sich selbst aufnehmen kann. Der Klient kann dann den Zustand von Inkongruenz verlassen: Er hat Zugang zu seinem Erleben und dem, was dieses für ihn bedeutet (Selbstempathie). Er lässt sich selbst zu und beachtet sich als eine Person von Wert (unbedingte Selbst-Wertschätzung). Und sein Selbstbild ist mit seinen Erfahrungen in Übereinstimmung zu bringen (Kongruenz). Der gesprächspsychotherapeutische Prozess lässt sich beschreiben als ein Vorgang, in dem der Klient von der Beziehung, die er zu sich selbst hat und die er selbst und / oder andere als defizitär, unbefriedigend, rigide usw. erleben, in eine andere Beziehung zu sich selbst gelangt, die so ist, wie die ihm vom Gesprächspsychotherapeuten angebotene Beziehung. Mit dieser Beschreibung der Gesprächspsychotherapie ist auch das Ziel einer Gesprächspsychotherapie benannt.

Bommert (1987) hat die mit dieser Darstellung verbundene »stärkere Betonung und Berücksichtigung der wechselseitigen Abhängigkeiten von Therapeut und Klient in der therapeutischen Interaktion« als »durchaus wünschenswert« (S.74 f) bezeichnet, befürchtet aber, dass sie »gerade nicht zu einer Weiterentwicklung der Gesprächspsychotherapie im Sinne differenzierter Erkenntnisse beitragen (wird), sondern eher die Gefahr impliziert, die Gesprächspsychotherapie wieder als nicht näher zu differenzierendes, nur durch abstrakte Ziele und Interaktionsmerkmale kennzeichenbares Geschehen zu betrachten.« (S. 187).

Er nimmt an, dass sich aus dem Umstand, dass der Beitrag des Therapeuten zum Therapieprozess als ein »spezifisches Beziehungsangebot« definiert wird, ableiten lasse, »dass dabei jegliche Handlungen des Therapeuten richtig und gerechtfertigt (seien), solange sie aus dem Bemühen um Kongruenz, bedingungslose Wertschätzung und Empathie gegenüber dem Klienten heraus gemacht (würden).« (S. 187).

Das nehmen wir nicht an (vgl. Kap II). Es geht uns zwar auch darum, deutlich zu machen, dass das Klientenzentrierte Psychotherapiekonzept von Rogers auf einem sehr hohen Abstraktionsniveau formuliert worden ist. Es enthält keine Definitionen von Prozessvariablen auf der Handlungsebene. Seinem Abstraktionsniveau würde der Satz entsprechen: Es sind viele Handlungen des Therapeuten denkbar, die den Klienten wahrnehmen und annehmen lassen, dass ihn der Therapeut empathisch versteht und ohne Bedingungen wertschätzt. Es ist daher auch nichts gegen »weitergehende Bemühungen zur Erfassung tatsächlich realisierter Einzeltätigkeiten des Therapeuten in der Gesprächspsychotherapie« (S. 117) einzuwenden. Kriterium für die Angemessenheit des Therapeutenverhaltens ist nicht das »Absenden«, sondern das »Ankommen« seiner Bemühungen beim Klienten: Das »Bemühen um Kongruenz, bedingungslose Wertschätzung und Empathie gegenüber dem Klienten« ist nicht dasselbe wie das Gelingen der Mitteilung an den Klienten, dass ihn der Therapeut empathisch verstanden hat und unbedingt wertschätzt.

Der Therapeut leistet seinen Beitrag zur Entwicklung des Klienten dadurch, dass es ihm gelingt, dem Klienten zumindest im Ansatz mitzuteilen, dass er ihn empathisch versteht und wirklich unbedingt wertschätzt.

Die Förderung der Selbstempathie des Klienten bezieht sich übrigens auch auf die Klärung der Frage, worin die Behinderung des Klienten, zu sich selbst eine Beziehung dieser Art aufzunehmen, besteht.

Einfühlung, unbedingte Wertschätzung und Kongruenz des Therapeuten in der therapeutischen Beziehung sind nicht als humane Qualitäten konzipiert, sondern als Aspekte der Arbeitshaltung des Therapeuten. Empathie, die vom Erleben einer unbedingten Zugewandtheit zum Klienten begleitet ist, ist nur möglich auf dem Boden von Kongruenz. Sie hat keine andere unmittelbare Auswirkung als die beschriebene Veränderung der Beziehung des Klienten zu sich selbst. Andere denkbare Therapieziele wie Symptomreduktion, die meistens den Inhalt der Erwartungen wenigstens der Klienten an die Wirkung einer Therapie ausmachen und häufig Gegenstand von Therapieerfolgsmessungen sind, sind damit nicht ausgeschlossen.

Das Versprechen des Gesprächspsychotherapeuten an seinen Klienten lässt sich durch den Satz charakterisieren: Ich will von dir und für dich nichts, als dir mitzuteilen, dass ich dich verstehe als eine Person, die Erfahrung macht, und dass ich dich darin unbedingt wertschätze. Ich helfe dir bei Deinen Bemühungen um dich selbst. Darüber hinaus verspreche ich dir nichts.

Kapitel II   Vergleich des Beziehungsangebotes Gesprächspsychotherapie mit anderen Formen psychotherapeutischer Einflussnahme

In diesem Kapitel wollen wir die Gesprächspsychotherapie mit der psychoanalytischen und der Verhaltenstherapie vergleichen. Das Ziel dieses Vergleichs ist eine Verdeutlichung dessen, was die Gesprächspsychotherapie ausmacht. Wir beschreiben die beiden anderen Therapieformen nicht um ihrer selbst willen und auch nicht umfassend, sondern nur als einen Hintergrund, vor dem die Gesprächspsychotherapie deutlich werden soll.

1. Bei einem Vergleich der »Technik« des Therapeuten in der Gesprächspsychotherapie und in der Psychoanalyse werden wir herausarbeiten, dass ein wesentliches Merkmal der Gesprächspsychotherapie darin zu sehen ist, dass der Klientenzentrierte Therapeut seine Aufmerksamkeit auf die »unbedingte Wertschätzung« richtet, die er seinem Klienten gegenüber fühlt – oder manchmal auch nicht fühlt.
   Bei einem Vergleich der Modelle der Gesprächspsychotherapie und der Psychoanalyse werden wir herausarbeiten, dass sich die Gesprächspsychotherapie ursprünglich mit einem Therapieprozessmodell vorgestellt hat, während die Psychoanalyse zunächst schwerpunktmäßig ein entwicklungspsychologisches und psychopathologisches Modell war.
2. In diesem Zusammenhang werden wir einen Vergleich von Gesprächspsychotherapie und Psychoanalyse aus psychoanalytischer Sicht referieren und die in diesem Vergleich enthaltene Relativierung der Gesprächspsychotherapie zurückweisen.
3. Wir werden dann darlegen, dass auch die psychoanalytische Forschung zunehmend das Gewicht auf die Erforschung des Therapieprozesses legt und innerhalb dieses Prozesses auf die therapeutische »Beziehung«.
4. Wir werden sodann Verhaltenstherapie und Gesprächspsychotherapie miteinander vergleichen und den nondirektiven Standpunkt der Gesprächspsychotherapie vor dem Hintergrund des direktiven Standpunktes der Verhaltenstherapie verdeutlichen. Ein Vergleich der Definition der sog. Therapeutenvariablen in Gesprächspsychotherapie und Verhaltenstherapie soll in diesem Zusammenhang verdeutlichen, dass in der Gesprächspsychotherapie Bedingungen für die Entwicklung eines therapeutischen Prozesses formuliert worden sind und nicht »Kernvariablen« im Sinne technischer Handlungsanweisungen an den Therapeuten.
5. Wir schließen das Kapitel ab mit Überlegungen bezüglich der Möglichkeiten Klientenzentrierter vergleichender Psychotherapieforschung.

1 Vergleich der »Ratschläge« für den Therapeuten bei der gesprächspsychotherapeutischen und bei der psychoanalytischen Behandlung

Rogers hat in seinem viel zitierten und im ersten Kapitel dieses Buches ausführlich dargestellten Artikel von 1957 die notwendigen und hinreichenden Bedingungen für Persönlichkeitsveränderung durch Psychotherapie beschrieben (»The necessary and sufficient conditions of therapeutic personality change«) und nicht etwa die notwendigen und hinreichenden Bedingungen einer Persönlichkeitsveränderung durch Gesprächspsychotherapie. Er hat sich gefragt: Ist es möglich, in klar definierbaren und messbaren (»operationalisierbaren« würden wir heute sagen) Begriffen die psychologischen Voraussetzungen zu erfassen, die notwendig und hinreichend sind, konstruktive, d. h. Struktur verbessernde Persönlichkeitsveränderungen durch Psychotherapie hervorzubringen. Sodann hat er ausführlich beschrieben, dass er aus der eigenen klinischen Erfahrung und der seiner Kollegen unter Berücksichtigung der damals vorliegenden Forschungsergebnisse verschiedene Bedingungen herauskristallisieren konnte, die notwendig sind, eine konstruktive Persönlichkeitsveränderung anzustoßen, und die zusammengenommen hinreichend sind, diesen Prozess in Gang zu halten.

An dieser Stelle sollen die sechs Bedingungen für eine konstruktive Persönlichkeitsveränderung durch Psychotherapie (vgl. Kap. I) wiederholt werden:

1. Zwei Menschen nehmen eine Beziehung zueinander auf.
2. Der eine dieser beiden Menschen, der Klient, ist mit sich selbst uneins und verletzlich, in einem Zustand der Inkongruenz, d. h., beschäftigt mit einem Erleben, das nicht zu seinem Selbstbild passt. Dieser Inkongruenz muss er sich nicht bewusst sein.
3. Der andere Mensch, der Therapeut, ist, was diese seine konkrete Beziehung zum Klienten anbelangt, in einem Zustand von Kongruenz, d. h., er könnte sich erlauben, sich seines gesamten Erlebens in dieser Beziehung bewusst zu werden.
4. Der Therapeut erlebt sich unter allen Umständen, die der Klient ihm bereitet, diesem gegenüber bedingungslos annehmend zugewandt (experiencing unconditional positive regard), unbedingt wertschätzend.
5. Der Therapeut erfährt auf dem Wege der Einfühlung den Inneren Bezugsrahmen des Klienten und teilt dem Klienten diese Erfahrung mit.
6. Die Mitteilung dieses einfühlenden Verstehens und der annehmenden Zugewandtheit zum Erleben des Klienten gelingt zumindest in einem gewissen Grade, d. h., kommt auch beim Klienten zumindest in Ansätzen an.

Rogers beschreibt in diesen Bedingungen den behandlungsbedürftigen und behandelbaren Klienten und den effektiven Psychotherapeuten, d. h. genauer: die Beziehung, die der je eine zum eigenen Erleben und zum Erleben des je anderen herstellen kann.

Freud hat 1912 »Ratschläge für den Arzt bei der psychoanalytischen Behandlung« erteilt. Noch 1974 meinen Gertrude und Rubin Blanck (1978/1974) in ihrem Buch »Angewandte Ichpsychologie«, es gäbe keine bessere Literatur zur Beschreibung der »Mittel, die dem Therapeuten zur Verfügung stehen« (S. 164), als diese Ratschläge Freuds. Wir wollen sie deshalb hier darstellen und mit den »therapeutischen Mitteln«, die Rogers abstrahiert hat, vergleichen.

Freud leitet seinen Artikel so ein: »Die technischen Regeln, die ich hier in Vorschlag bringe, haben sich mir aus der langjährigen Erfahrung ergeben, nachdem ich durch eigenen Schaden von der Verfolgung anderer Wege zurückgekommen war« (Freud, 1912, GW VIII, S. 376).
Die Regeln lauten:

> ... sich nichts besonderes merken zu wollen und allem, was man zu hören bekommt, die nämliche gleichschwebende Aufmerksamkeit ... entgegenzubringen ... Sowie man nämlich seine Aufmerksamkeit absichtlich bis zu einer gewissen Höhe anspannt, beginnt man auch unter dem dargebotenen Materiale auszuwählen, man fixiert das eine Stück besonders scharf, eliminiert dafür ein anderes und folgt bei dieser Auswahl seinen Erwartungen oder seinen Neigungen. Gerade dies darf man aber nicht ... Man höre zu und kümmere sich nicht darum, ob man sich etwas merke (a.a.O., S. 377 f.).

Irrtümer im Erinnern, vermutet Freud, ergeben sich nur dann, wenn der Arzt durch eigene Neigungen oder Erwartungen gestört wird beim vorurteilsfreien Hinhören.

Man sollte auch nicht während der Sitzungen etwas aufschreiben, denn »Man trifft notgedrungen eine schädliche Auswahl aus dem Stoffe, während man nachschreibt oder stenografiert, und man bindet ein Stück seiner eigenen Geistestätigkeit ...« (S. 379); es

> gelingen jene Fälle am besten, bei denen man wie absichtslos verfährt, sich von jeder Wendung überraschen läßt, und denen man immer wieder unbefangen und voraussetzungslos entgegentritt. Das richtige Verhalten für den Analytiker wird darin bestehen, sich aus der einen psychischen Einstellung nach Bedarf in die andere zu schwingen, nicht zu spekulieren und zu grübeln, solange er analysiert, und erst dann das gewonnene Material der synthetischen Denkarbeit zu unterziehen, nachdem die Analyse abgeschlossen ist. (...) Ich kann den Kollegen nicht dringend genug empfehlen, sich während der psychoanalytischen Behandlung den Chirurgen zum Vorbild zu nehmen, der alle seine Affekte und selbst sein menschliches Mitleid beiseite drängt und seinen geistigen Kräften ein einziges Ziel setzt: die Operation so kunstgerecht als möglich zu vollziehen (a.a.O., S. 380 f.).

Insbesondere warnt Freud vor der Affektstrebung »therapeutischer Ehrgeiz«: »Ein alter Chirurg hatte zu seinem Wahlspruch die Worte genommen: Je le pansai, Dieu le guérit (ich habe nur die Wunden verbunden, Gott hat sie geheilt). Mit etwas ähnlichem sollte sich der Analytiker zufrieden geben« (a.a.O., S. 381).

> Es ist leicht zu erraten, zu welchem Ziele diese einzeln vorgebrachten Regeln zusammentreffen.[4] Sie wollen alle beim Arzte das Gegenstück zu der für den Analysierten aufgestellten psychoanalytischen Grundregel schaffen. Wie der Analysierte alles mitteilen soll, was er in seiner Selbstbeobachtung erhascht, mit Hintanhaltung aller logischen und affektiven Einwendungen, die ihn bewegen wollen, eine Auswahl zu treffen, so soll sich der Arzt in den Stand setzen, alles ihm Mitgeteilte für die Zwecke der Deutung, der Erkennung des verborgenen Unbewußten zu verwerten, ohne die vom Kranken aufgegebene Auswahl durch eine eigene Zensur zu ersetzen. In eine Formel gefaßt: Er soll dem gebenden Unbewußten des Kranken sein eigenes Unbewußtes als empfangendes Organ zuwenden, sich auf den Analysierten einstellen, wie der Receiver des Telefons zum Teller eingestellt ist. Wie der Receiver die von Schallwellen angeregten elektrischen Schwankungen der Leitung wieder in Schallwellen verwandelt, so ist das Unbewußte des Arztes befähigt, aus den ihm mitgeteilten Abkömmlingen des Unbewußten dieses Unbewußte, welches die Einfälle des Kranken determiniert hat, wiederherzustellen.

---

4   Freud deutet hier an, dass die Regeln »einzeln« vorgebracht werden. Wir vermuten, dass er wie Rogers (vgl. Kap. I) verschiedene Seiten ein und derselben Einstellung des Therapeuten zum Erleben des Klienten »einzeln« darstellt.

Wenn der Arzt aber imstande sein soll, sich seines Unbewußten in solcher Weise als Instrument bei der Analyse zu bedienen, so muß er selbst eine psychologische Bedingung in weitem Ausmaß erfüllen; er darf in sich selbst keine Widerstände dulden, welche das von seinem Unbewußten Erkannte von seinem Bewußtsein abhalten, sonst würde er eine neue Art von Auswahl und Entstellung in die Analyse einführen, welche weit schädlicher wäre als die durch Anspannung seiner bewußten Aufmerksamkeit hervorgerufene … Jede ungelöste Verdrängung beim Arzte entspricht nach einem treffenden Worte W. Stekels einem blinden Fleck in der analytischen Wahrnehmung (a.a.O., S. 381 f.).

Vergleichen wir nun Freuds Regeln mit Rogers notwendigen und hinreichenden Bedingungen für den psychotherapeutischen Prozess:

1. Rogers geht von einem Klienten aus, der ängstlich und verletzlich, da beschäftigt mit einem *inkongruenten* Erleben, eine Beziehung zu einem Therapeuten aufnimmt.
   Freud sagt einem Patienten, dass er dem Therapeuten »alles mitteilen soll, was er in seiner Selbstbeobachtung erhascht mit Hintanhaltung aller *logischen und affektiven Einwendungen,* die ihn bewegen wollen, eine Auswahl zu treffen« (a.a.O., S. 381, Hervorhebungen durch die Verf.).
2. Rogers beschreibt den Therapeuten als kongruent, d. h., er könnte sich seines ganzen Erlebens in der konkreten Beziehung zum Klienten bewusst werden.
   Freud formuliert: »Er, der Therapeut, darf in sich selbst keine Widerstände dulden, welche das von seinem Unbewußten Erkannte von seinem Bewußtsein abhalten, sonst würde er eine neue Art von Auswahl und Entstellung in die Analyse einführen« (a.a.O., S. 381).
3. Rogers beschreibt den Therapeuten als jedem Erleben des Klienten gegenüber gleichermaßen positiv zugewandt.
   Freud empfiehlt, »sich nichts besonderes merken zu wollen und allem, was man zu hören bekommt, die nämliche gleichschwebende Aufmerksamkeit entgegenzubringen, sowie alle seine Affekte, selbst sein menschliches Mitleid, beiseite zu drängen, alles Mitgeteilte für die Zwecke der Erkennung des verborgenen Unbewußten zu verwerten, ohne die vom Kranken aufgegebene Auswahl durch eine eigene Zensur zu ersetzen« (a.a.O., S. 377).
4. Rogers beschreibt den Therapeuten als darum bemüht, auf dem Wege der Einfühlung den Inneren Bezugsrahmen des Klienten zu erfahren und dem Klienten diese Erfahrung mitzuteilen.
   Freud beschreibt, dass der Therapeut dem »gebenden Unbewussten des Kranken« sein eigenes Unbewusstes als empfangendes Organ zuwendet, sich auf den Analysierten einstellt, »wie der Receiver des Telefons zum Teller« eingestellt ist.

Trotz der deutlichen Unterschiede in der sprachlichen Fassung der therapeutischen Grundregeln lässt sich eine große Ähnlichkeit der Grundregeln von Rogers und Freud nicht übersehen. Gehen wir die vier Punkte noch einmal durch, dann sehen wir, dass beide übereinstimmend fordern:

1. einen Klienten im Zustand der Inkongruenz bzw. mit der Neigung, in seinem Erleben eine Auswahl zu treffen,
2. eine emotionale Unvoreingenommenheit des Therapeuten dem Klienten gegenüber; eine größtmögliche Freiheit von Inkongruenz bzw. Widerständen, die blinde Flecken bei der Wahrnehmung des Klienten bewirken könnten,

3. eine nicht bewertende, nicht auswählende Unvoreingenommenheit des Therapeuten dem Klienten gegenüber, die die gleiche Zuwendung bzw. Hinwendung zu jedem Erleben des Klienten ermöglicht.

4. Beide Unvoreingenommenheiten oder Offenheiten gelten Freud wie Rogers als die Voraussetzung für den empathischen Prozess, den der Therapeut erleben können muss. Die gelungene Mitteilung dessen, was der Therapeut empathisch versteht, an den Klienten, in welcher Form auch immer, wird als das therapeutische Agens verstanden.

Dieser Vergleich von Gesprächspsychotherapie und Psychoanalyse fördert also, oberflächlich betrachtet, keine bemerkenswerten Unterschiede zutage.

Stellt man aber die eher kühlen Vergleiche des Therapeuten mit einem affektfreien Chirurgen oder mit einem Telephonreceiver durch Freud der Beschreibung der »unconditional positive regard« des Therapeuten für den Klienten durch Rogers gegenüber:

> To the extent that the therapist finds himself experiencing a warm acceptance of each aspect of the client's experience as being a part of that client, he is experiencing unconditional positive regard (Rogers, 1957, S. 98).

> ... (Ich gehe davon aus), dass der Klient die Erfahrung macht, ohne Abstriche anerkannt[5] zu sein. Damit meine ich folgendes: Gleichgültig welche Gefühle er hat – Angst, Verzweiflung, Unsicherheit, Ärger; gleichgültig, wie er sich ausdrückt – in Schweigen, Gesten, mit Tränen oder Worten; gleichgültig wie er sich im jeweiligen Moment einschätzt –, der Klient spürt, dass er vom Therapeuten psychologisch anerkannt wird, gerade so, wie er ist. Dieser Ausdruck schließt den Begriff der Akzeptierung ein. Es ist sinnvoll, an dieser Stelle darauf hinzuweisen, dass erst die lebendige Erfahrung des Klienten diese Bedingung reifen lässt, nicht einfach die Tatsache ihres Vorhandenseins beim Therapeuten. In allem, was ich im folgenden zum Prozess der Veränderung sage, nehme ich ein optimales und maximales Anerkanntsein als konstante Bedingung an (Rogers 1973, b, S. 135),

dann wird deutlich, dass Rogers die therapeutische Beziehung als eine konzipiert hat, die eine »echte« emotionale Seite hat. Das gilt nicht nur für den Therapeuten, sondern auch für den Klienten. Der Therapeut fühlt seine bedingungslose Wertschätzung für den Klienten. Aber erst »die lebendige Erfahrung des Klienten (lässt) diese Bedingung reifen« (a.a.O., S. 135). Wenn der Klient nicht »erfährt«, dass ihn der Therapeut anerkennt, wird die unbedingte Wertschätzung des Therapeuten für den Klienten nicht »wirklich«, d. h. nicht wirksam für den therapeutischen Prozess. Es sei an dieser Stelle an Rogers Aussage (vgl. S. 25) erinnert: Wir sind einen langen Weg gegangen vom ursprünglich Freudianischen Bild des Therapeuten als einer unpersönlichen Projektionsfläche ....

Krause (1992) beklagt bezüglich der Weiterentwicklung der Konzeptualisierung der therapeutischen Beziehung im psychoanalytischen Diskurs:

> Es ist möglich und wissenschaftsgeschichtlich reizvoll, die Kargheit der psychoanalytischen Beziehungssemantik auf die Notwendigkeit, alles soziale Geschehen aus einem ganz unbiologischen Triebbegriff zu entwickeln, zurückzuführen (Krause, 1990). Leider hat die Wissenschaftsentwicklung dazu geführt, dass die Ansätze einer psychoanalytischen sozialen Ausdruckpsychologie hinter sich bereits anbahnende Entwicklungen (Kris, 1940; Reich, 1945) zurückgefallen sind und die psychoanalytische Affekttheorie zumindest in

---

5 Vgl. Kap. IV.

den sozialen Anteilen des Affekts sich von der triebpsychologischen Deduktion nie erholen konnte, was zwar oft beklagt, aber nicht verhindert wurde. (…) Ich meine, wir könnten uns diese Art von Konformismus und Bequemlichkeit aus vielerlei Gründen nicht mehr leisten; einer davon besteht darin, dass sich die empirischen Befunde mehren, dass die Art der realen sozialen Beziehung zwischen Patient und Analytiker von allerhöchster Bedeutung für den faktischen Verlauf der analytischen Behandlung ist.
Die Bezeichnung der realen sozialen Beziehung als mitleidend, empathisch, aufrichtig etc., ohne die Natur solcher Prozesse zu erläutern, bedeutet, dass wir ausgerechnet in einem Kernbereich unseres sozialen Handelns auf eine Alltagssprache zurückgreifen und Fragen, wie die, was denn eine gute tragende Beziehung als soziales Geschehen ausmacht, offenlassen (a.a.O., S. 590 f.).

Wir meinen, dass sich die Psychoanalytiker in diesem Zusammenhang durchaus auf die Konzeptualisierung der psychotherapeutischen Beziehung und ihre Erläuterung durch Rogers beziehen oder sich wenigstens mit ihnen auseinander setzen könnten.
Es gibt schon seit längerem in der psychoanalytischen Literatur eine Betonung der Bedeutung der therapeutischen Beziehung. Insbesondere bei der Beschreibung der Psychotherapie schwer gestörter Patienten taucht das therapeutische Beziehungsangebot als besonders wesentlich auf, das die Gesprächspsychotherapie zum Zentrum ihrer Betrachtung gemacht hat. Auch Psychoanalytiker empfehlen einen kongruenten, non-direktiven, bedingungsfrei akzeptierenden Umgang mit früh gestörten Patienten.
Im letzten Artikel ihres Buches »Angewandte Ich-Psychologie« erörtern Gertrude und Rubin Blanck (1978/1974) »Die spezifischen Techniken der Psychotherapie«. Sie unterscheiden zwischen Psychoanalyse und Psychotherapie. Psychotherapie nennen sie die Behandlung von Grenzfallstrukturen, d. h., von Patienten, von denen sie annehmen, dass deren »Ich-Entwicklung« unreif geblieben ist und dass deren Beziehung zu anderen Menschen unreif bleibt entsprechend der mangelnden Ich-Reife. (Die Begriffe Grenzfallstruktur, frühe Störung, schwere Störung beschreiben weitgehend Identisches). Sie sagen:

Im absoluten Gegensatz zu der Grundregel von der freien Assoziation, deren Anwendung bei der psychoanalytischen Behandlung der Neurose unabdingbar ist, muß der Grenzfallpatient dazu ermutigt werden, seine Abwehr, die sich in der Aufrechterhaltung des Abstandes zeigt, zu respektieren, ja, manchmal muss man ihm sogar versichern, dass er nicht alles zu sagen braucht … (Blanck & Blanck, 1978, S. 226).

Es wird empfohlen, nichts anstelle des Patienten zu sagen, worauf er auch hätte selbst kommen können (S. 355). Bei der Behandlung der erwachsenen Patienten ist die *stetige Verlässlichkeit* des Therapeuten wesentlich … der Therapeut ist da, wenn man sich darauf verlassen kann, dass er *immer in derselben freundlichen Stimmung da sein* wird (S. 345).

Eine Tatsache, die niemals unterschätzt werden sollte, ist die, dass der Patient auf ein benignes, aber nicht überbefriedigendes therapeutisches Klima reagiert und dass er anfängt, *Selbstachtung* zu internalisieren, nachdem Verzerrungen korrigiert worden sind, da er gelernt hat, vom Therapeuten *Höflichkeit und Respekt* zu erwarten (S. 345)

Die Autoren warnen davor, eine Technik des »Auf-den-Rücken-Klopfens« anzuwenden (a.a.O., S. 351). Sie betonen, dass »internalisierte, dürftige *Selbstbilder* (…) nicht auf Komplimente reagieren« (a.a.O., S. 351).
Sie meinen, »wenn der Therapeut erst einmal mit dieser tiefsten Form der »Ich-Unterstützung« genügend Erfahrung hat, findet er schon seinen eigenen Weg dazu. Er darf aber *niemals unecht* sein« (a.a.O., S. 352; alle Hervorheb. d. Verfass.).
Hier wird vom Psychotherapeuten ganz ausdrücklich unbedingte Wertschätzung sowie Kongruenz (»niemals unecht«) gefordert.

In neueren Veröffentlichungen weisen Psychoanalytiker darauf hin, dass auch in Psychoanalysen der Beziehung zwischen Patient und Therapeut mehr Beachtung zukommen müsste. Die Psychoanalyse findet im Liegen, nicht wie die von Blanck und Blanck beschriebene Psychotherapie im Sitzen statt. Krause (1992) bezeichnet das klassische psychoanalytische Setting als »… aus ethologischem Blickwinkel schaminduzierend und Autonomie reduzierend. (…) Die Applikation der sog. Grundregel bedeutet die Instantiierung eines Schuld-/Schamkonflikts: Triviales, Irrelevantes oder explizit Beschämendes mitzuteilen, ohne dass der Partner ein gleiches tut, und das noch mit echtem Affekt, ist per definitionem beschämend. Die Grundregel nicht einzuhalten, löst Schuldgefühle aus.« Deshalb könne die »Behandlungstechnik« nicht als »Beziehungsregel« angesehen werden. Vielmehr setze das »Ertragen der Technik« eine »gute Beziehung« voraus, und die könne nur eine »wirkliche Beziehung« sein. »Das mag trivial klingen, setzt aber voraus, dass wir wissen, was eine gute Beziehung ist« (Krause, a.a.O., S. 610).

2   Vergleich von Gesprächspsychotherapie und Psychoanalyse aus psychoanalytischer Sicht

Ohne Bezugnahme darauf, dass die therapeutische Beziehung in der Psychoanalyse in den Augen von immer mehr psychoanalytischen Forschern als unzureichend konzeptualisiert gilt, kommt Köhler-Weisker (1978) und 1993 zusammen mit Horn und Schülein zu dem Schluss, dass Rogers eine im Vergleich mit dem »Hauptziel der Psychoanalyse«, der »Erforschung des Unbewussten«, eher »randständige« Komponente der Freudschen Technik – die »Herstellung günstiger Übertragungs- und Arbeitsbedingungen«, »auf Kosten der übrigen kultiviert« habe. Die Autorin meint nachweisen zu können, dass Rogers nichts gesagt habe, was Freud nicht ebenfalls gesagt hätte.

Neben dem Hinweis darauf, dass in der Gesprächspsychotherapie eher randständige, aber notwendige Bedingungen für den therapeutischen Prozess ausformuliert worden seien, betont die Autorin aber auch: »Jene Einstellungen, die Rogers in seiner ›Technik‹ objektiviert, werden in der psychoanalytischen Ausbildung wenig gelehrt« … »besonders beim Umgang mit überwiegend prägenital gestörten Patienten werden diese Einstellungen wieder therapeutisch wichtig«.
In der Gesprächspsychotherapie seien aber nur die »Voraussetzungen des analytischen Prozesses« (1978, S. 844) erfasst, also die Einstellungen des Therapeuten zum Klienten formuliert, auf deren Grundlage die eigentliche analytische Arbeit erst beginnen könne. Diese bestehe in der Analyse der Übertragung, in der Gefühle wieder entdeckt werden, die Objekten der Kindheit gegolten haben, mit der folgenden Möglichkeit, diese wieder entdeckten Gefühle in das Ich zu integrieren. Wenn die Gesprächspsychotherapie Behandlungserfolge erziele, woran offenbar kein Zweifel bestehen könne, dann müsse das daran liegen, dass die von den Gesprächspsychotherapeuten hergestellte Beziehung zum Patienten in diesem einen Sog erzeuge, der vorbewusste Gefühle und Einstellungen hervorbringe. Es sei dann vermutlich zwangsläufig so, dass man in unbewusste Bereiche komme und Aspekte der infantilen Neurose zur Sprache kämen.
Im Widerspruch zu Köhler-Weisker, die davon ausgeht, eine solche Erweiterung des Bewussten oder Stärkung des Ich sei durch Rogers nicht »konzeptualisiert«, möchten

wir hervorheben: Das zentrale Thema des Klientenzentrierten Ansatzes ist die Selbstentwicklung. Die Konzepte der Gesprächspsychotherapie sind ursprünglich solche der Bedingungen für den Prozess, in dem sich diese Selbstentwicklung vollzieht. Aus ihnen lassen sich Konzepte einer Persönlichkeitstheorie im Sinne einer Entwicklungspsychologie ableiten (vgl. Kap. IV). Diese impliziert, dass die Stagnation der Selbstentwicklung in der Regel ihre Wurzeln auch in kindlichen Erfahrungen hat. Die Stagnation löst sich in einer »effektiven« therapeutischen Beziehung auf. Das ermöglicht eine Entwicklung zu mehr Offenheit für die Erfahrung sowie zu mehr Möglichkeiten, deren Bedeutung zu symbolisieren, das heißt auch, sie bewusst werden zu lassen, sie als zur eigenen Person gehörend erleben zu können, sie zu befreien von starren Konstrukten zu ihrer Deutung, die immer auch aus der Vergangenheit des Klienten stammen, und sie einzubringen in die Gestaltung der Beziehung zu anderen Menschen und zur eigenen Person.

Die wesentlichen Merkmale der therapeutischen Beziehung auf der Seite des Therapeuten sind nicht als Beziehungsmerkmale gedacht, die geeignet sind, den eigentlichen Therapieprozess vorzubereiten, sondern als die notwendigen und hinreichenden Bedingungen konstruktiver Veränderung durch Psychotherapie. Sie sind auch nicht konzeptualisiert als Haltungen und Einstellungen des Therapeuten, die seinem eigentlichen therapeutischen Handeln zugrunde liegen. Sie beschreiben das, was der Therapeut in den psychotherapeutischen Prozess einbringt, seinen Beitrag zum konkreten Geschehen Psychotherapie.

Von einer anderen Warte aus formuliert: Die im Klientenzentrierten Konzept formulierten Bedingungen für den therapeutischen Prozess auf der Seite des Therapeuten beschreiben »Prüfkriterien«. Der Klientenzentrierte Psychotherapeut kann sein konkretes Verhalten im Kontakt mit dem Klienten im Hinblick darauf überprüfen, ob z. B. eine Widerstands- oder Übertragungsdeutung, eine Konfrontation oder eine andere Form der Verbalisierung eines emotionalen Erlebnisinhaltes eines Klienten wirklich sein unbedingt wertschätzendes empathisches Verstehen des Erlebens des Klienten für diesen wahrnehmbar und annehmbar zum Ausdruck bringt (vgl. Bedingung 6 der notwendigen und hinreichenden Bedingungen für den psychotherapeutischen Prozess).

Es ist also einfach nicht richtig, davon auszugehen, dass das »Hauptziel der Psychoanalyse«, die »Erforschung des Unbewussten« eine untergeordnete Rolle im Klientenzentrierten Konzept spiele. Die Selbstentwicklung im psychotherapeutischen Prozess ist im Klientenzentrierten Konzept als ein an bestimmte Bedingungen geknüpfter Prozess konzipiert, der eine Selbstkonzeptveränderung beinhaltet. Der Inhalt der Selbstkonzeptveränderung besteht in der Integration bisher u. a. nicht bewusstseinsfähiger Erfahrungen in das Selbstkonzept, und deren Integration ist wiederum die Voraussetzung für das Fortschreiten des Prozesses der Selbstentwicklung (vgl. Kap. IV).

3 Vergleich des Forschungsansatzes von Rogers mit der psychoanalytischen Therapieforschung

Kächele (1992) hat zusammenfassend die bis zu diesem Zeitpunkt wesentlichen Ergebnisse der psychoanalytischen »Psychotherapieforschung« vorgestellt, deren »empirisch-rekonstruktive Bemühungen« das Ziel verfolgten, »herauszufinden, welche Faktoren im therapeutischen Prozess zum guten oder schlechten Ausgang beitragen« (S. 259 – 285).

Rogers ist vor mehr als fünfzig Jahren mit einer ähnlichen Zielsetzung angetreten. Er ließ Tonaufzeichnungen von Therapiesitzungen anfertigen. Und seine Abstraktion der notwendigen und hinreichenden Bedingungen für die Ingangsetzung und Aufrechterhaltung des psychotherapeutischen Prozesses und die Beschreibung des Prozesskontinuums, auf dem sich Entwicklungen in der Psychotherapie abbilden lassen, sind so formuliert, dass sie die empirische Überprüfung genau der Konzepte ermöglichen sollten, in denen die für den Therapie- und den Veränderungsprozess relevanten »Forschungsgegenstände« definiert sind (vgl. Kap. IV und V).

Kächele schreibt: »Der entscheidende Schritt bei dem Aufbau der Ulmer Forschungsgruppe zur Verlaufsforschung (1968) war die Einführung der Tonbandaufzeichnung – schon 1962 von Meyer gefordert – und die Forderung, die Überprüfung von Deutungsaktionen nicht mehr auf singuläre Aktionen zu richten, sondern am Verlauf die Anwendung und Auswirkung psychoanalytischer Theoriebestandteile zu überprüfen. Mit verschiedenen Methoden, auf verschiedenen Abstraktionsniveaus wurden behandlungstheoretisch zentrale Konzepte im Verlauf untersucht und zur Beurteilung des Veränderungsprozesses herangezogen« (a.a.O., S. 278). Kächele weist u. a. auf folgende Forschungsgegenstände hin:

- »Übertragung, Angst und Arbeitsbeziehung«
- »Veränderung des Leidens«
- »Veränderung des Selbstgefühls«
- »Emotionale Einsicht«
- »Kognitive Prozesse«
- »Verbale Aktivität«

Kächele berichtet von den folgenden Ergebnissen der psychoanalytischen Psychotherapieforschung: »Für Patienten mit geringer Ich-Stärke macht es keinen Unterschied, ob sie mit mehr interpretativer Technik oder mehr supportiver Technik behandelt werden; beides war wenig erfolgreich. Allerdings lässt sich zeigen, dass kompetente Therapeuten, die stark an der Übertragung gearbeitet haben, bei diesen Patienten mit einer schlechten initialen Prognose erheblich bessere Resultate erzielen können (Kernberg et al., 1972, S. 183)« (a.a.O., S. 269). Kächele warnt im Zusammenhang mit dieser Studie von Kernberg : »…, dass quantitative Ergebnisse sich nicht von selbst interpretieren. Wissenschaftler, besonders wenn sie als Theoretiker und Kliniker ihre Lieblingsidee in den Daten wieder finden wollen, vertreten ihr Interesse und interpretieren Befunde sehr verschieden« (a.a.O., S. 269).

Dennoch können wir als Gesprächspsychotherapeuten feststellen, dass die psychoanalytische Forschung hier auf Zusammenhänge stößt, die Rogers vor Jahrzehnten zur Formulierung seiner ersten Konzepte veranlasst haben. Die Beachtung der »Beziehung« stellt eine offenbar äußerst relevante Größe im erfolgreichen Therapieprozess dar. Die »starke« Arbeit an der Übertragung macht auch Therapieerfolge bei Patienten mit schlechter initialer Prognose möglich. Eine Bearbeitung der Übertragung ist aber nur möglich, wenn die Beziehung zwischen Therapeut und Patient systematische Beachtung findet. Aus Klientenzentrierter Sicht ist die Übertragung die systematische Verkennung (in der Form von Wünschen und Befürchtungen) des therapeutischen Beziehungsangebotes durch den Klienten auf der Grundlage früher erworbener Beziehungserwartungen. Der Klient bringt in dieser Verkennung zum Ausdruck, dass er entsprechend seinen früheren Erfahrungen etwas anderes vom Therapeuten erwartet als unbedingt wertschätzendes empathisches Verstehen.

Kächele berichtet ferner, dass Luborsky et al. (1988) »einen Extrakt aus der psychoanalytischen Literatur hergestellt (haben), der acht kurative Faktoren der therapeutischen Arbeit isolierte, die sich aus bisherigen Forschungsbemühungen ergeben hatten« (a.a.O., S. 273). Diese kurativen Faktoren sind:

1. Die Erfahrung einer hilfreichen Beziehung
2. Die Fähigkeit des Therapeuten, zu verstehen und zu antworten
3. Die Vermehrung der Einsicht des Patienten (self-understanding)
4. Die Abnahme der die Beziehung zu anderen Menschen beherrschenden Konflikte (sinngem. Übers. d. Verf.)
5. Die Fähigkeit des Patienten, seine Behandlungsgewinne zu internalisieren
6. Die Zunahme der Toleranz des Patienten für Gedanken und Gefühle
7. Die Motivation des Patienten, sich zu verändern
8. Die Fähigkeit des Therapeuten, eine Technik anzubieten, die klar, vernünftig und vermutlich wirksam ist (vgl. Luborsky et al., 1988, S. 147)

Diese acht Faktoren lesen sich wie mit Rogers abgesprochen. Darauf weist Kächele nicht hin. Er sieht in der »hilfreichen Arbeitsbeziehung« im Sinne Luborskys »eine günstige Mischung von Freuds milder positiver Übertragung und den Allianzkonzepten von Sterba, Zetzel und Greenson«. Die Qualität dieser Arbeitsbeziehung könne »... an Verbatimprotokollen der frühen Behandlungsstunden gemessen werden (...) und (weise) die weitaus prägnantere Beziehung zu den späteren Ergebnismaßen (...) als die prognostisch bestimmten Größen (auf)« (a.a.O., S. 273).

Wir Gesprächspsychotherapeuten finden auch hier unsere Forschungsergebnisse bestätigt: Eine der Bedingungen für den hilfreichen Therapieprozess ist dadurch definiert, dass beim Klienten die Mitteilung des Therapeuten, dass dieser ihn empathisch versteht und ohne Bedingungen in seinem Erleben annehmen kann, ankommt. Eckert (1974, vgl. Kap. VI) konnte nachweisen, dass die Annahme des Beziehungsangebotes des Therapeuten durch den Klienten in Anfangskontakten die beste Prognose für den Therapieerfolg darstellt – verglichen mit allen anderen Klientenmerkmalen, die vor Beginn der Therapie zur Prognose des späteren Therapieerfolges herangezogen worden waren.

Die psychoanalytische Forschung hat sich also zunehmend der Erforschung des therapeutischen Prozesses und seiner Bedingungen zugewendet. Ihre Befunde stützen zentrale Klientenzentrierte Konzepte und replizieren Ergebnisse gesprächspsychotherapeutischer Forschung.

Die Ergebnisse der Säuglingsbeobachtung (z. B. Stern, 1992; s. Dornes 1993), der Bindungsforschung (z. B. Bowlby, 1975; s. Spangler & Zimmermann 1995) und der Emotionsforschung (z. B. Krause, 1988; vgl. auch Kruse, 1991) haben zu Neuformulierungen der psychoanalytischen Entwicklungstheorie und der Ansätze zur Erklärung der Wirksamkeit von Psychotherapie geführt. Sie sind mit den Entwicklungs- und Störungskonzepten des Klientenzentrierten Konzepts sehr viel leichter zu vereinbaren als die klassischen psychoanalytischen Vorstellungen.

»Die verfeinerte Untersuchung der nonverbalen Mikroprozesse der therapeutischen Interaktion ... (Krause, 1988; Krause & Lütolf, 1988) ... eröffnet Zugangswege zu einem empirisch fundierten Verständnis der Übertragungs-Gegenübertragungsprozesse (Steimer-Krause, 1991)« (Kächele, 1992, S. 275). Aus ihren Ergebnissen geht hervor, »dass Übertragungsphänomene auf die Existenz unbewusster emotionaler Strukturen verweisen ..., (die) ihr fundamentum in re haben, also unabhängig von der deutenden Hervorbringung durch den behandelnden Psychoanalytiker identifiziert werden können« (Kächele, a.a.O., S. 275).

Das bedeutet: Psychoanalytiker werden Übertragung und Gegenübertragung als nicht ausschließlich in der Psychotherapie zu beobachtende Phänomene auf einem neuen Fundament definieren. Und die Debatte unter den Gesprächspsychotherapeuten darüber, ob es »die Übertragung« gibt, wird hoffentlich in die mit den Psychoanalytikern gemeinsame Erkenntnis einmünden, dass es das »need for positive regard« gibt, das Bedürfnis, empathisch verstanden und dabei unbedingt wertgeschätzt zu werden.

Zwischen Therapeut und Klient laufen nur zum Teil bewusste affektive Austauschprozesse ab, in denen es um das »Schicksal« vor allem dieses Bedürfnisses geht. Der Psychotherapeut kann die Art und den Inhalt dieser Austauschprozesse nicht nur durch die Analyse von Videoaufnahmen, sondern auch mit Hilfe derjenigen Gefühle in seiner Reaktion auf das Erleben des Klienten erahnen, die das Ergebnis empathischen Verstehens sind oder die man nicht »unbedingte Wertschätzung« nennen kann.

4 Vergleich des direktiven Standpunktes der Verhaltenstherapie mit dem nondirektiven der Gesprächspsychotherapie

Bei der Behandlung von Klienten, die es dem Therapeuten ausgesprochen schwer machen, das gesprächspsychotherapeutische Beziehungsangebot aufrechtzuerhalten, insbesondere die unbedingte Wertschätzung, geraten Gesprächspsychotherapeuten leicht in die Versuchung, darüber nachzudenken, wie sie ihr therapeutisches Beziehungsangebot durch effektive verhaltensmodifikatorische Interventionsstrategien ergänzen könnten.

Unglückliche, verspannte, kontaktscheue Klienten mit mangelndem Selbstwertgefühl, Verhaltensdefiziten, Unselbständigkeit und Abhängigkeitswünschen oder ausgeprägtem Vermeidungsverhalten, das sie in immer größere soziale Isolierung treibt, regen nachgerade »zwangsläufig« dazu an, über die Vorteile von systematischer Desensibilisierung, assertivem Training, systematischem Kommunikationstraining, Selbstkontrolltechniken, In-Vivo-Desensibilisierung, Modell-Lernen und Problemlösungsstrategien usw. nachzudenken, d. h., den nichtdirektiven Standpunkt des Gesprächpsychotherapeuten aufzugeben zugunsten des direktiven der Verhaltenstherapie.

Die Psychologen unter den Psychotherapeuten machen in der Regel während ihres Studiums gleichzeitig ihre erste Bekanntschaft und ihre ersten Erfahrungen mit den Modellen der Gesprächspsychotherapie und denen der Verhaltenstherapie. Dem Umstand, dass psychische Veränderungen meistens Zeit brauchen und immer gegen Widerstände

erfolgen, gleichgültig, wie stark das Leiden oder die Motivation zur Therapie auf der Seite der Klienten auch sein mögen, wird dabei nicht immer genügend Beachtung gewidmet. So kommen jüngere und unerfahrene Psychotherapeuten sehr oft in die Situation, dass sie sich fragen, ob es wirklich der Klient ist, der seine Zeit braucht oder seine Widerstände gegen eine Veränderung lebt, oder ob es nicht sie selbst sind, die inkompetent handeln. An diesem Punkt denken insbesondere gesprächspsychotherapeutisch arbeitende Therapeuten oft, dass es vielleicht dem Klienten und seinen Problemen eher angemessene und damit dann auch tatsächlich »Klientenzentrierte« Behandlungsmethoden gibt als die nondirektive, den Therapeuten angeblich in starkem Maße in seinen Aktivitäten und Einfällen einengende Methode der Gesprächspsychotherapie (vgl. auch Tausch, 1989, 1994). Außerdem haben sie ja auch in der einen oder anderen Form mit Überlegungen zur Entwicklung einer integrativen Therapietheorie (z. B. Bastine, 1992) während ihres Studiums Kontakt gehabt und sind gewarnt worden, der einen oder anderen »Ideologie« anhängig zu werden (Bommert, 1987; Sachse, 1986).
Und während die Gesprächspsychotherapie nur die Förderung der (Selbst-)Entwicklung zum Ziel hat und sich nur um die Bedingungen kümmert, die diesen Prozess voranbringen, geht die Verhaltenstherapie von viel konkreteren Veränderungszielen, in der Regel der Beseitigung von Symptomen, aus. Die Gesprächspsychotherapie definiert die Therapiesituation als eine Entwicklungssituation, während die Verhaltenstherapie die psychotherapeutische Situation als eine Lernsituation definiert. Verhaltenstherapeutische Forschung versucht, alle denkbaren Bedingungen und Faktoren experimentell zu extrahieren, die aus einem Interaktionsprozess einen therapeutischen Prozess in dem Sinne machen, dass in ihm ein angestrebtes Veränderungsziel erreicht wird.
Zu den Bedingungen und Faktoren des therapeutischen Interaktionsprozesses, wie ihn die Verhaltenstherapie versteht, gehören z. B. seit Bergold (1974) auf therapeutischer Seite:

1. Behandlungstechniken (d. h. das explizite Änderungswissen des Therapeuten): Diese stünden im Vordergrund des Interesses. Die Forschung diene vor allem der Spezifikation und Optimierung des instrumentell-technischen Therapeutenverhaltens (S. 263).
2. Unspezifisches bzw. nicht-technisches Therapeutenwissen (d. h. das implizite Änderungswissen des Therapeuten), das durch experimentelle Untersuchungen theoretisch in explizites Änderungswissen überführt werden könne.
3. Persönlichkeitsvariablen des Therapeuten.
4. Die besonderen sozialen Möglichkeiten des Therapeuten, auf den Klienten Einfluss auszuüben, die »Macht« (vgl. Keupp & Bergold, 1972) des Therapeuten über den Klienten in dem Sinne, dass er über Verstärker für den Klienten verfüge, also z. B. über Möglichkeiten, ihn aus Deprivationssituationen zu befreien oder ihm Bedürfnisse zu befriedigen.
5. Einheiten, die therapeutische Partner sein können. Bayer (1974, S. 156) formulierte z. B., dass Therapeuten Einzelindividuen sein können, »aber auch durch eine Gruppe, etwa das Stationspersonal einer psychiatrischen Abteilung, repräsentiert oder durch apparative Anordnungen wie Rechenanlagen und Münzautomaten« ersetzt werden könnten.

Bei Rogers liest man hingegen über die Bedingungen und Faktoren, die einen Interaktionsprozess zu einem therapeutischen machen, unter der Überschrift »wichtige Lernerfahrungen« – und es wird sofort klar, dass es sich bei diesen Lernerfahrungen um das handelt, was Rogers bezüglich der Bedingungen, unter denen sich Entwicklungen ereignen, im Verlauf seiner Erfahrungen als Therapeut »gelernt« hat (1973 b/1961):

> In meinen Beziehungen zu anderen Menschen habe ich herausgefunden, dass es auf lange Sicht nichts hilft, so zu tun, als wäre ich jemand, der ich nicht bin (S.32).

> Mir scheint, ich erreiche mehr, wenn ich mir selbst zustimmend zuhören kann, wenn ich ganz ich selbst sein kann (S. 33).

> Wenn ich mich so, wie ich bin, akzeptiere, dann ändere ich mich. Ich glaube dies sowohl von meinen Klienten, wie auch aus eigener Erfahrung heraus gelernt zu haben – dass wir uns nicht ändern können und uns nicht von dem, was wir sind, entfernen können, bis wir völlig akzeptieren, was wir sind; dann ereignet sich fast unmerklich die Veränderung (S. 33).

> Wenn ich die Tatsache akzeptieren kann, dass dieser Klient oder dieser Student mir lästig ist oder mich langweilt, dann bin ich sehr viel eher in der Lage, seine Gefühlsreaktionen zu akzeptieren. Ich kann dann außerdem die veränderte Erfahrung und die veränderten Gefühle, die dann wahrscheinlich in mir und ihm auftauchen, leichter akzeptieren (S. 33).

> Wenn ich mich einen anderen Menschen verstehen lasse, riskiere ich, durch das Verständnis verändert zu werden (S. 34).

> Je mehr ich gegenüber den Realitäten in mir und in anderen offen bin, desto weniger verfalle ich dem Wunsch, herbeizustürzen und die Dinge in Ordnung zu bringen ..., Ziele zu setzen, Menschen zu formen, sie in die Richtung zu manipulieren, in die ich sie haben möchte (S. 37).

> Es ist eine paradoxe Sache – in dem Maße, wie jeder von uns gewillt ist, er selbst zu sein, entdeckt er, dass er sich verändert, und nicht nur das, er findet auch, dass sich andere verändern, zu denen er eine Beziehung hat (S. 37).

Der Gesprächspsychotherapeut findet in solchen Sätzen in der Tat wichtige eigene Erfahrungen wieder, in denen er »gelernt« hat (vgl. Kap. I), die Elemente des Therapieprozesses erfahren hat, nämlich:
Die Kongruenz des Psychotherapeuten ist eine Grundbedingung für den therapeutischen Prozess.
Wenn ich mir auf dem Wege der Selbstempathie akzeptierend begegnen kann, ändere ich mich: Ob ich Therapeut oder Klient bin, macht dabei keinen Unterschied. Ohne diese unbedingte Wertschätzung ist eine Änderung nicht möglich. Wenn ich die Gefühle, die ein anderer in mir auslöst, nicht akzeptieren kann, dann kann ich auch den anderen nicht akzeptieren – und dann kann ich ihm auch nicht helfen.
Nur wenn ich zulasse, durch den Klienten verändert zu werden, habe ich als Therapeut eine Chance, dem Klienten Veränderung zu ermöglichen.
Rogers betont also ganz ausdrücklich, dass die nichtdirektive Haltung des Psychotherapeuten nur dann eine Grundbedingung für eine konstruktive Veränderung durch Psychotherapie ist, wenn sie Ausdruck des Wissens darüber ist, von welchen Bedingungen die Entwicklung im Therapieprozess abhängt. Und das ist das Wissen um die Rolle, die das Bedürfnis nach »unconditional positive regard« bzw. die unbedingte Wertschätzung spielt.
Wenn sich der Klientenzentrierte Psychotherapeut fragt, wie er sich denn konkret einem Klienten gegenüber verhalten soll, wird er auf die Bedingungen für Selbstentwicklung durch Psychotherapie, die er als Therapeut bereitstellen soll, verwiesen.

Deren Vorliegen kann durch ganz unterschiedliche konkrete Verhaltensweisen zum Ausdruck gebracht werden. Wenn er sich aber fragt, wie er im Therapieprozess mit sich selbst umgehen soll, findet er sehr viel spezifischere Anweisungen vor: Er ist aufgefordert, sich ständig daraufhin zu überprüfen, ob er sich als das Erleben des Klienten empathisch verstehend und ihn in diesem unbedingt wertschätzend erlebt. Und wenn er entdeckt, dass er das nicht erlebt, dann hat er zunächst mit sich selbst zu klären, warum das so ist, und erst wenn er sich darin verstehen und akzeptieren kann, sollte er sich wieder dem Klienten zuwenden.

Die Klientenzentrierte Konzeption des therapeutischen Beziehungsangebotes enthält vor allem Definitionen der notwendigen Beziehung des Therapeuten zu seinem eigenen Erleben im Kontakt mit dem Klienten. Das ist der eigentliche Kern dessen, was mit »Klientenzentriert« und »nondirektiv« gemeint ist: Die Aufrechterhaltung eines bestimmten Beziehungsangebotes an den Klienten steht im Zentrum der Bemühungen des Therapeuten. Sie gilt als die Bedingung für den psychotherapeutischen Prozess, die der Therapeut in den Interaktionsprozess mit dem Klienten einbringt: Der Therapeut findet sich in der Reflexion seiner Reaktion auf das Erleben des Klienten als empathisch verstehend, unbedingt wertschätzend und kongruent vor.

Wir wollen uns nun folgender Frage zuwenden: Zu welchen Ergebnissen kommen wir, wenn wir das Klientenzentrierte Psychotherapiekonzept daraufhin untersuchen, welche Elemente des Interaktionsprozesses zwischen Therapeut und Klient im Sinne von Bergold (s.o.) in ihm wie konzipiert sind und welche Bedeutung ihnen zukommt? Die Antwort lautet:

1. Während die Verhaltenstherapie viele Behandlungstechniken kennt und der Entwicklung des expliziten Änderungswissens in diesem Sinne ihr Hauptinteresse zukommen lässt, hat die Gesprächspsychotherapie nur eine konzeptualisiert: das Verhalten des Therapeuten, das Empathie, Kongruenz und unbedingte Wertschätzung dem Klienten gegenüber so zum Ausdruck bringt, dass beim Klienten zumindest in Ansätzen die Mitteilung des Therapeuten ankommt, dass er ihn und was er verstanden hat und unbedingt wertschätzt.

2. Man könnte sagen, dass dieses Vertrauen in die Selbstaktualisierungstendenz und das Wissen um die notwendigen und hinreichenden Bedingungen konstruktiver Persönlichkeitsveränderung durch Psychotherapie auf Seiten der Gesprächspsychotherapie etwas ist, das Verhaltenstherapeuten implizites Änderungswissen nennen würden.

3. Manche Verhaltenstherapeuten (z. B. Bergold, 1974; Bayer, 1974) und manche Gesprächspsychotherapeuten nehmen an, dass in der Gesprächspsychotherapie viel Wissen über den Einfluss von Persönlichkeitsvariablen des Therapeuten auf den therapeutischen Prozess und damit auf den Klienten vorläge. Es gibt Untersuchungen von Gesprächspsychotherapeuten über die »Persönlichkeitscharakteristiken« des Therapeuten im Hinblick auf dessen Möglichkeiten, die »Gesprächspsychotherapeutenvariablen zu verwirklichen« (Tausch, 1973, S. 163f.). Diese Untersuchungen sollten aber nicht verwechselt werden mit der Erforschung der Bedingungen für den psychotherapeutischen Prozess auf der Seite des Therapeuten, wie sie im Klientenzentrierten Konzept gemeint sind. Selbst wenn man die »Verwirklichung dieser Variablen« dem »Einnehmen einer Haltung« gleichsetzen kann, müssen die Persönlichkeit des Therapeuten und seine Fähigkeit, ein guter Gesprächspsychotherapeut zu sein, sorgfältig voneinander unterschieden werden. Es ist die »Person« des Therapeuten, nicht die Persönlichkeit, die therapeutisch wirksam wird, indem sie dem Klienten eine bestimmte Beziehung anbietet. In der Therapie lernt der Klient sich selbst kennen, nicht einen Therapeuten als »Persönlichkeit« (vgl. Pfeiffer, 1980 b).

4. Die besondere »Macht« des Therapeuten über den Klienten besteht in der Gesprächs-psychotherapie ganz ausdrücklich ausschließlich darin, dass ein Mensch sich dadurch für einen anderen Menschen wirksam machen kann, dass er ihm die Bedingungen für Selbstentwicklung bereitstellt. Auckenthaler hat sich sehr engagiert zum Unter-schied der Situation des Gesprächspsychotherapeuten gegenüber der des Verhal-tenstherapeuten in diesem Punkt geäußert: »Wo der Klient als Schüler betrachtet wird, nimmt eben der Therapeut die Rolle des Pädagogen ein; wo gezweifelt wird, dass der Klient selbst weiß, was für ihn gut ist, muss der Therapeut die Rolle des Wissenden, des Experten, einnehmen« (Auckenthaler, 1981, S. 21). Auckenthaler untersucht den Unterschied in der Auffassung von Gesprächspsychotherapie und Verhaltenstherapie bezüglich der Frage der »Macht« des Therapeuten. In der Ver-haltenstherapie gehe das Bestreben zwar dahin, die ›legitimate power‹ (wobei dem Therapeuten Macht aufgrund seiner speziellen sozialen Rolle zur Verfügung steht) einzuschränken und die Macht des Therapeuten auf seine ›expert power‹ zu redu-zieren (Keupp & Bergold, 1972). »Solange sich aber der Therapeut auf seine Exper-tenpower stützt, ist das Problem von Dominanz-Unterlegenheit nicht aufgehoben. Dazu ist eine Verlagerung der Power von der Person des Therapeuten auf den The-rapieprozess notwendig« (Binder & Binder, 1979, S. 138; vgl. Auckenthaler, 1981, S. 21).

5. Die Gesprächspsychotherapie kennt im Gegensatz zur Verhaltenstherapie als The-rapeuten nur den Menschen, der einem anderen Menschen ein definiertes Bezie-hungsangebot macht. Das gilt auch für Gruppen, therapeutische Teams etc.

Ein Vergleich von Verhaltenstherapie und Gesprächspsychotherapie in diesem Rah-men ergibt also:
Den zahlreichen Techniken und dem breiten Bedingungs- und Änderungswissen der Verhaltenstherapie steht bezüglich der Elemente, die einen Interaktionsprozess zu ei-nem psychotherapeutischen Prozess machen, auf Seiten der Gesprächspsychotherapie nur eine Technik gegenüber: Die Mitteilung des Therapeuten an den Klienten, dass er ihn in seinem konkreten gegenwärtigen Erleben empathisch versteht und dabei unbe-dingt wertschätzt. Gesprächspsychotherapeuten sprechen nicht über Änderungswissen. Sie sprechen von Bedingungen für Entwicklungs- und damit auch Änderungsprozesse. Sie gehen davon aus, dass der menschliche Organismus mit der Aktualisierungsten-denz, zu der die Selbstaktualisierungstendenz gehört, die Regeln seiner Selbstentwick-lung und deren Organisation in sich selbst trägt. Die Selbstentwicklung ereignet sich unter der Bedingung unbedingt wertschätzender, kongruenter Empathie signifikanter Bezugspersonen. Die Definition der Psychotherapie als Lernsituation auf der einen Sei-te und als Selbstentwicklung unter der Bedingung einer bestimmten Form von Bezie-hung auf der anderen Seite unterscheidet die beiden Therapiekonzepte ganz wesentlich voneinander.
Wenn wir also das Angebot Verhaltenstherapie an den Klienten mit dem Angebot Ge-sprächspsychotherapie unter Beziehungsaspekten vergleichen, wird deutlich, dass der Verhaltenstherapeut Wissen und Methoden, Änderungswissen zu erwerben (z. B. in der Form von Selbstkontrolltechniken), anbietet, während der Gesprächspsychotherapeut Selbstaktualisierungschancen durch das Angebot einer Beziehung einräumt.

Nach diesen Überlegungen kann zusammenfassend gesagt werden: Die Modelle von Verhaltenstherapie und Gesprächspsychotherapie sind in ihren Annahmen über die Entstehung von Veränderung unterschiedlich. Die Verhaltenstherapie basiert auf

Lernmodellen. Die Gesprächspsychotherapie ist ein Modell einer Selbstentwicklung ermöglichenden Beziehung (Rogers, 1957, vgl. Kap. I). Das von der Verhaltenstherapie geforderte Wissen über »soziale Beeinflussungsfaktoren« besteht innerhalb der Gesprächspsychotherapie in der Konzeptualisierung dieser Beziehung.

Die Gesprächspsychotherapeuten haben selbst vielfach ihr Wissen auf die Leisten der Modelle der Verhaltenstherapie gespannt, indem sie z. B. die »Verbalisierung emotionaler Erlebnisinhalte« als eine Methode der verbalen Konditionierung empirisch untersucht haben oder indem sie die »Therapeutenvariablen« unter dem Gesichtspunkt einer besonderen sozialen Beeinflussungssituation oder Methode untersucht haben (vgl. hierzu Kap. III). In diesem Bemühen wirkte das Modell der Gesprächspsychotherapie ziemlich dürftig gegenüber dem Modell der Verhaltenstherapie.

Das systemische Veränderungsmodell des Klientenzentrierten Konzepts ist aber, wie wir in Kap. IV zeigen werden, mit neueren wissenschaftlichen Erkenntnissen viel eher kompatibel als das lerntheoretische Modell der Verhaltenstherapie.

5 Konsequenzen für die Gesprächspsychotherapie und die vergleichende Psychotherapieforschung

Wenn wir im Rahmen der Gesprächspsychotherapie über Möglichkeiten einer vergleichenden Psychotherapieforschung nachdenken, so müssen wir zunächst feststellen, dass sich die Gesprächspsychotherapie nicht als eine »Technik« oder »Behandlungsmethode« versteht, die anderen therapeutischen Techniken gegenübergestellt werden kann, die z. B. mit anderen therapeutischen Techniken um das Erreichen gleicher Ziele konkurriert.

Es stellt sich uns aber sehr wohl die Frage an eine vergleichende Therapieforschung, welches konkrete Verhalten welcher Therapeuten von welchen Klienten unter welchen Bedingungen als Ausdruck des empathischen, »echten«, unbedingt wertschätzenden Erfassens des Erlebens des Klienten durch den Therapeuten angesehen wird (vgl. Bastine, 1992; Tscheulin, 1992; Swildens, 1991).

Über den Rahmen der Gesprächspsychotherapie hinausgehend ergibt sich die Frage an eine allgemeine vergleichende Therapieforschung:

Gibt es Methoden, die, auch ohne Ausdruck einer empathischen, »echten« und unbedingten Beachtung des Erlebens des Klienten durch den Therapeuten zu sein, Selbstentwicklung des Klienten ermöglichen? Führen sie zu anderen Therapieprozessen und zu anderen Entwicklungsergebnissen?

Abschließende Bemerkungen:

1. Die Gesprächspsychotherapie versteht sich nicht als eine Technik, die anderen therapeutischen Techniken gegenübergestellt werden kann. Sie versteht sich vielmehr als die Formulierung der notwendigen und hinreichenden Bedingungen einer Psychotherapie, die Selbstaktualisierung ermöglicht.

   Empathie, Kongruenz und unbedingte Wertschätzung angesichts des Erlebens des Klienten gelten in der Gesprächspsychotherapie als diese Bedingungen auf Seiten des Therapeuten.

2. Die Frage, ob sich die Gesprächspsychotherapie eher als andere Therapieverfahren zur Behandlung von Patienten mit bestimmten Problemen eignet, lässt sich im

Rahmen der Gesprächspsychotherapie nicht stellen (vgl. Kap. VI). Die Gesprächspsychotherapie kann lediglich fragen, welche Form der Mitteilung des empathischen Verstehens bzw. der »unconditional positive regard« in welchen Situationen der geeignete Weg zur Behandlung welcher Klienten ist. Unsere Diskussion der experimentellen Überprüfbarkeit der Gesprächspsychotherapie wird zeigen (vgl. Kap. III), dass die Frage, welche anderen Ausdrucksformen von echter wertschätzender Empathie es zusätzlich zur »Verbalisierung emotionaler Erlebnisinhalte« noch geben könnte, noch viele Gedanken gewidmet werden sollten. Und Sachse (z.B. Sachse & Maus, 1991; Sachse, 1992) beforscht, gegenüber welchen Klienten zu welchen Zeitpunkten die Verbalisierung welcher Inhalte ihres Erlebens angemessen ist.

3. Wünschen nach »Methodenwechsel« oder »Methodenkombination« und anderen Einfällen zur Erhöhung der eigenen therapeutischen Effizienz oder Kompetenz gegenüber einem Klienten sollte ein Gesprächspsychotherapeut mit Vorsicht begegnen. Meistens erlebt ein Therapeut in der Form solcher Wünsche, dass ihm ein Klient oder die eigene Inkongruenz einen großen Stein in seinen Weg zu unbedingt wertschätzender echter Empathie gerollt hat.

4. Einer nicht als Beziehungsangebot, sondern als spezifische Therapietechnik zur Erreichung definierter Ziele konzipierten Gesprächspsychotherapie (vgl. die Unterscheidung der Abstraktionsebenen nach Höger in Kap. III) droht:

   a) als psychodynamische Kurztherapie mit invariantem Fokus missverstanden zu werden (vgl. Meyer et al., 1989; Meyer, 1993);

   b) oder als supportive Technik, geeignet zur Behandlung von Patienten, die für eine »aufdeckende« Therapie zu krank sind (z. B. Tölle, 1991; Köhler-Weisker et al., 1993), angesehen zu werden,

   c) dass das Erlernen der »gesprächspsychotherapeutischen Technik« als einer von vielen »Bausteinen« in das Curriculum der Ausbildung zum psychoanalytischen oder verhaltensmedizinischen Psychotherapeuten eingebaut wird.

   d) Von der Verhaltenstherapie, die sich zunehmend als ein übergeordnetes integratives Therapiemodell betrachtet, in das das Denken in Verhaltenssystemen und Handlungstheorien mühelos eingewoben werden könne, droht der Gesprächspsychotherapie, dass ihr im »System kranker Mensch« hier und dort ein Platz eingeräumt wird, an dem sie an bestimmten Teilsystemen bestimmte Veränderungen bewirken könne. Es wird der Gesprächspsychotherapie nicht erspart bleiben, dass auch in Zukunft immer wieder dieser oder jener Verhaltenstherapeut den Nachweis erbringt, dass mit einer gezielten verhaltenstherapeutischen Technik die Ziele der Gesprächstherapeuten effektiver erreicht werden als mit der »nondirektiven« Technik der Gesprächspsychotherapie (vgl. Grawe, 1988, und Kap. III). Dagegen schützt auch die Erkenntnis nicht, dass die Frage, welches Therapieverfahren wirksamer ist als andere, eine unzulässige ist.

Kapitel III Wissenschaftliche Prüfungen des Klienten-zentrierten Konzepts und der Wirksamkeit von Gesprächspsychotherapie

Rogers und seine Mitarbeiter gelten als Pioniere der empirischen Psychotherapie-, Prozess- und Wirksamkeitsforschung. Ihre Forschung folgte von Anfang an den Prinzipien der naturwissenschaftlich-experimentell ausgerichteten Psychologie und deren Methodologie. 1959 schließt Rogers seine Ausführungen über »Eine Theorie der Psychotherapie, der Persönlichkeit und der zwischenmenschlichen Beziehungen, entwickelt im Rahmen des Klientenzentrierten Ansatzes« (dtsch. 1987, S. 76) mit den Sätzen:

> Meines Erachtens besteht ein großer Mangel an kreativem Denken und Theoretisieren bezüglich der Methoden der Sozialwissenschaften. In unserem Team besteht der Eindruck, dass der logische Positivismus, die Philosophie, in der wir von Berufs wegen aufgewachsen sind, nicht notwendigerweise der Weisheit letzten Schluss darstellt. Vor allem nicht in einem Bereich, in dem das Phänomen der Subjektivität solch eine wichtige und zentrale Rolle spielt. Haben wir in diesem Bereich eine optimale Methode der Wahrheitsfindung entwickelt? Gibt es eine Sicht, möglicherweise aus der existentialistischen Orientierung stammend, die die Werte des logischen Positivismus und die von ihm geförderten wissenschaftlichen Fortschritte bewahrt, die aber dennoch breiteren Raum lässt für die existierende Person, die in unserem Wissenschaftssystem das Kernstück bildet? Dies ist ein Traum, eine Spekulation über ein unfassbares Ziel, aber ich glaube, dass viele von uns denjenigen, die zu diesem Problemkreis vorläufige Antworten entwickeln, gern Gehör schenken.

Als Rogers 1959 in dieser Weise die Angemessenheit der Erforschung von psychotherapeutischen Prozessen allein auf der Grundlage der Prinzipien einer rein naturwissenschaftlich orientierten Psychologie und deren Methodologie bezweifelte, überblickte er bereits eine Reihe von empirischen Studien zur Klientenzentrierten Psychotherapie (z. B. Rogers & Dymond, 1954). Bevor wir im Folgenden kurz darstellen, welche Ergebnisse bzw. Erkenntnisse diese empirische Therapieforschung erbracht hat, wollen auch wir auf die Grenzen dieser Art von Forschung bzw. auf die notwendige Relativierung der auf diesem Wege gewonnenen Erkenntnisse hinweisen.

1 Möglichkeiten und Grenzen empirischer Psychotherapie-forschung

Der Versuch, das komplexe Geschehen Psychotherapie empirisch zu erfassen, ist seit langem Gegenstand vieler Diskussionen. Wenn Psychotherapieforscher direkt miteinander diskutieren, bilden sich meistens sehr rasch zwei Lager heraus.
Das eine Lager stellt die empirische Forschung als den einzig legitimen Weg der Wahrheitsfindung dar und verteidigt sie dementsprechend, während im anderen Lager be-

tont wird, dass die empirische Therapieforschung dem Geschehen Psychotherapie nicht gerecht werden könne und außerdem die Therapiepraxis in verheerender Weise beeinflusse.

Innerhalb der Diskussion unter Gesprächspsychotherapeuten hat Linster (1980) diese beiden Lager als »empirisch-wissenschaftlich orientiert« bzw. »existentialistisch-humanistisch« gekennzeichnet.

Wir selbst möchten in keines dieser beiden Lager eingeordnet werden. Wir vertreten den Standpunkt, dass die Eigenart des Gegenstandes Psychotherapie es erfordert, in beiden Lagern zu Hause zu sein. Wir denken auch nicht, dass es nötig ist, herauszufinden, welches Lager das »richtigere« ist. Wir halten es jedoch für wichtig, dass die Grenzen der beiden Forschungszugänge gesehen und durchdacht werden.

Im Folgenden sollen in erster Linie die Auswirkungen der Forschung auf der Grundlage des empirisch-wissenschaftlichen Forschungsparadigmas auf die Praxis umrissen werden.

1.1 Auswirkungen der empirisch-wissenschaftlichen Forschung auf die Praxis

Zu den unbestreitbaren Verdiensten der empirisch-wissenschaftlichen Forschung gehört die »Entmystifizierung« der Therapiesituation und damit die der Patient-Therapeut-Interaktion. Therapiegespräche wurden und werden in ganzer Länge aufgezeichnet und damit einer wissenschaftlichen Auswertung zugänglich gemacht. Rogers war der erste, der zu diesem Zweck Tonaufzeichnungen von therapeutischen Gesprächen anfertigen ließ.

Solche Aufzeichnungen – heute werden auch Videoaufzeichnungen gemacht – haben inzwischen auch eine wichtige didaktische Funktion in der Ausbildung von Gesprächspsychotherapeuten. Tonaufnahmen als Material für die Supervision werden von den meisten praktizierenden Gesprächspsychotherapeuten als selbstverständlicher Bestandteil ihrer therapeutischen Arbeit angesehen.

Bedenken gegen den Einsatz von Aufnahmegeräten wurden früher vor allem von Psychoanalytikern geäußert (vgl. Thomä & Kächele, 1988, S. 26): Das Aufnahmegerät störe das subtile Übertragungsgeschehen ähnlich wie die Anwesenheit eines Zuhörers, der therapeutische Prozess bekomme eine andere Qualität.

Wir wollen diesen Bedenken nicht weiter nachgehen. Auch uns ist bekannt, dass manche Gesprächspsychotherapeuten manchmal die Erfahrung machen, dass sich ihr Klient nach dem Abschalten des Tonbandgeräts deutlich anders verhält und z. B. überraschenderweise ein Thema anschneidet, über das er bei laufendem Band bisher nicht gesprochen hat. Solche Erfahrungen bilden eine Ausnahme, und es empfiehlt sich, mit ihnen »therapeutisch« umzugehen. Das heißt zum einen, sie mit dem Klienten zu besprechen, zu versuchen, sie mit ihm gemeinsam zu verstehen. Manchmal stellt sich aber auch heraus, dass sich eine wie auch immer begründete Scheu des Therapeuten vor der Tonaufnahme auf den Klienten »übertragen« hat.

Ein weiterer Vorteil der Aufbereitung der konkreten Therapiepraxis für die Forschung kann darin gesehen werden, dass die Ergebnisse von z. B. Fragebögen und anderen standardisierten Messinstrumenten eine Hilfe für den Therapeuten darstellen können. Wir besprechen z. B. mit unseren Klienten häufig deren Selbstdarstellungsveränderungen von »Prä« nach »Post« in Fragebögen, wie dem Freiburger Persönlichkeitsinventar (FPI) und dem Gießen-Test. Im Laufe der Jahre haben wir die Erfahrung gemacht, dass die

»gemessenen« Veränderungen fast immer mit den berichteten Veränderungen der Klienten und mit dem Urteil des Therapeuten übereinstimmen.

In manchen Fällen stimmt die Selbstdarstellung des Patienten bei Behandlungsbeginn nicht mit seinem psychopathologischen Erscheinungsbild überein. Ein typisches Beispiel dafür ist ein Patient, der sehr depressiv wirkt, sich aber in der FPI-Skala »Depression« klinisch unauffällig darstellt. Stellt sich ein solcher Patient am Ende der Behandlung auf dieser Skala deutlich depressiver dar als zu Behandlungsbeginn, so ist unter klinischen Gesichtspunkten diese Veränderung unter Umständen als Therapieerfolg zu werten. Dieses Beispiel weist auf eine der Grenzen der auch im Bereich der Therapieerfolgsforschung eingesetzten Methoden hin. Selbsteinschätzungen von Psychotherapiepatienten können in bestimmten Bereichen über ihre »wahre« Befindlichkeit hinwegtäuschen. Ein Patient, zu dessen Selbstverständnis es nicht passt, zu klagen, wird sich in Fragebögen nicht bedauernswert darstellen. Im Einzelfall ist dann genau dieser Umstand die klinisch wichtige Information.

Eine umfassende Kritik am traditionellen »empirisch-wissenschaftlichen« Forschungsparadigma übt Kwiatkowski (1980). Sie stellt am Beispiel der Gesprächspsychotherapieforschung, wie sie bis Ende der 70er Jahre ausgeübt wurde, dar, dass diese Forschungsmethodik den Gegenstand Gesprächspsychotherapie verfehle und vor allem verfälsche, indem sie das Klientenzentrierte Therapiekonzept auf einige wenige abhängige (z. B. »Selbstexploration«, »SE«) und unabhängige Variablen (z. B. »Verbalisierung emotionaler Erlebnisinhalte«, »VEE«) reduziere.

In der Tat wurden Mitte der 70er Jahre Gesprächspsychotherapieausbildungen durchgeführt, die sich im Wesentlichen darauf beschränkten, angehende Therapeuten zu trainieren, die »Variablen« »VEE« und »Emotionale Wärme« »zu verwirklichen«. Die Kongruenz des Therapeuten als wesentlicher Bestandteil des gesprächspsychotherapeutischen Beziehungsangebotes war damals weitgehend aus dem Blickfeld entschwunden, vermutlich auch deshalb, weil sich diese Bedingung besonders schlecht »operationalisieren« ließ und die Beurteilerübereinstimmungen entsprechend dürftig ausfielen.

1.2 Die sog. Variablenforschung – ein Forschungsansatz, der seinem Gegenstand nicht gerecht wird

Als wir beschlossen, dieses Buch (1979, 1. Aufl.) zu schreiben, hatten wir genau diese von Kwiatkowski beschriebenen Entwicklungen in der Gesprächspsychotherapieausbildung und -forschung im Auge, die wir für Fehlentwicklungen hielten. Unsere Kritik richtete und richtet sich in erster Linie gegen die Zerlegung des gesprächspsychotherapeutischen Beziehungsangebotes in einzelne Variablen, in der Regel in die sog. drei therapeutischen Basisvariablen, die dann z. B. »Verbalisierung emotionaler Erlebnisinhalte«, »Echtheit« und »Emotionale Wärme« genannt werden, und gegen die Hypothesen bezüglich der Art ihrer Wirksamkeit. In unzähligen empirischen Untersuchungen wurde davon ausgegangen, dass diese drei Variablen unabhängige Variablen sind und auch unabhängig voneinander in jeweils spezifischer Art und Weise direkt (linear-kausal) auf den Klienten einwirken. Entsprechend dieser Wirkungsannahme wurden die Entwicklungen des Klienten als abhängige Variablen aufgefasst. Vor diesem Hintergrund wurde Ausbildungskandidaten beigebracht, dass sie dann effektive Gesprächspsychotherapeuten sind, wenn sie jede dieser drei Variablen »maximal verwirklichen«.

Wenn wir aber die im Kapitel I dargestellten Elemente der psychotherapeutisch wirksamen Beziehung auf den Leisten des Variablenansatzes in der Forschung schlagen, müssen wir Folgendes feststellen: Die beiden »Therapeutenvariablen« Unbedingte Wertschätzung und Kongruenz sind weder unabhängige Variablen, noch kann man sie als linear-kausal wirksam ansehen. Sie lassen sich am ehesten als »instrumentelle Variablen« begreifen. Ihr »instrumenteller« Charakter, bezogen auf die Wirkung, die sie auf den Klienten haben können, ist darin zu sehen, dass sie in einem gewissen Ausmaß »vorliegen« müssen, wenn die Kommunikation des empathischen Verstehens des Therapeuten – wir werden im Folgenden verkürzt von Empathie sprechen – möglich und wirksam werden soll.

Psychologisch bedeutsame Veränderungen beim Klienten werden in der Therapie durch die Empathie des kongruenten Therapeuten auf dem Hintergrund seiner unbedingten Wertschätzung für den Klienten bewirkt. Die Empathie des Therapeuten bewirkt solche Veränderungen aber nicht unmittelbar. Vermittelnde Variable bei diesem Veränderungsprozess ist die Selbstempathie des Klienten. Erst wenn der Klient in einen (fortschreitenden) Prozess der Selbstexploration eingetreten ist, werden Veränderungen bei ihm möglich.

Die Darstellung des Wirkungsflusses im gesprächspsychotherapeutischen Prozess wird dadurch so kompliziert, dass drei Arten von Zusammenhängen zwischen den Merkmalen dieses Prozesses gleichzeitig wirksam werden: kausale, interdependente und moderierende Zusammenhänge. Das sollen an dieser Stelle die folgenden Beispiele deutlich machen – eine ausführlichere Darstellung der hier skizzierten Zusammenhänge findet sich in Kap. IV:

1. Die Wertschätzung des Klienten durch den Therapeuten hängt in einem gewissen Umfang davon ab, dass der Therapeut den Klienten empathisch versteht. Der Therapeut kann jemanden nicht wirklich akzeptieren, den er nicht verstehen kann, jedenfalls nicht in seiner Rolle als Psychotherapeut. Der Therapeut kann auf der anderen Seite aber auch nur für etwas, das er akzeptieren kann, ein wirkliches Verstehen entwickeln (Interdependenz zwischen Empathie und Wertschätzung im *Therapeuten*).

   Ein Beispiel: Eine Klientin mit einer Angstsymptomatik berichtet ihrer Therapeutin im Abstand von nur wenigen Wochen und zum wiederholten Male, dass sie einen neuen Freund hat. Auch diesmal habe sie sich unsterblich verliebt. Die Therapeutin versteht nicht wirklich, was dieses Sich-immer-wieder-verlieben für die Klientin bedeutet. Die Klientin ihrerseits problematisiert es auch nicht. Sie findet es »natürlich«. Die Therapeutin merkt, dass sie ungehalten wird, sich innerlich von der Klientin abwendet, z. B. darüber nachdenken muss, wie es wohl den von der Klientin verlassenen Männern geht.

2. Das Ausmaß der Wertschätzung des Therapeuten für den Klienten wird auch von seiner Kongruenz mitbestimmt (kausale Einwirkung der Kongruenz auf die Wertschätzung im *Therapeuten*). Der Therapeut kann nicht auf Dauer wertschätzen, was ihn verletzlich und im Extrem ängstlich macht (wenn er sich selbst in seinen Reaktionen auf den Klienten nicht verstehen kann).

   Ein Beispiel: Eine Therapeutin behandelt eine Mutter, deren Tochter wegen einer schweren Anorexie und immer wieder auftauchender Suizidalität seit fast einem Jahr in einer Klinik stationär behandelt wird. Die Mutter macht sich große Vorwürfe, Schuld am Zustand ihrer Tochter zu haben. Das wird für die Therapeutin zum Problem, als die Tochter entlassen ist und wieder bei der Mutter lebt. Die Mutter kommt seitdem hoch erregt und von panischen Ängsten besetzt in die Therapiesitzungen. Sie fürchtet, dass sich ihre Tochter, die Selbstmordgedanken äußert und nicht allein in der Wohnung sein kann, etwas antut. Die berufstätige Mutter nimmt deshalb nicht nur ihren Jahresurlaub, sondern daran anschließend auch noch unbezahlten Urlaub. Sie gefährdet damit ihren Arbeitsplatz. Die Therapeutin gerät auch zunehmend in Panik. Sie teilt die Angst der Mutter, und sie hat zugleich Angst um die Mutter mit der Folge, dass sie sich dem Erleben der Mutter nicht mehr unbedingt wertschätzend zuwenden kann, sondern mit der Mutter zusammen nach Lösungen sucht. Zum Beispiel erörtert sie mit ihrer Patientin die Frage, ob es nicht besser wäre, wenn die Tochter erneut in eine Klinik ginge. In einer Supervisionsstunde spürt die Therapeutin, dass ihr »Angesteckt-Sein« etwas mit ihrer eigenen Angst zu tun hat, sich »schuldig« zu machen.

3. Die Wirksamkeit der Empathie, d. h. ihre Ermöglichung der Selbstempathie des Klienten (kausale Wirkung der Empathie des Therapeuten auf den *Klienten*), hängt wiederum in gewissem Ausmaß davon ab, ob der Therapeut den Klienten in dem, was er von seinem Erleben versteht, auch akzeptiert (moderierende Wirkung der Wertschätzung innerhalb des Therapie*prozesses*).

Ein Beispiel: Ein Patient berichtet seinem Therapeuten von einer quälenden Eifersucht. Er hat die Vorstellung, dass seine Freundin ihn betrügt. In zwanghafter Art und Weise versucht er, die Freundin zu kontrollieren, z. B. beobachtet er sie heimlich und kontrolliert sie mit häufigen Anrufen, vor allem nachts. Als im Laufe der Behandlung dem Therapeuten plötzlich deutlich wird, dass die Eifersucht seines Patienten offensichtlich dazu dient, einen massiven Hass gegen die Freundin nicht zu erleben, spürt er den Impuls, die Sitzung vorzeitig zu beenden. Er ist empört darüber, dass der Patient seine Freundin terrorisiert. Trotzdem versucht er, das von ihm Verstandene dem Patienten mitzuteilen, löst seinerseits aber nur Empörung aus.

4. Auf der Seite des Klienten sind genauso komplexe Wirkungszusammenhänge anzunehmen. Voraussetzung für eine Veränderung des Klienten ist z. B., dass er sich in dem, was er von sich versteht, auch akzeptieren kann. Die Selbstakzeptierung wiederum setzt ein gewisses Ausmaß an Kongruenz voraus.

Nehmen wir als Beispiel wiederum einen Patienten, der seinen Hass auf seine Freundin in der Form von Eifersucht spürt, unter der er leidet. Er hat die Vorstellung, dass es in Beziehungen zu Frauen darauf ankommt, dass er für die Frauen sexuell attraktiv ist. Seine Zärtlichkeitsbedürfnisse und sein Wunsch, von Frauen – so wie er ist und damit auch ohne Bedingungen – anerkannt und geliebt zu werden, sind ihm nicht bewusst. Dementsprechend kann er sich auch nicht vorstellen, unter der Bedingung, dass er voller Enttäuschungswut bzw. Hass ist, geliebt zu werden. Also stellt er sich vor, ein Anderer erfülle die Bedingungen, unter denen er meint, von Frauen geliebt zu werden, mehr als er, und er entwickelt dazu das Gefühl der Eifersucht. Er wird seine Eifersuchtsphantasien erst verstehen und akzeptieren können, wenn er zunächst seinen Wunsch nach unbedingter Liebe verstehen und akzeptieren kann und danach seine Enttäuschungswut als natürliche Reaktion auf die Frustration seiner Bedürfnisse nach unbedingtem Geliebtwerden.
Unter dem Gesichtspunkt der Klientenzentrierten Störungstheorie liegt bei diesem Patienten eine Inkongruenz (s. Kap. IV) vor. Die Enttäuschungsgefühle hält er aus seinem bewussten Erleben so vollständig heraus, dass in dieser Phase auch ihre Verbalisierung durch den empathischen Therapeuten keine Hilfe brächte.

Wenn man sich die enge Verzahnung der Prozesse, die in einer Gesprächspsychotherapie im Klienten und im Therapeuten und zwischen ihnen ablaufen und die immer als Elemente der Beziehung zwischen den beiden Interaktionspartnern begriffen werden müssen, verdeutlicht, wird es notwendig, den »Variablenansatz« in der Psychotherapieforschung zu relativieren. Das heißt, bei empirischen Untersuchungen ist die Frage nach der Abhängigkeit bzw. Unabhängigkeit von »Klienten-« und »Therapeutenvariablen« sowie die Frage nach ihrer Wirkung neu zu stellen.
Bezüglich der Möglichkeiten der empirischen Forschung, die Fragen zu beantworten, die durch den sog. differentiellen Therapieansatz aufgeworfen werden, sind wir noch skeptischer. Der differentielle Therapieansatz geht auf Kiesler (1966/1977; 1969) zurück. Er hat darauf hingewiesen, dass in den Therapiestudien, die bis Anfang der 60er

Jahre veröffentlicht wurden, sowohl die Klienten als auch die Therapeuten als eine jeweils homogene Gruppe betrachtet und behandelt worden sind. Das heißt, Unterschiede zwischen Therapeuten, z. B. im therapeutischen Handeln, und zwischen Patienten, z. B. im Hinblick auf ihre Diagnosen, waren nicht berücksichtigt worden. Kiesler forderte, diesen »Homogenitätsmythos« zu überwinden, und zwar durch die differenzierte Forschungsfragestellung: Welche Therapeuten bewirken durch welches Vorgehen bei welchen Klienten welche Veränderungen?

Ganz allgemein ist zu sagen, dass diese differenzierte Betrachtung sinnvoll und notwendig ist. Es geht aber in der differentiellen Psychotherapieforschung darum, wie Kiesler (1966/1977) explizit fordert, unabhängige und abhängige Variablen zu bestimmen; Variablen, die mit diesen unabhängigen und abhängigen Variablen interagieren, werden nur als Störvariablen berücksichtigt. Mit den Ansätzen zu einer empirischen Entwicklung einer differentiellen Psychotherapie wird dieser kritisierte Variablenansatz also nur ausgebaut und differenziert, nicht aber verlassen.

Gegen solche Versuche, im therapeutischen Prozess abhängige und unabhängige Variablen anzunehmen, hat sich schon Rogers (1959/1987, S. 14) gewehrt.

Wir meinen heute: Mit der Einführung immer differenzierterer Eingangsvariablen auf Seiten des Therapeuten und immer differenzierterer Eingangs-, Prozess- und Erfolgsvariablen auf Seiten des Klienten mit dem Ziel, differenziertere Aussagen darüber zu machen, welcher Klient wie auf welche therapeutischen Angebote reagiert, wird der eigentliche therapeutische Prozess in seinem Prozesscharakter nicht zugänglicher bzw. sichtbarer.

Für ein als Beziehungsangebot verstandenes gesprächspsychotherapeutisches Vorgehen ist ein anderes Forschungmodell als der herkömmliche Variablenansatz erforderlich. Empirische Untersuchungen gesprächspsychotherapeutischer Prozesse sollten in Rechnung stellen, dass

- der Therapeut ein bestimmtes Beziehungsangebot macht,
- der Klient bestimmte Beziehungserwartungen hat,
- Therapeut und Klient jeweils ein Repertoire von Reaktionsweisen auf verschiedenartige Beziehungsangebote haben,
- sich in der Therapie daher eine wechselseitige Abhängigkeit von Therapeuten- und Klientenverhalten ergibt, die es nicht erlaubt, das Therapeutenverhalten als die unabhängige und das Klientenverhalten als die davon abhängige Variable zu betrachten.

Wenn aber Therapeuten- und Klientenverhalten im therapeutischen Prozess gleichermaßen als zugleich »unabhängige« und »wechselseitig abhängige« Variablen zu betrachten sind, müssen als abhängige Variablen die Interaktionsmuster in der Therapie betrachtet werden, d. h. das Verhalten und Erleben von Klient *und* Therapeut im therapeutischen Prozess und ihre gegenseitige Beeinflussung.

Man könnte meinen, das differentielle Psychotherapiemodell beinhalte diese Überlegung, sowohl das Therapeuten- als auch das Klientenverhalten als unabhängige und als abhängige Variablen anzusehen, wenn in ihm gefordert wird, dass in Abhängigkeit vom Verhalten des Klienten unterschiedliche therapeutische Interventionen einzusetzen sind, um den Therapieprozess und das Therapieergebnis zu optimieren. Wir denken aber, dass die bisher im Rahmen des differentiellen Therapiemodells angestellten Überlegungen unvereinbar mit dem Klientenzentrierten Konzept des therapeutischen Prozesses sind. Der gesprächspsychotherapeutische Prozess ist als Selbstentwicklung unter der Bedingung einer Beziehung konzipiert. Die Begriffe »Entwicklung« und »Beziehung« implizieren, dass nicht schon zu Beginn einer Therapie eine bestimmte Art von Beziehung hergestellt worden sein muss, etwa im Sinne einer »guten« Beziehung. Wenn der Klient das Beziehungsangebot des Therapeuten nicht sofort annehmen kann, bedeutet dies somit nicht, dass der Therapeut es sofort auf seine Angemessenheit für den konkreten Klienten hin zu überprüfen hat und ggf. Modifikationen erfinden muss. Das »Nicht-Annehmen-Können« des Beziehungsangebotes bzw. die Form, in der der Klient es zum Ausdruck bringt, kann entscheidender Bestandteil des Therapieprozesses sein. Wir vergeben wesentliche Veränderungschancen, wenn wir durch Modifikationen der Therapieprozedur diesen »Widerstand« umgehen statt ihn zu bearbeiten, d. h. zu verstehen (vgl. Biermann-Ratjen et al., 1980).

2 Auf dem Wege zu einem angemessenen wissenschafts-theoretischen Verständnis des Klientenzentrierten Konzepts und der Gesprächspsychotherapie

Rogers' Zweifel an der Angemessenheit solcher auf dem logischen Positivismus beruhenden Methoden für die Erfassung des Geschehens Psychotherapie werden auch heute noch als berechtigt angesehen und geteilt. Höger (1989, 1993b) und Kriz (1989) nennen viele Gründe dafür, dass für Psychotherapie, vor allem aber für die Klientenzentrierte Psychotherapie, eine systemtheoretische Sichtweise die angemessene wissenschaftstheoretische Betrachtungsweise darstellt. Bevor wir auf diese Sichtweise näher eingehen, wollen wir die Hindernisse benennen, die sich auf dem Weg zu einer angemessenen Theoriebildung im Rahmen des Klientenzentrierten Konzepts in der Vergangenheit immer wieder aufgetürmt haben.

2.1 Zur notwendigen Unterscheidung von vier Abstraktionsebenen im Rahmen des Klientenzentrierten Konzepts

Höger (1989) zeigt auf, dass bei vielen Darstellungen der Wirkungsweise von Gesprächspsychotherapie verschiedene Abstraktionsebenen, auf denen einzelne Aussagen gemacht werden können, nicht ausreichend voneinander unterschieden worden sind. Anhand unserer Ausführungen (1979, 1. Aufl.) bezüglich des gesprächspsychotherapeutischen Beziehungsangebotes verdeutlicht er, dass die Klientenzentrierte Terminologie eine Taxonomie[6] auf mindestens vier Abstraktionsebenen (I–IV) darstellt:

I.   Die Ebene der »therapeutischen Beziehung« im Unterschied zu anderen Beziehungsformen (Mutter-Kind, Rechtsanwalt-Klient usw.).

II. Die Ebene zusammenfassender Merkmale der Klientenzentrierten therapeutischen Beziehung, z. B. die Merkmale »bedingungsfreie Wertschätzung«, »empathisches Verstehen« und »Kongruenz« des Beziehungsangebotes des Psychotherapeuten.

---

6 Eine Taxonomie ist eine bestimmte Anordnung, z. B. die Einordnung von Inhalten in Klassen, die eine Hierarchie bilden.

III. Die Ebene einer zusammenfassenden Klassifikation von einzelnen Verhaltensweisen, wie »Selbstexploration seitens des Klienten« oder »Ansprechen von Gefühlen des Klienten durch den Therapeuten« (VEE).

IV. Die Ebene der konkreten Verhaltensweisen von Therapeut und Klient, in einem bestimmten beobachteten bzw. dokumentierten therapeutischen Gespräch (vgl. Höger, 1989, S. 199 f.).

Für eine wissenschaftlich fundierte Betrachtung und Einordnung der Phänomene, die das Geschehen Psychotherapie konstituieren, sei es erforderlich, die unterschiedlichen Abstraktionsebenen auseinander zu halten. Dabei sei zu beachten, dass diese Abstraktionsebenen, deren Anzahl nicht von vornherein feststehe, in einer hierarchischen Beziehung zueinander stehen, für die mindestens zwei Gesetzmäßigkeiten gelten:

1. Die Zuordnung von Gegebenheiten einer Ebene zu Kategorien einer übergeordneten Ebene wird durch die Zusammenhänge zwischen den Kriterien der übergeordneten Ebene bestimmt. Dies bedeutet, dass beispielsweise die »Verbalisierung emotionaler Erlebnisinhalte des Klienten durch den Therapeuten« (VEE) auf Ebene III angesichts des funktionellen Zusammenhangs zwischen den Kategorien der Ebene II, d. h. zwischen Empathie, unbedingter Wertschätzung und Kongruenz, nur so weit als Bedingung konstruktiven Klientenzentrierten Therapeutenverhaltens gelten kann, wie sie den Kriterien empathischen Verhaltens im Sinne des gesamten Beziehungsangebotes des Klientenzentrierten Konzeptes entspricht.
2. Die Gegebenheiten einer Ebene lassen sich aus den höheren Ebenen nicht eindeutig ableiten. Für unser Problem bedeutet dies beispielsweise, dass aus der Kategorie »empathisches Verstehen« auf Ebene II für eine konkrete therapeutische Situation auf Ebene III nicht eindeutig die Verhaltenskategorie »VEE« ableitbar ist. Vielmehr sind im Sinne des Klientenzentrierten Konzepts alle Verhaltensweisen des Therapeuten angemessen, mit denen er dem Klienten sein Verstehen mitteilt, sofern sie den Kriterien »bedingungsfreie Wertschätzung« und »Kongruenz« genügen, je nach Situation beispielsweise Schweigen, ein Blick oder dergleichen (Höger, a.a.O., S. 200, vgl. auch Rogers, 1957, 102f.).

Wir möchten die von Höger formulierte erste Gesetzmäßigkeit noch schärfer fassen: Operationale Definitionen auf den Ebenen III und IV sind nur dann mit dem Klientenzentrierten Konzept kompatibel, wenn sie in einen begründeten Zusammenhang mit den Aussagen auf den Ebenen II und I gebracht werden können. Diese Regel wird uns noch bei der Diskussion der Therapieziele und der Frage, welche Interventionen im Rahmen einer Gesprächspsychotherapie angemessen sind, im Kapitel VI beschäftigen.
Höger zeigt anhand von Beispielen, dass die Vermengung der verschiedenen Ebenen zu falschen Schlüssen führt. Beispielsweise wurde von verschiedenen Autoren, so auch von Kwiatkowski (1980), die Gleichsetzung der »Verbalisierung emotionaler Erlebnisinhalte« (VEE), ein Verhaltensmerkmal des Psychotherapeuten, das der Abstraktionsebene III zuzuordnen ist, mit der von Rogers (1957/1991) formulierten Bedingung »Empathie« kritisiert, die der Ebene II zuzuordnen ist.
Die therapietheoretischen Ausführungen von Rogers, so wie wir sie in Kap. I wiedergegeben haben, sind der Abstraktionsebene II zuzuordnen. Hingegen ist das konkrete Handeln des Therapeuten im Hinblick auf spezifische Erfahrungen eines bestimmten Klienten in einer spezifischen Situation bzw. in einem spezifischen Kontext auf der Ebene III bzw. IV zu explizieren.

Anders ausgedrückt: Das Klientenzentrierte Konzept, das von Rogers auf der Abstraktionsebene II formuliert worden ist, ist zu unterscheiden von dem konkreten, auf die jeweilige Situation abzustimmenden psychotherapeutischen Handeln, dessen Elemente auf den Ebenen III bzw. IV zu bestimmen sind.

In der Literatur wird auch heute noch von den »drei therapeutischen Basisvariablen« »Einfühlendes Verstehen«, »Wertschätzung« und »Kongruenz« (z. B. Pörtner, 1994, S. 25) gesprochen. Diese Aspekte des gesprächspsychotherapeutischen Beziehungsangebotes werden dabei als ausreichende Operationalisierungen des Therapeutenverhaltens auf der Ebene III für eine gesprächspsychotherapeutische Einzeltherapie mit einem erwachsenen neurotischen Klienten aufgefasst. Übersehen wird bei dieser Auffassung, dass Kongruenz kein Verhaltensmerkmal des Therapeuten ist, sondern einen bestimmten psychischen Zustand des Therapeuten (vgl. Kap. I) definiert. Wenn Minsel z. B. (1974) aus der Bedingung »Kongruenz des Therapeuten« die Verhaltensanweisung ableitet: »Seine (des Therapeuten, Anmerk. der Verf.) Aufgabe soll es sein, für beide (den Klienten und ihn) bedeutsame Empfindungen offen auszusprechen und sie gemeinsam mit dem Klienten zu erörtern« (S. 24), so ist das äußerst fragwürdig. Es gehört nicht zu den Bedingungen für den therapeutischen Prozess, dass der Therapeut dem Klienten mitteilt, dass er kongruent ist bzw. welche Empfindungen in der Reaktion auf den Klienten ihm bewusst werden. Anders als viele andere Autoren unterscheidet Finke in diesem Sinne in seinem Buch zur Methodik und Praxis der Gesprächspsychotherapie (1994a) stringent zwischen »Therapieprinzipien« und »Therapietechnik«. Er zählt Kongruenz zu den Therapieprinzipien.

Es stellt sich auch die Frage, ob die auf Ebene II angesiedelten Merkmale der therapeutischen Beziehung, die auf Ebene III als die drei »therapeutischen Basisvariablen« operational definiert bzw. konkretisiert worden sind, so auch für die Behandlung von z. B. Kindern gültig sind oder für die Behandlung von Erwachsenen in einem anderen Setting als Einzeltherapie, z. B. in Paartherapien oder Gruppenpsychotherapien. Ganz sicher aber beinhaltet auch diese Definition der drei »therapeutischen Basisvariablen« noch keine zwingenden Aussagen darüber, was in einer konkreten Therapiesituation ein konkreter Therapeut konkret zu tun hat (Ebene IV) – einmal abgesehen davon, dass Schweigen zwar Ausdruck empathischen Verstehens sein kann, nicht aber eine Verbalisierung eines emotionalen Erlebnisinhaltes ist. In einer konkreten Therapiestunde kann es für die Entwicklung der Beziehung besser sein, wenn der Therapeut versteht, dass sein Klient gerade jetzt es nur schwer ertragen würde, wenn die in ihm aufsteigenden Gefühle von Trauer auch noch benannt werden würden.

Die Nichtbeachtung der Unterscheidung der verschiedenen Ebenen und die nur unzureichenden operationalen Definitionen auf den Ebenen III und IV haben in der Vergangenheit nicht nur zu vielen Missverständnissen des Klientenzentrierten Konzepts, sondern auch zur Formulierung von falschen Handlungsregeln für den Gesprächspsychotherapeuten geführt:

1. Die Definitionen der drei sog. Basisvariablen auf den Abstraktionsebenen III und IV wurden nicht nur als notwendige, sondern auch als hinreichende operationale Definitionen des gesprächspsychotherapeutischen Beziehungsangebotes angesehen. Übersehen wurde beispielsweise, dass auf diesen Ebenen Therapeutenverhalten wie Konfrontieren, Schweigen, Verdeutlichen, Konkretisieren, Mitlachen usw. unter Umständen notwendig – und Klientenzentriert – ist, um die angestrebte therapeutische Beziehung, definiert auf Ebene II, zu fördern.

2. Zur Begründung von Handlungsanweisungen auf der Ebene IV wurde eine Gesetzmäßigkeit postuliert, die es nicht gibt: Wenn der Therapeut die drei sog. Basisvariablen in jeweils maximalem Ausmaß gleichermaßen »verwirklicht«, stellt sich eine therapeutisch hilfreiche Beziehung – beschrieben auf Ebene II – ein.

Beispiele dafür sind Versuche und Untersuchungen, in denen die Therapeuten angewiesen wurden, die Probleme von Gefängnisinsassen, Schulkindern, Kindergärtnerinnen, alten Menschen, Schizophrenen, Alkoholikern usw. mit einer »maximalen Verwirklichung von VEE, Echtheit und Wärme« zu behandeln. Nicht nur bei einigen Gesprächspsychotherapeuten, sondern vor allem bei Fachkollegen anderer therapeutischer Orientierung ist durch diese Gleichsetzung von Therapiekonzept und Therapieverfahren der – hoffentlich nicht unkorrigierbare – Eindruck entstanden, dass Gesprächspsychotherapeuten alle Klienten, unabhängig von der Art und Tiefe ihrer Störung oder der jeweiligen therapeutischen Zielsetzung, gleich behandeln.

Höger (1989, S. 201) weist vor diesem Hintergrund darauf hin, dass das Klientenzentrierte Konzept zwar als ein Breitband*konzept* zu verstehen sei, die Klientenzentrierte Psychotherapie (= Gesprächspsychotherapie) aber kein Breitband*verfahren* darstelle.

Das Konzept ist, wie in Kapitel VIII ausgeführt werden wird, in der Tat bei der Bewältigung vieler unterschiedlicher therapeutischer Aufgaben und auch zur Gestaltung anderer Formen von zwischenmenschlichen Beziehungen und Interaktionen außerhalb von Psychotherapie hilfreich, nicht jedoch das Verfahren. Kinder z. B. sollte man nicht mit den »Basisvariablen« »VEE« und »Wertschätzung« erziehen.[7]

Die Nichtbeachtung der notwendigen Unterscheidung zwischen Konzept und Verfahren ist auch in gut gemeinte Versuche eingeflossen, die Gesprächspsychotherapie als Verfahren dadurch zu »retten«, dass zwischen einem therapeutischen Basisverhalten und einem sich darauf aufbauenden differentiellen Vorgehen unterschieden wurde (z. B. Tscheulin, 1980; 1983; 1992). Das Verfahren Gesprächspsychotherapie wurde bei solchen Überlegungen auf das therapeutische Basisverhalten reduziert, charakterisiert durch die drei Basisvariablen, während sich das differentielle Handeln aus der Analyse der spezifischen Problemlage des Klienten bzw. dessen Persönlichkeitseigenschaften ergeben sollte. Ein Beispiel für ein solches differentielles Vorgehen ist Folgendes: Handelt es sich bei dem Klienten um einen Menschen, der stärker »aktions-« als »selbstbezogen« ist, dann ist es günstig, wenn der Therapeut die »Konfrontation als Technik« einsetzt (Tscheulin, 1992).

Auch nach unserem Verständnis des Klientenzentrierten Konzepts sind Konfrontationen, auch in dem von Tscheulin gemeinten Sinne, häufig sinnvoll – und unter Umständen auch notwendig. Das ist aber nur unter der Voraussetzung der Fall, dass die Verbalisierung eines empathisch verstandenen emotionalen Erlebnisinhalts durch einen kongruenten Therapeuten, der seinen Klienten wertschätzt, in der Form einer Konfrontation für die therapeutische Beziehung und deren Zielsetzungen förderlich ist. Wir würden bei einem solchen konfrontierenden Vorgehen auch nicht von differentieller Psychotherapie, sondern einfach von wohlverstandener Klientenzentrierter Psychotherapie bzw. Gesprächspsychotherapie sprechen.

---

7 Überträgt man nicht das Verfahren, sondern das Konzept auf die Kindererziehung, wie es z. B. Gordon (1989) in seinem Buch »Familienkonferenz« getan hat, dann ergeben sich andere »Regeln« für förderliches Elternverhalten im Vergleich zum Therapeutenverhalten.

Auch die von Sachse und Maus (1991) und Sachse (1992) vorgestellte »zielorientierte Gesprächspsychotherapie« ist mit dem Klientenzentrierten Konzept, wie es Rogers 1957 formuliert hat und wie wir es verstehen, gut vereinbar. Das Neue an der zielorientierten Gesprächspsychotherapie besteht in dem Entwurf und der Operationalisierung von Handlungsregeln für den Gesprächspsychotherapeuten mit dem Ziel, den »Explizierungsprozess«, das ist eine bestimmte Art von Selbstexploration, des Klienten zu fördern. Die Autoren liefern u. E. dankenswerterweise Explikationen für das gesprächspsychotherapeutische Handeln auf den Abstraktionsebenen III und IV. Sie gehen aber weder, wie sie selbst meinen, »über die von Rogers entwickelten Möglichkeiten hinaus« (Sachse & Maus, 1991, S. 9), sondern sie explizieren diese auf der Handlungsebene, noch überwinden sie mit ihrem Ansatz eine Gesprächspsychotherapie, die sich dadurch auszeichne, dass der Therapeut nicht mehr verstehen dürfe als das, was der Klient verbal ausdrückt, und nicht mehr tun dürfe, als »emotionale Erlebnisinhalte« zu verbalisieren (Sachse & Maus, 1991, S. 9). Eine so praktizierte Gesprächspsychotherapie dürfte es theoretisch seit dem Erscheinen des Buches von Rogers »Client-centered Therapy« im Jahre 1951 auch gar nicht mehr geben (Rogers 1973a/1951). Rogers hat 1957 dazu ausdrücklich festgestellt: »... the technique of ›reflecting feelings‹, ... is by no means an essential condition of (client-centered) therapy« (S. 102).

2.2 Das Klientenzentrierte Konzept aus systemischer Sichtweise

Das Klientenzentrierte Konzept ist sowohl mit Modellvorstellungen der modernen Naturwissenschaften, insbesondere mit solchen der Physik (»Synergetik«) und der Neurobiologie (»Autopoiese«), als auch mit systemtheoretischen Modellvorstellungen kompatibel.
Kriz (1989) hat diese Übereinstimmungen aufgegriffen und einen »Entwurf einer systemischen Theorie Klientenzentrierter Psychotherapie« vorgelegt.
Die grundlegende Erkenntnis der modernen Neurobiologie, wie sie von Maturana (z. B. 1985, 2. Aufl.) vertreten wird, besteht darin, dass sich das linear-kausale Prinzip von Ursache und Wirkung der klassischen Physik bzw. der Naturwissenschaften als untauglich erwiesen hat, bestimmte Vorgänge in der Natur zu erklären. In der Neurobiologie werden stattdessen »komplexe, ganzheitliche Prozesse in den Mittelpunkt gerückt, die von außen durch Veränderung von Bedingungen (z. B. Energiezufuhr bzw. -abfuhr) zwar angeregt werden können, aber nicht im klassischen Sinne kontinuierlich steuerbar sind, da sie selbstorganisierend systemimmanente Strukturen bilden.« (Kriz, a.a.O., S. 175). Über die Möglichkeit der Einwirkung auf bestimmte Vorgänge heißt es bei Maturana: »Einwirkungen von außen (können) lediglich auslösende Bedingungen für intern determinierte Zustandsänderungen darstellen« (1985, 2. Aufl., S. 151).
Die Parallelen zu den Auffassungen von Rogers bezüglich des psychotherapeutischen Prozesses sind unübersehbar: Wie im Kapitel I dargestellt, beschreibt Rogers (1957) nicht Interventionsmerkmale oder -variablen, sondern sechs notwendige und hinreichende *Bedingungen* für Psychotherapie, und zwar Bedingungen auf Seiten von Therapeut und Klient und ihre wechselseitige Bezogenheit. Auch unter systemtheoretischen Gesichtspunkten betrachtet, scheint es angemessen zu sein, unbedingt Wertschätzung, Kongruenz und Empathie nicht als einzeln wirkende Einflussgrößen aufzufassen, sondern als Beschreibungen eines Bedingungsgefüges, und zwar einer zwischenmenschlichen Beziehung, die psychische Entwicklungsprozesse anstoßen kann. In welchem Umfang und in welche Richtung diese Entwicklungen stattfinden, kann erstens nur auf

einem sehr abstrakten Niveau vorhergesagt werden, z. B. »Änderung des Selbstkonzepts durch Symbolisierungsprozesse«, und zweitens nur aus der Kenntnis der Prozesse, die in der sich entwickelnden Person ablaufen.

Die systemische Sichtweise verdeutlicht, wie begrenzt das linear-kausale Wirkungsprinzip zur Erklärung gesprächspsychotherapeutischer Prozesse und Effekte ist. Höger (1989) und Kriz (1989) zeigen darüber hinaus, wie sinnvoll es sein kann, Klientenzentrierte Konzepte wie den Organismus, die Aktualisierungstendenz, das Selbst oder die Selbstaktualisierungstendenz aus systemischer Perspektive zu betrachten (vgl. Kap. IV.3).

3   Empirisch-wissenschaftliche Nachweise der Wirksamkeit von Gesprächspsychotherapie

Der Nachweis der Wirksamkeit von Gesprächspsychotherapie auf der Grundlage von kontrollierten empirischen Studien muss seit dem Erscheinen des Buches von Grawe, Donati und Bernauer (1994) mit einer Überblicksarbeit zu Ergebnissen der Psychotherapieforschung nicht mehr mühsam durch die Auflistung einzelner Studien erbracht werden.

3.1   Ergebnisse empirischer Prüfungen der generellen Wirksamkeit von Gesprächspsychotherapie

Grawe, Donati und Bernauer (1994) haben im Zeitraum von 1952 bis 1983 insgesamt 31 Studien zur Klientenzentrierten Psychotherapie gefunden, die ihren Kriterien bezüglich klinischer Relevanz, methodischer Güte usw. genügten. Die Effekte der Gesprächspsychotherapien werden indirekt, d. h. meta-analytisch, und direkt, d. h. in Vergleichsuntersuchungen, mit den Effekten anderer Psychotherapieverfahren verglichen.

Bezüglich der Wirksamkeit von Gesprächspsychotherapie kommen die Autoren zu folgender Aussage:

> Vergleicht man die Ergebnistabellen für die Prä-Post-Vergleiche und die Kontrollgruppen-Vergleiche mit den analogen Tabellen zu den meisten anderen Therapieformen, dann muß man der Gesprächspsychotherapie eine sehr überzeugend nachgewiesene Wirksamkeit bescheinigen. Die Ergebnisse sind bemerkenswert, wenn man an das Spektrum an Störungen denkt, auf die Gesprächspsychotherapie angewandt wurde, und an die relativ kurze Therapiedauer, in der die Effekte erreicht wurden (Grawe et al., a.a.O., S. 134).

Wahrscheinlich ist die Wirksamkeit von Gesprächspsychotherapie in diesen von Grawe et al. analysierten und anderen kontrollierten Studien nicht nur nachgewiesen, sondern zugleich auch systematisch unterschätzt worden. Die durchschnittliche Dauer von Gesprächspsychotherapien, die unter kontrollierten Bedingungen durchgeführt und deshalb als geeignete Studien in die Meta-Analysen aufgenommen wurden, liegt in der Arbeit von Grawe et al. nämlich »meist unterhalb von 20 Sitzungen« (S. 696). Gesprächspsychotherapien, die in eine Meta-Analyse ausschließlich deutschsprachiger Psychotherapiestudien aufgenommen wurden (Wittmann & Matt, 1986), weisen eine durchschnittliche Dauer von 10,8 Sitzungen auf (Riedel & Schneider-Düker, 1991).

Sie unterbieten damit selbst die Therapiedauer von symptomzentrierten Verfahren, wie Verhaltenstherapie mit 15,2 Stunden und Entspannungs- und Suggestionsverfahren mit durchschnittlich 15,8 Sitzungen.
Zum Teil sind diese kurzen Therapiezeiten durch Versuchspläne mit Eigenwartegruppen als Kontrollgruppen bedingt. Bei diesem Vorgehen wird ein Teil der Patienten, die sich zur Behandlung angemeldet haben und untersucht worden sind, gebeten, bis zur Aufnahme der Behandlung noch eine Zeit lang, häufig 3 Monate, zu warten. Dann erfolgt eine zweite Testung und die Behandlungsaufnahme. Der andere Teil der Patienten, die sofort nach der Erstuntersuchung mit der Behandlung begonnen haben, wird aus Gründen der zeitlichen Vergleichbarkeit ebenfalls nach drei Monaten zum zweiten Mal untersucht (Post-Testung). Aus eigenen Untersuchungen wissen wir (z. B. Eckert, 1974), dass zum Zeitpunkt solcher Posttestungen nur ca. 50 % der Gesprächspsychotherapien auch tatsächlich abgeschlossen sind.
Gesprächspsychotherapien, die regulär abgeschlossen werden, dauern aber deutlich länger als 20 Sitzungen. Die mittlere Dauer von Gesprächspsychotherapien war bereits in den 50er Jahren (Rogers & Dymond, 1954, S. 40) länger als 31 Sitzungen. Binder et al. (1979) fanden in Abhängigkeit von der Diagnose der Patienten mittlere Behandlungsumfänge von 30.1 Stunden (s = 25.4) bei neurotischen Störungen und von 81 Stunden (s = 51.7) bei Borderline-Störungen. In einer neueren repräsentativen Befragung von über 300 erfahrenen Gesprächspsychotherapeuten (mittlere therapeutische Berufserfahrung: 14 Jahre) ergab sich eine mittlere Behandlungsdauer von 69.2 Stunden (s – 39.1), die ebenfalls in Abhängigkeit vom Störungsbild der Klienten variierte (Eckert & Wuchner, 1994).
Wir sehen in diesen Angaben einen eindeutigen Beweis dafür, dass die in die verschiedenen Meta-Analysen eingegangenen Gesprächspsychotherapien nicht repräsentativ für die übliche gesprächspsychotherapeutische Behandlung sind.
Da inzwischen auch meta-analytisch nachgewiesen wurde, dass es einen positiven Zusammenhang zwischen der Therapiedauer und dem Behandlungserfolg gibt (z. B. Howard et al., 1986; Orlinsky & Howard, 1986, S. 360), ist zu vermuten, dass die Wirksamkeit von Gesprächspsychotherapie in den bisher vorliegenden Meta-Analysen systematisch unterschätzt worden ist. Wir gehen im nächsten Abschnitt noch einmal ausführlicher auf diesen Aspekt ein.

3.2 Ergebnisse empirischer Prüfungen der differentiellen Wirksamkeit von Gesprächspsychotherapie

Unter dieser Überschrift können prinzipiell zwei Fragestellungen behandelt werden:
1. Die Frage, ob die Methode Gesprächspsychotherapie eine spezifische Wirksamkeit entfaltet, ob bestimmte Klienten, die sich z. B. im Störungsbild, in der Persönlichkeitsstruktur, in ihren interpersonalen Problemen etc. von anderen Klienten unterscheiden, mehr als andere von einer Gesprächspsychotherapie profitieren. Da diese Frage auch die nach der Indikation für Gesprächspsychotherapie berührt, werden wir sie in dem entsprechenden Kapitel (Kap. VI) behandeln.
2. Die Frage, ob sich die Effekte von Gesprächspsychotherapien in quantitativer und/ oder qualitativer Hinsicht von den Effekten anderer psychotherapeutischer Behandlungen unterscheiden.
Diese zweite Fragestellung soll, getrennt nach quantitativen und qualitativen Unterschieden, im Folgenden behandelt werden.

3.2.1 Quantitative Unterschiede zwischen der Wirksamkeit von Gesprächspsychotherapie und der anderer Therapieverfahren

Wir stellen wieder zunächst die von Grawe et al. (1994) berichteten Befunde dar. Die »überzeugend nachgewiesene Wirksamkeit« (s. o.) von Gesprächspsychotherapie relativiert sich nach Ansicht von Grawe et al. (1994), wenn sie in direkten Vergleichsuntersuchungen mit der Wirksamkeit von anderen Therapiemethoden verglichen wird. Diese relativ geringere Wirksamkeit findet sich nur bei einem Vergleich von Gesprächspsychotherapie mit bestimmten verhaltenstherapeutischen Verfahren, nicht jedoch im Vergleich mit anderen Verfahren.

In drei von vier Studien, in denen Gesprächspsychotherapien mit psychoanalytischen Therapien direkt verglichen wurden, finden sich kaum Wirksamkeitsunterschiede. Nur in der Untersuchung von Meyer (1981) lassen sich nach Ansicht von Grawe et al. (a.a.O., S. 134) »eher deutliche Anzeichen für eine bessere Wirkung der Gesprächpsychotherapie bei der behandelten Patientengruppe (Patienten einer psychosomatischen Ambulanz)« herausrechnen.

Während sich also im Hinblick auf die im Prä–Post–Vergleich messbaren Veränderungen durch Psychotherapie keine gravierenden Unterschiede zwischen den beiden nicht symptomzentrierten Therapieverfahren Gesprächspsychotherapie und psychoanalytische Psychotherapie zeigen lassen, fällt der Vergleich der Gesprächspsychotherapie mit der Verhaltenstherapie anders aus. Auf der Grundlage von 20 Vergleichen aus 6 Studien kommen die Autoren zu folgender Aussage:

> Es führt daher kein Weg an der Schlussfolgerung vorbei: Gesprächspsychotherapie ist nachweislich ein sehr wirksames Verfahren für ein weites Spektrum an Störungen. Werden die gleichen Patienten jedoch mit einem Verfahren aus dem kognitiv-behavioralen Spektrum behandelt (z. B. Systematische Desensibilisierung, Training sozialer Fertigkeiten, rational-emotive Therapie, Problemlösungstherapie, Breitspektrumsverhaltenstherapie), so ist die Wirkung oft noch besser, und zwar nach denselben Kriterien, die sich als sehr angemessen für die Erfassung der Effekte von GT erwiesen haben (Grawe et al., a.a.O., S. 135).

Es gibt einige gute Gründe, diese Aussage in Frage zu stellen.

Greenberg, Elliott und Lietaer (1994) kommen in ihrer Metastudie zu einem anderen Ergebnis als Grawe und Mitarbeiter. Ihre Studie unterscheidet sich von der von Grawe et al. zum einen darin, dass sie auch Studien berücksichtigen, die nach 1982/83 publiziert worden sind, und zum anderen darin, dass sie auch Verfahren berücksichtigen, die sich als Weiterentwicklungen der klassischen Klientenzentrierten Psychotherapie verstehen, z. B. die »Process–Experiential Psychotherapy« (Rice & Greenberg, 1984). Bei ihrem direkten Vergleich der Wirksamkeit von Klientenzentrierten Psychotherapieverfahren mit kognitiven und behavioralen Therapien (13 Vergleiche) finden sie eine mittlere Differenz in den Effektstärken (ES)[8] von .28 zu Ungunsten der Klientenzen-

---

8 Das meta-analytische Maß ES wurde von Smith und Glass (1977) eingeführt. Die ES wird berechnet durch die Bildung der Differenz zwischen den Post-Mittelwerten der Behandlungsgruppe und den Post-Mittelwerten der Kontrollgruppe, dividiert durch die Streuung (SD) der Werte in der Kontrollgruppe zum Postzeitpunkt. Dadurch wird die SD auf »1« normiert, und die Prä-Post-Differenzen in verschiedenen Variablen bzw. die Prä-Post-Differenzen ein und derselben Variable in verschiedenen Behandlungen werden direkt vergleichbar. Fehlt eine Kontrollgruppe, werden die Prä-Post-Differenzen der Behandlungsgruppe entweder zur SD der Prä-Werte oder zur SD der Prä-Post-Differenzen ins Verhältnis gesetzt.

trierten Psychotherapieverfahren. Diese Differenz kehrt sich jedoch um und wächst auf .40 an, wenn bei diesem Vergleich auf Seiten der Klientenzentrierten Therapieverfahren nur die »directive experiential treatments« einbezogen werden (Greenberg et al., a.a.O., p. 515).

Diese Meta-Analyse ist fortgeschrieben worden (Elliott, 2002) und basiert inzwischen auf 99 Behandlungsbedingungen in 86 Studien, davon 31 kontrollierte Studien mit Wartegruppen- oder unbehandelten Kontrollgruppenpatienten sowie 41 vergleichende Therapiestudien (mit 51 Vergleichen mit nicht humanistischen Verfahren). Veränderungseffektstärken wurden für 357 Messungen bei 5030 Patienten berechnet.

Elliott fasst die Ergebnisse folgendermaßen zusammen:

»1. Clients who participate in humanistic therapies show, on average, large amounts of change over time.

2. Posttherapy gains in humanistic therapies are stable; they are maintained over early (<12 month) and late (12 month) follow-ups.

3. In randomized clinical trials with untreated control clients, clients who participate in humanistic therapies generally show substantially more change than comparable untreated clients.

4. In randomized clinical trials with comparative treatment control clients, clients in humanistic therapies generally show amounts of change equivalent to clients in nonhumanistic therapies, including CBT (= cognitive behavioral therapy)« (p. 71–72).

Diese Ergebnisse machen deutlich, dass die von Grawe et al. berücksichtigten Studien nicht mehr repräsentativ für die Behandlungsformen sind, die im Rahmen des Klientenzentrierten Konzepts entwickelt worden sind (s. u.).

Darüber hinaus sind die von Grawe et al. berücksichtigten Studien auch bezüglich des Behandlungsumfanges nicht (mehr) repräsentativ für Gesprächspsychotherapien, wie sie heute in Deutschland durchgeführt werden. Wie bereits im vorigen Abschnitt dargestellt, umfassen regulär abgeschlossene Gesprächspsychotherapien heute durchschnittlich 69 Sitzungen in einem Zeitraum von durchschnittlich 25 Monaten, d. h. ca. 100 Wochen (Eckert & Wuchner, 1994).

In den 6 Studien[9], auf die Grawe et al. ihre oben zitierte Aussage stützen, beträgt die durchschnittliche Behandlungsdauer 16,2 Therapiesitzungen in einem Zeitraum von durchschnittlich 22,1 Wochen. Gesprächspsychotherapien, die nur 1/4 des üblichen Behandlungsumfanges umfassen, werden kaum die potentielle Wirksamkeit der Gesprächspsychotherapie ausschöpfen. Somit kann auch die Aussage von Grawe et al. über die im Vergleich mit verhaltenstherapeutischen Methoden relativ geringere Wirksamkeit von Gesprächspsychotherapien in der vorliegenden Form nicht aufrechterhalten werden. Sie müsste unter Einbeziehung der Ergebnisse von Greenberg et al. vielmehr lauten: Untersucht man Behandlungen mit einem Behandlungsumfang von weniger als 20 Stunden, dann zeigt sich, dass zum Zeitpunkt der Postmessung verschiedene Formen von Verhaltenstherapie etwas stärkere Effekte aufweisen als ein rein verbales Behandlungsangebot, das den Prinzipien des Klientenzentrierten Konzepts folgt. Diese Unterschiede werden jedoch aufgehoben bzw. kehren sich in ihr Gegenteil um, wenn die den Erfahrensprozess stärker ins Auge fassenden Verfahren Klientenzentrierter Psychotherapie zur Anwendung kommen.

---

9   Diese Studien sind in Grawe et al., a.a.O., Tab. 4.9.2, S. 654 aufgelistet. Die Angaben über Umfang und Dauer der Therapien in diesen Studien finden sich in Tab. 4.3.4.1, S. 120. Bei der Studie mit der Nr. 83019 (Angulo, F. M.) fehlt die Angabe über die Zahl der Sitzungen.

Die Meta-Analyse von Grawe et al. übersieht auch noch andere Phänomene, deren Beachtung erforderlich ist, wenn man der Gesprächspsychotherapie gerecht werden will.

Klinische Erfahrung, theoretische Überlegungen, aber auch die Ergebnisse empirischer Untersuchungen (z. B. Grawe, 1976; Eckert & Biermann-Ratjen, 1985; Meyer et al., 1989) sprechen eindeutig dafür, dass nicht-symptomzentrierte Psychotherapien eine »Langzeitwirkung« haben. Wesentliche Effekte dieser Formen von Psychotherapie zeigen sich bei einer Reihe von Patienten erst in der Katamnese. Daraus ergibt sich für empirische Studien die Forderung, dass bei der vergleichenden Beurteilung der Wirksamkeit von Gesprächspsychotherapie mit der anderer Therapieverfahren die Effekte zum Zeitpunkt der Katamnese mit zu berücksichtigen sind.

Dieser Forderung kommt die Meta-Analyse von Grawe et al. nicht nach, obwohl dem Erstautor der Langzeiteffekt von Gesprächspsychotherapien aus eigenen Studien (Grawe, 1976; Grawe et al., 1990 a) sehr wohl bekannt ist: »Durch die späten Veränderungen ist die Verbesserung im Selbstbild bei den GT-Patienten über den gesamten Beobachtungszeitraum von fast zwei Jahren hinweg beträchtlich. Spezifische Spätwirkungen scheinen für die GT insgesamt typisch zu sein« (Grawe et al., 1990 d, S. 352). Die Langzeitentfaltung betrifft nicht nur spezifische Effekte. Betrachtet man in der Arbeit von Grawe et al. die über alle Effektmaße hinweg gemittelten Effektstärken zum Zeitpunkt der 1–Jahres-Katamnese (Grawe et al., 1990 b, Abb. 1, S. 371), so zeigt sich, dass sich diese Werte für die vier miteinander verglichenen Behandlungsmethoden »Interaktionelle Einzeltherapie« (IVT), »Interaktionelle Gruppentherapie« (IVG), »Breitspektrumverhaltenstherapie« (BVT) und »Gesprächspsychotherapie« in einem Bereich von ca. ES = 0.98 und ES = 1.12 bewegen. Eine Effektstärkendifferenz von max. 0.14 erlaubt u. E. nicht die Aussage, dass es klinisch relevante Unterschiede in der generellen Wirksamkeit von Gesprächspsychotherapie im Vergleich zu verhaltenstherapeutischen Verfahren gibt.

Auch diese große und auf hohem methodischen Niveau erfolgte Therapievergleichsstudie, in die auch die Gesprächspsychotherapie einbezogen worden ist, belegt demnach keine Unterschiede in der generellen Wirksamkeit von Gesprächspsychotherapie im Vergleich zu anderen Verfahren, sondern bestätigt erneut, dass sich deren Wirksamkeit langfristig entfaltet.

Unser letzter Einwand gegen die Behauptung der relativ geringeren Wirksamkeit von Gesprächspsychotherapie im Vergleich zur Wirksamkeit bestimmter verhaltenstherapeutischer Verfahren ergibt sich aus der untersuchten gesprächspsychotherapeutischen Praxis.

Wie bereits die Meta-Studie von Greenberg et al. (1994) zeigt, sind die in der Meta-Analyse von Grawe et al. (1994) untersuchten gesprächspsychotherapeutischen Behandlungen nicht mehr repräsentativ für die heute international praktizierten Formen Klientenzentrierter Psychotherapie.

Die von Grawe et al. berücksichtigten deutschsprachigen Studien sind überwiegend in den 70er Jahren an universitären Einrichtungen der BRD durchgeführt worden, wo man sich z. T. sehr rigide auf die »Verwirklichung der drei therapeutischen Basisvariablen« beschränkte. Die Ende der 70er Jahre einsetzende Kritik an diesem verkürzten Verständnis von Gesprächspsychotherapie ist nicht ohne Wirkung geblieben: Gesprächspsychotherapeuten in Deutschland arbeiten seit langem wieder Klientenzentriert im eigentlichen Sinn dieses Begriffes, in den USA seit spätestens 1962 (vgl. dazu Lietaer, 1992). Sie sind anders als in den 70er Jahren in Deutschland interaktionell orientiert (z. B. van Kessel, 1976; van Kessel & van der Linden, 1993), d. h. sie schenken der therapeutischen Beziehung und deren Entwicklung hohe Beachtung (z. B. Müller, 1992), und sie haben neue therapeutische Techniken entwickelt, um den Symbolisierungsprozess zu fördern, z. B. Focusing (Gendlin, 1981), oder, vor allem bisher in den USA und in Kanada, die »Process-experiential therapy« (Greenberg, Rice & Elliott, 1994; Rice & Greenberg, 1984).

Diese neueren Therapiekonzepte werden heute international unter dem Oberbegriff »Experiential Psychotherapies» zusammengefasst. Den aktuellen Forschungstand in diesem Bereich geben – mit Schwergewicht auf den Ergebnissen der »empirisch gestützten Therapien« (»empirically supported treatments«) – Elliott, Greenberg und Lietaer (2003) in der fünften Auflage des »Handbook of Psychotherapy and Behavior Change«.

Auch in der bereits erwähnten Therapievergleichsstudie von Grawe et al. (1990) ist offensichtlich eine Form von Gesprächspsychotherapie praktiziert worden, die auf einem sehr reduktionistischen Verständnis des Klientenzentrierten Konzepts als Verfahren beruht. In dieser Studie wurde Gesprächspsychotherapie (GT) als

> Klientenzentrierte Therapie im Sinne von Rogers[10] und Tausch (1974)[11] durchgeführt. Die Therapeuten waren gehalten, sich in ihrem Vorgehen eng an das Klientenzentrierte Therapiekonzept zu halten und keine Vorgehensweisen anderer Therapierichtungen ... zusätzlich anzuwenden. Im Unterschied zu den drei anderen Bedingungen (den bereits erwähnten »IVT«, »IVG« und »BVT«, s.o.; Anmerkung der Autoren) wurden also keine ausdrücklichen Problemanalysen und keine speziellen problembezogenen Therapietechniken durchgeführt (Grawe et al., 1990 c, S. 305).

Offensichtlich haben sich die an der Studie beteiligten Klientenzentrierten Therapeuten dieser Anweisung strikt gefügt, denn im Ergebnisteil werden sie gemeinsam mit den Breitspektrumverhaltenstherapeuten dafür gerügt:

> Bezogen auf die beiden Therapieformen BVT und GT kann man nach unseren Ergebnissen feststellen: Wenn sich Therapeuten auf das in diesen Therapieformen vorgesehene Spektrum an Vorgehensweisen beschränken und nicht fähig oder bereit sind, in der Gestaltung ihres Beziehungsverhaltens und/oder ihres technischen Vorgehens über diesen Rahmen hinauszugehen, dann werden sie bestimmten Arten von Patienten nicht gerecht und sind für diese Patienten keine guten Therapeuten (Grawe et al., 1990 b, S. 373).

Wir möchten unsere Kritik an den vorliegenden empirischen Therapiestudien in Anforderungen an solche Studien ummünzen: Die empirische Forschung wird der Eigenart der Methode Gesprächspsychotherapie heute nur dann gerecht, wenn sie auch die folgenden Kriterien berücksichtigt:

1. In Studien über Gesprächspsychotherapie sollten nur solche Behandlungen aufgenommen werden, die einen Mindestbehandlungsumfang von 20 Stunden aufweisen. Bei kürzerer Dauer handelt es sich entweder um mehr oder weniger explizite Therapieabbrüche oder um noch nicht abgeschlossene Therapien. Bei Studien, die die Effekte und Prozesse von zeitlich limitierten Gesprächspsychotherapien untersuchen wollen, sollte eine Sitzungszahl von 16 Stunden nicht unterschritten werden. Klienten, denen eine solche »Kurz-Gesprächspsychotherapie« angeboten wird, müssen bestimmte diagnostische Kriterien erfüllen, bzw. die begrenzte Dauer sollte durch

---

10 Dtsch. Übers.: Rogers (1973 a)
11 Gemeint ist die 6. Auflage von Tausch (1973)

bestimmte therapeutische Zielsetzungen begründet sein, z. B. die Bearbeitung einer posttraumatischen Belastungsreaktion.

2. Bei Untersuchungen zur Effizienz von Gesprächspsychotherapie ist das Ergebnis der Katamnese mit einzubeziehen. Der Katamnesezeitraum sollte ein Jahr nicht unterschreiten.

3. Die eingesetzten Methoden sollten geeignet sein, auch die spezifische Wirksamkeit des Verfahrens zu erfassen.

3.2.2 Qualitative Unterschiede in der Wirksamkeit von Gesprächspsychotherapie und anderen Therapieverfahren

Der folgende Abschnitt ist der Frage nach der spezifischen Wirksamkeit gewidmet.

Die verschiedenen Psychotherapiemethoden beschreiten unterschiedliche Wege, psychische Störungen zu lindern bzw. zu beheben, die theoretisch unterschiedlich begründet und praktisch unterscheidbar sind, und sie haben dabei zum Teil sehr unterschiedliche Zielsetzungen. Diese Unterschiede sollten eigentlich dazu führen, dass sich die Behandlungsergebnisse, die durch verschiedene Therapiemethoden erzielt werden, in qualitativer Hinsicht voneinander unterscheiden. Die Bilanz der empirisch gefundenen Unterschiede bezüglich der »Wirkungsprofile« der einzelnen Therapiemethoden ist jedoch eher mager (Grawe et al., 1994, S. 718 ff.) – allerdings ist nach ihnen bisher auch weniger systematisch (und vor allem weniger kreativ) gesucht worden als nach Belegen für quantitative Unterschiede zwischen den Verfahren.

Bisher lässt sich feststellen, dass die deutlichsten qualitativen Unterschiede durch die verschiedenen therapeutischen Settings bewirkt werden. Ein durchgängiges Ergebnis, das sich sicherlich auch für die entsprechenden Klientenzentrierten Ansätze erbringen ließe, besagt, dass Paar-, Familien- und Gruppentherapie umfangreichere Veränderungen im zwischenmenschlichen Bereich des Erlebens bewirken als das Setting Einzelpsychotherapie.

Qualitative Unterschiede i. S. von mehr oder weniger umfassenden Veränderungen in verschiedenen Bereichen ergeben sich erwartungsgemäß auch auf der Grundlage unterschiedlicher Therapiezieldefinitionen. So überrascht es wohl niemanden, wenn sich die Wirksamkeit dezidiert symptomzentrierter Verfahren, wie Autogenes Training, Systematische Desensibilisierung, Hypnose, Biofeedback etc., auf Veränderungen in der jeweils behandelten Hauptsymptomatik begrenzt, während Gesprächspsychotherapie – wie auch die kognitiv-behavioralen Verfahren – gleichzeitig auch Veränderungen in anderen Bereichen bewirkt.

Therapieziele sind integrale Bestandteile der jeweiligen Therapietheorie. Wir sind aufgrund der Ergebnisse von Therapievergleichsstudien zu dem Schluss gekommen (Eckert & Biermann-Ratjen, 1990), dass die Therapietheorien der Therapeuten mit wirklichen qualitativen Unterschieden in den Behandlungsergebnissen einhergehen:

1. Gesprächspsychotherapeutisch behandelte Klienten (Phobiker) beurteilen im Gegensatz zu Klienten, die mit einer Breitspektrumverhaltenstherapie behandelt werden, ihren Therapieerfolg nicht in Abhängigkeit davon, ob sich die Symptomatik, deretwegen sie die Behandlung begonnen haben, verändert oder nicht (Grawe, 1976; Plog 1976).

2. Gesprächspsychotherapieklienten werden häufiger als Patienten, die mit einer psychodynamischen Kurztherapie behandelt worden sind, als gebessert eingestuft, obwohl bei ihnen keine »Einsicht« (i. S. der Psychoanalyse) in die psychodynamischen Zusammenhänge ihrer Beschwerden erkennbar ist. Umgekehrt lässt sich bei vielen

psychodynamisch behandelten Klienten »Einsicht« feststellen, die nicht mit einer sichtbaren Besserung einhergeht; eine solche Ergebniskonstellation findet man bei Gesprächspsychotherapieklienten nicht (Meyer, 1990).

3. Gruppenpsychotherapiepatienten unterscheiden sich in der Beurteilung ihres Therapieerfolges in Abhängigkeit davon, ob die Behandlung psychoanalytisch oder gesprächspsychotherapeutisch orientiert war. Der Bezugspunkt der Beurteilung des Therapieerfolges liegt für psychoanalytisch behandelte Patienten in der inneren und äußeren Autonomie, die sie durch die Behandlung gewonnen oder nicht gewonnen haben. Hingegen liegt der Bezugspunkt der Beurteilung des Therapieerfolges bei gesprächspsychotherapeutisch behandelten Patienten in der besseren Kontakt- und Beziehungsfähigkeit, die sie im Behandlungsverlauf erworben oder nicht erworben haben (Eckert & Biermann-Ratjen, 1985).

Diese Ergebnisse legen den Schluss nahe, dass sich der erfolgreich behandelte Klient dadurch auszeichnet, dass er die Therapietheorie seines Therapeuten »übernehmen« bzw. sich in ihr »wieder finden« kann.

Sie unterstützen u. E. auch die Annahme, dass eine gesprächspsychotherapeutische Behandlung dann als erfolgreich abgeschlossen erlebt wird, wenn der Klient die Beziehung zu sich selbst haben kann, die ihm der Gesprächspsychotherapeut anzubieten versucht, d. h. wenn er versucht, sich selbst zu verstehen und in seinem Erleben zu akzeptieren (vgl. Kap. I).

4 Wodurch wirkt Gesprächspsychotherapie?

Die Frage, wodurch Psychotherapie wirkt, hat Rogers (1957/1991) durch die Formulierung von sechs notwendigen und hinreichenden Bedingungen für konstruktive Persönlichkeitsveränderung durch Psychotherapie (s. Kap. I) zu beantworten versucht.

Sie werden auch mit dem Hinweis auf die Ergebnisse der empirischen Gesprächspsychotherapieforschung immer wieder als notwendig anerkannt. Hingegen wird immer wieder in Abrede gestellt, dass sie auch hinreichend sind (vgl. Sauer, 1993, S. 70).

Eine bestimmte Qualität der therapeutischen Beziehung wird heute als ein für alle Therapieverfahren gültiger Wirkfaktor angesehen (Orlinsky & Howard, 1986; Orlinsky, 1994). Wird die Qualität dieser Beziehung im Hinblick auf den Psychotherapeuten untersucht und beschrieben, dann tauchen immer wieder die von Rogers genannten Aspekte des Beziehungsangebotes des Therapeuten auf, auch wenn es sich nicht um Klientenzentrierte Psychotherapeuten handelt, z. B. in Studien mit psychodynamisch-psychoanalytisch orientierten Therapeuten: »Akzeptierung (acceptance), Wärme (warmth), Achtung (respect), Einfühlung (empathy) und Fürsorge (care)« (Strupp, 1986) (vgl. Kap. II).

Bei der Bewertung und Einordnung dieser Ergebnisse wird von einigen Therapieforschern immer wieder behauptet, dass es sich bei diesen Beziehungsfaktoren wie bei den von Rogers beschriebenen Bedingungen für den therapeutischen Prozess um »unspezifische« Wirkfaktoren handele, deren Wirksamkeit allein aber nicht hinreiche, um psychotherapeutische Veränderungen zu ermöglichen (z. B. Lang, 1990; Cheshire & Thomä, 1987, S. 129, zit. nach Lang, 1990, S. 8). Übersehen wird dabei, dass Rogers nicht nur die drei Aspekte des therapeutischen Beziehungsangebotes, nämlich Empathie, Kongruenz und unbedingte Wertschätzung, als hinreichende und notwendige Bedingungen benannt hat, sondern insgesamt sechs Bedingungen (s. Kap. I) aufgeführt hat. Von den »unterschlagenen« drei beziehen sich zwei auf Voraussetzungen auf Seiten des Klienten (Bedingung 2 und 6), und eine (Bedingung 1) definiert die therapeutische Situation als einen psychologischen Kontakt. Auf diese Bedingungen werden wir weiter unten zurückkommen.

Nach der Durchsicht von mehr als 1000 empirischen Arbeiten zur Prozess- und Outcome-Forschung beantworten Orlinsky und Howard die Frage: »What is ›effectively therapeutic‹ about psychotherapy?« folgendermaßen:

1. The patient's and therapist's therapeutic bond – that is, their reciprocal role-investment, empathic resonance, and mutual affirmation – is effectively therapeutic.
2. Certain therapeutic interventions, when done skillfully with suitable patients, are effectively therapeutic.
3. Patient's and therapist's focusing their interventions on the patient's feelings is effectively therapeutic.
4. Preparing the patient adequately for participation in therapy and collaborative sharing of responsibility for problem solving are effectively therapeutic.
5. Within certain limits, having more rather than less therapy is effectively therapeutic (Orlinsky & Howard, 1986, S. 371).

Punkt zwei verdeutlicht erneut, dass es offenbar nicht möglich ist, spezifische Interventionen zu beschreiben, die immer einen bestimmten Effekt haben. Die Wirksamkeit spezifischer Interventionen hängt immer vom Können des Therapeuten und von der Ansprechbarkeit des Patienten für diese Intervention ab. Punkt 5 verweist auf den Zusammenhang zwischen Therapiedauer und der Stärke von Therapieeffekten.

Czogalik bringt die beiden ersten Punkte in einen Zusammenhang, der u. E. auch für Gesprächspsychotherapien gültig ist: »Therapeutische Interventionen scheinen dann in einer konstruktiven Beziehung zur therapeutischen Effektivität zu stehen, wenn sie in der Lage sind, auf dem Fundament einer tragfähigen Therapeut-Patient-Beziehung beim Patienten integrierbare Neuerfahrungen und Neubewertungen anzustoßen oder zu vertiefen« (Czogalik, 1990, S. 15).

Wie bereits ausgeführt, hat Rogers sein Therapiemodell auf einem relativ abstrakten theoretischen Niveau (in der Taxonomie von Höger [1989] auf der zweithöchsten von vier Abstraktionsebenen [s. 2.1]) formuliert und es dabei belassen,

Die Wirksamkeit spezifischer Interventionen wurde schon früh von Mitarbeitern von Rogers untersucht, z. B. Interventionsformen wie »Konfrontation«, »Selbsteinbringung« oder das »Ansprechen der therapeutischen Beziehung« (»Immediacy«) (Carkhuff, 1969). Bei fast allen diesen spezifischen Interventionsformen stellte sich (natürlich) heraus, dass ihre Wirksamkeit in hohem Maße kontextabhängig ist, d. h. sie entfalten ihre gewünschte Wirkung nur unter bestimmten Bedingungen. Aus solchen Ergebnissen erwuchs die Forderung nach Regeln, wann, wie und bei wem bestimmte Interventionen angebracht sind, kurz: die Differentielle Psychotherapie war erfunden worden.

Wenn wir bei dem in diesem Buch vorgestellten Modell Klientenzentrierter Psychotherapie bleiben, dann lassen sich bezüglich solcher spezifischer Interventionen in der Praxis und ihrer Bewertung (Forschung) zwei Regeln ableiten:

1. Die spezifischen Interventionen, wie »Konfrontieren«, »Interpretieren«, »Selbsteinbringung« usw. sind in der o.g. Taxonomie unterhalb der Abstraktionsebene

II angesiedelt. Sie können also nur dann sinnvoll – und das heißt effektiv – eingesetzt werden, wenn sie die Regeln der Ebene II nicht verletzen. Konkret: Wenn ein Therapeut wütend seinen Klienten damit konfrontiert, dass dieser seine eigene Wut nicht wahrhaben will, obwohl er sie für den Therapeuten unübersehbar nur mühsam unterdrücken kann, dann ist diese Intervention mit der Regel auf Ebene II, sich in der Erlebniswelt des Klienten einfühlsam so zu bewegen, als wäre es die eigene, und sich dem Erleben des Klienten unbedingt wertschätzend zuzuwenden, nicht zu vereinbaren.

2. Das einzige »valide« Außenkriterium für die Angemessenheit einer spezifischen Intervention ist der Selbstempathieprozess des Klienten. Wird er durch die Intervention gefördert, dann war sie angemessen.

Ob eine Intervention therapeutisch wirksam ist oder nicht, entscheidet sich also nicht an der Art der Intervention, sondern an der Reaktion des Klienten auf diese. Es ist daher auch nicht verwunderlich, dass ein Hauptergebnis der Psychotherapieforschung darin besteht, dass die Veränderungsvarianz der Therapieerfolgskriterien überwiegend durch Merkmale des Klienten erklärt werden kann und nur zu einem deutlich geringeren Anteil durch Merkmale des Therapeuten.

Das gilt auch für Gesprächspsychotherapien: Z. B. gab es in »klassischen« Prozess-Outcome-Untersuchungen von Gesprächspsychotherapien häufig den Befund, dass die »Verbalisierung emotionaler Erlebnisinhalte« (VEE) durch die Therapeuten mit der »Selbstexploration« (SE) der Klienten korrelierte, aber nicht mit dem Therapieerfolg, wohingegen dieser deutlich mit der SE zusammenhing.

Vor dem Hintergrund dieser Ausführungen werden wir im Folgenden einige mehr oder weniger spezifische Therapeuten-, Klienten- und Interaktionsmerkmale aufführen, für die sich in empirischen Untersuchungen ein Zusammenhang mit dem Therapieerfolg sichern ließ. Ihr Einfluss ist nicht bei allen Therapeuten und bei allen Klienten gleich.

Die mit einem * gekennzeichneten Merkmale wurden von uns selbst entwickelt und überprüft. Da einige von ihnen weiterhin für Forschungsfragestellungen (z. B. Eyßell et al., 1992) oder im Rahmen von Ausbildung (z. B. Alterhoff, 1994; Weber, 1991) – häufig allerdings sehr verkürzt – benutzt werden, haben wir ihre ursprünglichen Definitionen in den Anhang dieses Buches aufgenommen.

a) Therapeutenmerkmale
Im Hinblick auf die Förderung des gesprächspsychotherapeutischen Beziehungsangebotes und eines günstigen Behandlungsergebnisses ist es gut, wenn der Gesprächspsychotherapeut

- in seinen Äußerungen deutlich über das vom Klienten Gesagte hinausgeht*,
- innerlich (emotional) beteiligt ist*,
- die Gefühle des Klienten klar benennt, d. h., nicht vage oder abschwächend auf sie eingeht*,
- ein flexibles Sprachverhalten zeigt*,
- bestimmte Klienten häufiger konfrontiert (Tscheulin, 1992),
- eine angemessene »Bearbeitungstiefe« wählt (Sachse & Maus, 1991).

b) Klientenmerkmale
Außer der »Selbstexploration« (im Sinne der SE-Skala) scheinen noch folgende Merkmale des Klienten zu einem erfolgreichen Therapieprozess beizutragen:

- häufiges Sprechen über die eigenen Gefühle*,
- intensive Auseinandersetzung mit der eigenen Person, dem eigenen Erleben*,
- gefühlsmäßige Nähe zum eigenen Erleben*,
- Akzeptieren der eigenen Gefühle*.

Besonders die Merkmale »Intensität der Auseinandersetzung mit dem eigenen Erleben« und »Gefühlsmäßige Nähe zum eigenen Erleben« haben sich auch in der Untersuchung psychodynamischer Psychotherapien (»Partizipation und Involviertheit des Patienten«, Gomes-Schwartz, 1978) als die Merkmale herausgestellt, die am engsten mit dem Therapieerfolg zusammenhängen. Sie klären fast 40 % der Varianz in den Erfolgskriterien auf.

c) Merkmale der Therapeut-Klient-Interaktion
Für den Therapieerfolg scheint es günstig zu sein, wenn sich die Therapeut-Klient-Interaktion wie folgt charakterisieren lässt:

- Es findet eine Abstimmung bezüglich der »Bearbeitungstiefe« (Angebot des Therapeuten) und dem »Explizierungsprozess« (Verhalten des Klienten) statt (Sachse & Maus, 1991).
- Zwischen Therapeut und Klient herrscht ein »gutes« emotionales Klima (Babel, 1972).
- Die Therapeut-Klient-Interaktion verläuft eher »partnerschaftlich« (Babel, 1972).
- Therapeut und Klient beziehen sich in ihren Äußerungen wechselseitig aufeinander (Babel, 1972).

Bevor wir das Kapitel abschließen, möchten wir noch auf zwei generelle Arten der Kontextabhängigkeit des Therapeutenverhaltens hinweisen, die zwar sehr plausibel erscheinen, für die es aber bisher nur wenige empirische Belege gibt.

Zum einen scheint es so zu sein, dass die als für eine bestimmte Therapiemethode spezifisch angesehenen Faktoren ihre Wirksamkeit nur im Kontext der Anwendung genau dieser Methode entfalten. Auch wenn Psychotherapeuten anderer Orientierung im Mittel als genau so empathisch, unbedingt wertschätzend und kongruent wie Gesprächstherapeuten eingeschätzt werden, finden sich Zusammenhänge zwischen den Merkmalen des gesprächspsychotherapeutischen Beziehungsangebots und dem Therapieerfolg häufig nur bei den Gesprächspsychotherapeuten und nicht bei den Therapeuten anderer Orientierung (z. B. Bozarth, 1983; Eyßell et al., 1992).

Die Wirksamkeit des gesprächspsychotherapeutischen Beziehungsangebotes entfaltet sich offensichtlich nur dann, bzw. ein Therapeut macht ein »wirklich« gesprächspsychotherapeutisches Beziehungsangebot nur dann, wenn er sich auch in der Theorie bzw. im Menschenbild der Gesprächspsychotherapie zu Hause fühlt. Auch für Psychotherapeuten unterschiedlicher Orientierung scheint die Feststellung zu gelten: Wenn zwei das Gleiche tun, dann ist es noch nicht Dasselbe.

Zum anderen scheint das Ausmaß der Überzeugung des Therapeuten von seiner Therapiemethode das Therapieergebnis positiv zu beeinflussen. Luborsky et al. (1985) fanden bei verschiedenen Therapieverfahren einen bedeutsamen Zusammenhang zwischen dem »Reinheitsgrad« (purity), in dem ein Verfahren zur Anwendung kam, und dem Therapieerfolg. Wir erklären uns dieses Ergebnis damit, dass ein Therapeut um so effizienter ist, je eindeutiger er sich mit der von ihm praktizierten Therapiemethode identifizieren kann.

Wir möchten das Kapitel abschließen mit einer Stellungnahme zu der Frage, ob die von Rogers formulierten Bedingungen für einen erfolgreichen psychotherapeutischen Prozess nicht nur notwendige, sondern auch hinreichende sind. Sowohl aus theoretischen Überlegungen als auch auf Grund unserer klinischen Erfahrung können wir sagen: Die Bedingungen sind dann hinreichend, wenn sie alle weitgehend erfüllt sind. Das jedoch gelingt nicht jedem Gesprächspsychotherapeuten mit jedem Klienten (vgl. Kap. VI).

5 Kapitel-Zusammenfassung

Das Kapitel wurde mit der Diskussion der Frage eingeleitet, welches wissenschaftstheoretische Modell geeignet ist, den »Gegenstand« Gesprächspsychotherapie bzw. das Klientenzentrierte Konzept angemessen abzubilden und einer wissenschaftlichen Prüfung zugänglich zu machen. Dabei sind wir vor allem auf das klassische empirisch-naturwissenschaftliche Modell eingegangen und haben die Möglichkeiten und Grenzen seiner Anwendung auf das Klientenzentrierte Konzept dargestellt.

Im Zusammenhang damit wurden die von Höger vorgeschlagenen Abstraktionsebenen bei der Theoriebildung im Rahmen der Klientenzentrierten Psychotherapie aufgegriffen. Sie helfen, den Diskurs unter Gesprächspsychotherapeuten bezüglich bestimmter Themen vom »Kopf auf die Füße« zu stellen, z. B. die Diskussionen über die Notwendigkeit einer Unterscheidung zwischen therapeutischem Basis- und differentiellem Verhalten sowie die über die Notwendigkeit von Zieldefinitionen.

Die Diskussion einer angemessenen wissenschaftstheoretischen Fundierung des Klientenzentrierten Konzepts wurde abgeschlossen mit einer kurzen Darstellung des Beitrags, den eine systemische Sichtweise dabei leisten könnte.

Daran anschließend wurden die Ergebnisse der Prüfung der Wirksamkeit von Gesprächspsychotherapie als heilkundliches Verfahren referiert. Aufgrund der vorliegenden empirischen Untersuchungen lässt sich zweifelsfrei feststellen, dass Gesprächspsychotherapie eine wirksame Behandlungsmethode für viele klinisch relevante psychische Störungen ist.

Die Wirksamkeit von Gesprächspsychotherapie wird in den vorliegenden Studien vermutlich sogar noch unterschätzt, zum einen, weil die Dauer der untersuchten Gesprächspsychotherapien im Mittel bis zu 75 % kürzer war als die von Gesprächspsychotherapien, wie sie in der Praxis üblicherweise durchgeführt werden, und zum anderen, weil der Beurteilung des Therapieerfolges in diesen Untersuchungen die Posttestung zugrunde gelegt wurde und nicht das Ergebnis von Katamnesen. Die Gesprächspsychotherapie hat nachgewiesenermaßen einen Langzeiteffekt, d. h., die Veränderungen der Klienten sind zum Katamnesezeitpunkt deutlicher als zum Posttestzeitpunkt.

Nach unserer Einschätzung sind die quantitativen Unterschiede der Therapieeffekte von Gesprächspsychotherapien und anderen Therapien geringer und unbedeutender als die qualitativen Unterschiede.

Die Antwort auf die Frage, ob es bei Kurzzeittherapien quantitative Unterschiede in der Wirksamkeit von Gesprächspsychotherapien und kognitiv-behavioralen Verfahren gibt, muss offen bleiben. Greenberg, Elliott und Lietaer (1994) sowie Elliott (2002) kommen bezüglich dieser Frage zu anderen Ergebnissen als Grawe et al. (1994).

Die Gesprächspsychotherapie entfaltet ihre spezifische Wirksamkeit bei einem hohen Ausmaß an Identifizierung mit der Klientenzentrierten Therapie- und Persönlichkeitstheorie. Das gilt für den Klienten ebenso wie für den Therapeuten und führt zu im Vergleich mit anderen Therapiemethoden qualitativ unterschiedlichen Therapieeffekten. Vor diesem Hintergrund ist die Feststellung von Rachmann und Wilson (1980, zit. n. Grawe et al., 1994, S. 24) »Regardless of the nature of your problem, seek any type of psychotherapy« ein Fehlschluss. Auch wenn die verschiedenen Therapiemethoden im Mittel (weiterhin) quantitativ gleich effektiv sind: Nicht jeder Klient spricht auf jede Therapiemethode gleich gut an.

Diese Tatsache wird uns bei der Frage nach der Indikation für Psychotherapie weiter beschäftigen (s. Kap. VI).

Den Abschluss des Kapitels bildet die Darstellung von empirischen Forschungsergebnissen zu der Frage: »Wodurch wirkt Gesprächspsychotherapie?« und eine Stellungnahme zu der Hypothese Rogers', dass die von ihm benannten sechs Bedingungen für eine erfolgreiche Psychotherapie notwendige und hinreichende sind.

Kapitel IV Das Entwicklungs- und Störungsmodell des Klientenzentrierten Konzepts

Carl Rogers stand dem Diagnostizieren und Klassifizieren psychischer Störungen distanziert bis ablehnend gegenüber (z. B. Rogers, 1957, S. 101 f; vgl. Eckert, 1994). Zu Beginn seines wissenschaftlichen Werdegangs nannte er das therapeutische Vorgehen, das er von anderen Vorgehensweisen unterschieden wissen wollte, nondirektiv. Er wollte damit nicht – wie viele damals glaubten und manche heute noch denken (z. B. Sachse, 1992) – zum Ausdruck bringen, dass der Therapeut möglichst passiv sein und auch keine Therapieziele verfolgen soll. Vielmehr wollte er damit aufzeigen, dass das therapeutisch wirksame einfühlende Verstehen etwas anderes ist als die detektivische, z. B. intellektuelle, Analyse des Erlebens eines anderen Menschen im Hinblick darauf, was sich in ihm, bestimmten psychologischen Theorien oder Metatheorien entsprechend, entdecken lässt.

Seiner distanzierten Haltung gegenüber der Diagnostik zum Trotz hat er uns mehrere Modelle hinterlassen, anhand derer sich das Erleben eines Menschen als mehr oder weniger gesund beschreiben lässt (Abschnitt 1 und 2) und die ihre Entsprechungen in Modellen der modernen Naturwissenschaften finden (Abschnitt 3). Sie erlauben uns die Identifikation von »frühen« Störungen (Abschnitt 4) und die Beschreibung der Psychogenese psychischer Störungsbilder, z. B. die der Neurosen, im Rahmen des Klientenzentrierten Ansatzes (Abschnitt 5).

1 Das Psychotherapiemodell

Das Psychotherapiemodell, das die *Bedingungen für Persönlichkeitsentwicklung in der Psychotherapie* beschreibt, enthält auch Kriterien für die Unterscheidung von gesundem und ungesundem psychischen Erleben.

Diese Kriterien sind in den Bedingungen für den psychotherapeutischen Prozess auf der Seite des Klienten benannt (vgl. Kap. I). Um einen psychotherapeutischen Prozess anzustoßen und aufrechtzuerhalten, bedarf es eines Klienten, der gekennzeichnet ist durch wenigstens ein Minimum an:

*   Beziehungsfähigkeit: Der Therapeut macht »some perceived difference in the experiential field« des Klienten (vgl. S. 13) aus;
*   Inkongruenz: z. B. Ängstlichkeit oder Verletzlichkeit oder andere Hinweise darauf, dass der Klient mit einem Erleben beschäftigt ist, das er nicht in sein Selbstkonzept integrieren kann;
*   sozialer Wahrnehmungs- bzw. Realitätsprüfungsfähigkeit: Der Klient ist in der Lage, zumindest im Ansatz wahrzunehmen, ob bzw. dass der Therapeut ihn empathisch versteht und in seinen Selbsterfahrungen unbedingt wertschätzt.

Unter der Überschrift »Psychotherapie als Prozess« hat Rogers (1973 b/1961) ferner *Prozessphasen* beschrieben. Wir haben sie Formen von »Inneren Bezugsrahmen« genannt, weil sie beschreiben, welcher Art die Beziehung eines Menschen zu seinem Erleben ist. Man kann die Endpole des Prozesskontinuums als die Beschreibung des gesunden bzw. kranken psychischen Erlebens betrachten.

Das negative Ende des Kontinuums – auf dem Rogers sieben Phasen der Entwicklung der psychotherapeutischen Prozesse ansiedelt – ist wie folgt gekennzeichnet:

1. Das Individuum zeigt sich seinen emotionalen Erlebensinhalten gegenüber distanziert. Die Gefühle sind uneingestanden, wenig gegenwärtig, sie werden weitgehend als Objekte außerhalb des über sie berichtenden Subjekts erlebt, sie machen Angst.
2. Die Erfahrensweise ist starr. Die emotionalen Bedeutungsgehalte der Erfahrung spielen keine große Rolle: Sie werden kaum symbolisiert, stattdessen werden Erfahrungen in Bezug zur Vergangenheit interpretiert.
3. Es besteht ein Zustand von Inkongruenz (vgl. Kap. I). Das Individuum wehrt sich dagegen, seine Erfahrungen und Gefühle bewusst werden zu lassen.
4. Die kognitiven Funktionen stehen im Dienst einer starren Deutung von Erfahrungen als äußere Fakten.
5. Es besteht Widerwilligkeit, sich über sich selbst mitzuteilen.
6. Eigene Probleme werden nicht erkannt. Sie werden als außerhalb der eigenen Person existierend angesehen.
7. Es besteht kein Wunsch nach persönlicher Veränderung.
8. Enge Beziehungen zu anderen Menschen werden als gefährlich vermieden.

Das positive Ende des Kontinuums – das man, nach Rogers, selten in Therapiesituationen an Klienten beobachten kann, weil der Klient dann, wenn er dieses Ende erreicht hat, keine Therapie mehr braucht – wird folgendermaßen beschrieben:

1. Die Gefühle stehen in engem Bezug zum unmittelbaren Erleben, sie werden als unmittelbar gegenwärtig erfahren und geäußert, sie werden erlebt und als ständig sich wandelnd wahrgenommen.
2. Das Erleben wird zu einer inneren Bezugsinstanz, der man sich zuwenden kann, um sich selbst zu verstehen. Das Individuum ist fähig geworden, frei und sich selbst akzeptierend in einem fließenden Erfahrungsprozess zu leben, in dem Bedeutungen sich auch wandeln können und immer symbolisiert, d. h. auch bewusst werden können, so dass
3. ein Zustand von Kongruenz erreicht werden kann. Das Individuum muss sich nicht mehr gegen die das Selbst bedrohenden Aspekte seiner Erfahrung wehren, sie von sich fernhalten.
4. Die kognitiven Funktionen stehen im Dienst einer immer wieder neuen Interpretation der jeweils aktuellen Erfahrung. Das Verständnis der eigenen Situation wird durch jede neue Erfahrung modifiziert.
5. Die Mitteilung des Erlebens ist jederzeit möglich, wenn gewollt. Die Selbstkommunikation hat den Vorrang gegenüber der Mitteilung an andere.
6. Probleme werden gesehen. Es entwickelt sich ein Gefühl eigener Verantwortlichkeit gegenüber den Problemen, die in ihren einzelnen Aspekten wahrgenommen werden.
7. Es wird Verantwortung für den eigenen Anteil an der eigenen Entwicklung übernommen.
8. Die Beziehungen zu anderen Menschen werden frei und offen erlebt. Das Verhalten in der Beziehung entspricht dem unmittelbaren Erleben.

Diese beiden Endpole des Kontinuums der sog. »Prozesserfahrung« markieren die gesunde und die ungesunde Form der Beziehung, die Menschen zu ihrem Erleben, zu sich selbst und zu anderen Menschen als lebende, fühlende, erfahrende und Erfahrung ordnende und bewertende Wesen haben können. Sie bezeichnen die Möglichkeit der Selbstempathie, Selbstwertschätzung und Kongruenz auf der einen und die Unmöglichkeit der Selbstwahrnehmung und Selbstwertschätzung auf der anderen Seite. Sie kennzeichnen den gesunden und den ungesunden Inneren Bezugsrahmen.
Rogers stellt sich Veränderung durch Psychotherapie als eine Bewegung von diesem ungesunden starren zum gesunden flexiblen Pol vor.

1. Offenheit für die emotionale Erfahrung
2. Die Fähigkeit zur Selbstexploration (experiencing)
3. Kongruenz
4. Kognitive Flexibilität
5. Kommunikationsfähigkeit
6. Das Gefühl der Eigenverantwortlichkeit
7. Die Übernahme der Eigenverantwortung
8. Beziehungsfähigkeit

gelten in der einen oder anderen Form allen Klientenzentrierten Psychotherapeuten als die Dimensionen, in denen sie Prozessziele und damit auch Therapieziele beschreiben (vgl. Kap. I und VI). Gesprächspsychotherapeuten beschreiben auch das Verhalten und Erleben ihrer Klienten vor Beginn einer Therapie und deren Entwicklung im Verlauf einer Therapie mit diesen Begriffen. Sie diagnostizieren in diesem Begriffssystem, dem Modell der psychischen Entwicklung im Rahmen des Klientenzentrierten Konzepts.
Die deutschen Psychoanalytiker, die auch empirische Forschung betreiben, haben sich auf ein System zur operationalen Definition psychischer Störungen einigen können (Arbeitskreis OPD, 1996). Das System hat fünf Achsen zur Beschreibung psychischen Funktionierens. Sie heißen:

I.   Krankheitserleben und Behandlungsvoraussetzungen
II. Beziehung
III. Konflikt
IV. Struktur
V.   Psychische und psychosomatische Störungen (entsprechend den ICD-10 Klassifikationen)

Auf der Achse IV dieses Systems, der sog. Strukturachse, wird das Funktionsniveau der psychischen Struktur, definiert als das Selbst in der Beziehung zu anderen, in den folgenden Dimensionen beschrieben:

1. Selbstwahrnehmung
2. Selbststeuerung
3. Abwehr
4. Objektwahrnehmung
5. Kommunikation
6. Bindung

Diese Dimensionen entsprechen in so hohem Maße denen des Modells der psychischen Entwicklung im Rahmen des Klientenzentrierten Konzepts, das wir zunehmend auch Gesprächspsychotherapeuten empfehlen, sie bei der Beschreibung von Störungsbildern zu benutzen (s. Kap. VII).

2   Das Modell der psychischen Entwicklung im Rahmen des Klientenzentrierten Konzepts

Nicht nur das Klientenzentrierte Psychotherapiekonzept ist aus der wissenschaftlich methodischen Erfahrung mit therapeutischen Prozessen entstanden (Höger, 1993 a, S. 11 ff.). Auch seine theoretischen Grundbegriffe sind Abstraktionen von psychotherapeutischem Handeln und Abstraktionen von Entwicklungen des Erlebens und Verhaltens von Klienten im Verlauf psychotherapeutischer Prozesse. Die im Folgenden darzustellende Entwicklungslehre des Klientenzentrierten Konzepts stellt nichts anderes als den Begründungszusammenhang dafür dar, dass seelisches Erleben durch Klientenzentriertes Handeln in Richtung gesünderen Erlebens verändert werden kann. Sie ist daher auch keine allgemeine Entwicklungspsychologie.

Wir haben sie neu formuliert (Biermann-Ratjen 1993 a, b; 2002 a, b) u. a. auf dem Hintergrund von Modellen, wie sie z. B. von Deneke (1992) vorgestellt worden sind [*] (vgl. auch Basch, 1992/1988). Deneke bezieht in seine Vorstellungen die Ergebnisse der neueren Entwicklungsforschung (z. B. Stern, 1992/1985) ein und betont die Rolle der Interaktionen und des Affekts für die psychische Entwicklung. Das Selbstgefühl entwickele sich in Interaktionen, die in der Form von Episoden gespeichert werden und mit zunehmender Erfahrung generalisiert werden.[12]

Im theoretischen System des Klientenzentrierten Konzepts wird ein und nur ein Entwicklungsprinzip (vgl. Höger, 1993 b) als Axiom vorausgesetzt: die *Aktualisierungstendenz*.

»Diese ist die dem Organismus als Ganzem innewohnende Tendenz, alle seine Möglichkeiten in einer Art und Weise zu entwickeln, dass sie den Organismus als Ganzen erhalten und fördern.« (Rogers, 1959, S. 196).[13]

Erfahrungen im Sinne des Klientenzentrierten Konzepts sind die Teile des Erlebens, die in einem gegebenen Moment *bewusst* werden können. Erfahrung ist ein psychologischer Begriff.

Der *Organismus als Ganzer* bewertet jede seiner Erfahrungen im Hinblick darauf, ob sie der Erhaltung und Förderung des Organismus dienlich ist oder nicht. Jede Erfahrung ist also mit einer Bewertung ihrer selbst verbunden.

Zum Entwicklungsbestreben des Organismus als Ganzem, zur Aktualisierungstendenz also, gehört es, Teile seines Erlebens zu symbolisieren und aus einem Teil des Erfahrens

---

12 »Selbst, Objekt, die Art der Interaktion und die Situation werden zusammen mit den beteiligten Affekten zu Bestandteilen der Erinnerung. Diese Erinnerungen können um jedes ihrer Elemente jeweils neu gruppiert und mit anderen Erinnerungen zusammengeschlossen werden« (Bohleber, 1992, S. 362).

13 »It should be noted that this basic actualizing tendency is the only motive which is postulated in this theoretical system« (Rogers, a.a.O. S. 196).

des eigenen Seins und Handelns Selbsterfahrungen zu machen. Dieser Teil der Aktualisierungstendenz ist die *Selbstaktualisierungstendenz* (Rogers, a.a.O., S. 196).[14]
Der Prozess, in dem Erfahrung bewusst wird, ist ein Symbolisierungsprozess (Gewahrwerden, Symbolisierung, Bewusstwerden sind Synonyme; Rogers, a.a.O., S. 198).
Im *Symbolisierungsprozess* (vgl. Gendlin, 1978; 1981) werden Körperempfindungen, Vorstellungen, Gefühle, Gedanken und Worte bewusst, die aufeinander bezogen sind, sich gegenseitig Ausdruck und vor allem Sinn verleihen. Der erfolgreiche Abschluss eines Symbolisierungsprozesses, der Abschluss der Entwicklung des »*felt sense*« geht mit einer deutlichen, auch körperlich spürbaren Entspannung einher im Sinne eines: »Das ist es, was mich im Moment bewegt.« Kann ein »felt sense« nicht zu Ende entwickelt werden, bleibt diese Entspannung aus. Erfahrung wird also bewusst in Körperempfindungen, Vorstellungen, Gefühlen, Gedanken und Worten, und vollständig bewusste Erfahrung ist auch »sinnvolle« Erfahrung (»felt sense« heißt »gefühlter Sinn«).
Mehr oder weniger bewusste Erfahrung ist mehr oder weniger vollständig symbolisierte Erfahrung, das heißt auch: weniger oder mehr abgewehrte Erfahrung.
Es wird immer nur ein Teil der Erfahrungen des Organismus als Ganzem symbolisiert.
Bezüglich der Gesamtheit der Erfahrung ist also zum einen zu unterscheiden zwischen bewusster und theoretisch bewusstseinsfähiger Erfahrung. Erfahrungen im Sinne des Klientenzentrierten Konzept sind, wie gesagt, die Teile des Erlebens, die in einem gegebenen Moment bewusst werden können. Zum anderen ist zu unterscheiden zwischen Erfahrungen der Erhaltung und Förderung des Organismus als Ganzem und Erfahrungen der Bedrohung und Hemmung. Dazu unten mehr.
Aus Erfahrungen können *Selbsterfahrungen* werden. Zum Beispiel kann aus der bewussten Erfahrung: »Ich sehe eine Blume« die Selbsterfahrung werden: »Ich erlebe, dass ich eine Blume sehe.«
Aus den Selbsterfahrungen bildet sich eine Struktur, das Selbstkonzept (Selbst, Selbstbild, Selbststruktur).
Das *Selbstkonzept* entwickelt sich in Interaktionen mit anderen Menschen, zu einem wahrnehmbaren Objekt im eigenen Erfahrungsfeld (Rogers, a.a.O., S. 200): »Ich nehme mich wahr als eine Person, die erlebt, dass sie eine Blume sieht.«

Wenn ein erstes Selbstkonzept entstanden ist, drückt sich die Aktualisierungstendenz auch in dem Bestreben aus, den Teil der Erfahrung des Organismus als Ganzem, der im Selbst symbolisiert ist, aufrechtzuerhalten und das Selbstkonzept weiter zu entwickeln. Das heißt, der Organismus bewertet Erfahrungen nicht nur im Hinblick darauf, ob sie der Aufrechterhaltung und Förderung des Organismus als Ganzem dienlich sind, sondern auch im Hinblick darauf, ob sie der Entwicklung und Aufrechterhaltung des Selbstkonzepts, das ein Teil des Organismus ist, dienlich sind.
Dieser Bewertungsprozess kann zu einer Spaltung in der Aktualisierungstendenz (Rogers & Wood, 1987/1974, S. 142; Panagiotopoulos, 1993, S. 50f.) führen: Das Bestreben, das Selbstkonzept in Verbindung mit der Entwicklung des Organismus als Gan-

---

14 »Stern (1992/1985) stellt die Entwicklung des Selbstgefühls ins Zentrum seiner Entwicklungstheorie. Er versucht, ausgehend von Beobachtungen, die subjektive Erfahrung des Babys zu erschließen. Für Stern ist das Selbstgefühl als wichtige subjektive Realität ein zuverlässiges Phänomen, das die Wissenschaft nicht übergehen könne. Er erhebt das Selbstgefühl in den Stand eines ›Konstrukts höherer Ordnung‹, das als organisierendes Prinzip die Entwicklung des einzelnen bestimmt« (Bohleber, 1992, S. 346 f.).

zem zu entwickeln, kann mit dem Bestreben, das Selbstkonzept aufrechtzuerhalten, kollidieren: Die Selbstaktualisierungstendenz kann mit einer *Selbstbehauptungstendenz kollidieren*. Beide gehören zur Aktualisierungstendenz.

Die Abwehr ist Ausdruck der Selbstbehauptungstendenz. Erfahrungen, die eine Bedrohung für das Selbstkonzept darstellen, werden abgewehrt. Wenn sie dem Bewusstsein nicht vollständig vorenthalten werden – das ist eine Form der Abwehr –, dann werden sie in einer Art und Weise symbolisiert, in der sie nicht als Selbsterfahrungen identifiziert, verstanden oder akzeptiert werden.

Wenn letzteres der Fall ist, werden die Erfahrungen gemacht, und das heißt auch, dass ihre gesamtorganismische Bewertung bewusst wird. Aber sie werden nicht als Selbsterfahrungen bewusst bzw. angesehen.

Ein Beispiel: Eine Schauspielschülerin vergisst, ihrer besten Freundin und erfolgreichsten Mitschülerin mitzuteilen, dass sie beide einen Vorsprechtermin haben. Sie macht die Erfahrung, dass sie Angst vor dem Vorsprechtermin hat und dass sie dafür sorgt, dass sie ihn ohne eine Rivalin wahrnehmen kann. Sie kann aber nicht verstehen und erst recht nicht akzeptieren, wie es passieren kann, dass sie in ihrer Angst die Freundin vergisst und damit dafür sorgt, dass eine Rivalin am Vorsprechtermin nicht da ist. Die Selbsterfahrung: »Ich bin eine Person, die dafür sorgt, dass die Freundin, vor der ich als Rivalin Angst habe, weg ist«, würde eine Bedrohung für ihr Selbstkonzept darstellen.

Wenn die organismische Bewertung von Erfahrung im Hinblick darauf, ob sie eine der Förderung oder der Bedrohung darstellt, nicht mit ihrer Bewertung im Hinblick darauf übereinstimmt, ob sie das Selbstkonzept bestätigt, sprechen wir im Klientenzentrierten Konzept von Inkongruenz. Die organismische Bewertung der Erfahrung unserer Schauspielschülerin: »Ich habe einen Vorsprechtermin zusammen mit einer ernst zu nehmenden Rivalin« ist: »Ich muss mich der Rivalin entledigen«. Die Bewertung dieser Erfahrung im Hinblick auf das Selbstkonzept ist: »Aggressives Konkurrieren passt nicht zu mir, stellt eine Bedrohung meines Selbstkonzepts dar«. Der bedrohliche Anteil der Erfahrung wird nun dem Bewusstsein vorenthalten. Sie vergisst die Rivalin. Weitere Ausführungen zur Inkongruenz folgen weiter unten.

In Analogie zu den Bedingungen für Persönlichkeitsentwicklung in der Psychotherapie geht das Klientenzentrierte Entwicklungskonzept davon aus, dass Erfahrungen eines Kindes nur dann Selbsterfahrungen werden und in das Selbstkonzept integriert werden können, wenn diese Erfahrungen von einer anderen Person empathisch verstanden werden, die dabei das Kind unbedingt wertschätzt und kongruent bleibt. Zur Kongruenz der anderen Person in diesem Sinne gehört auch, dass sie die empathisch verstandene Erfahrung des Kindes vollständig und korrekt symbolisieren kann.

Im theoretischen System des Klientenzentrierten Konzepts wird also ein übergeordnetes Bedürfnis angenommen: *»need for positive regard«*. Seine Befriedigung ist eine wesentliche Voraussetzung für die Entwicklung. Die Nichtbefriedigung dieses Bedürfnisses kann bei Babys zum Tod führen (vgl. Spitz, 1945; 1957; 1967).

»Need for positive regard« bedeutet: im eigenen Erleben gesehen werden wollen, beachtet werden wollen, verstanden werden wollen als lebenswertes und liebenswertes, nicht mit anderen zu verwechselndes, mit sich selbst identisches Individuum.

Das Klientenzentrierte Entwicklungskonzept geht davon aus, dass Erfahrungen, die mit dem Bedürfnis nach positiver empathischer Beachtung verbunden sind, nur dann zu Selbsterfahrungen werden und in das Selbstkonzept integriert werden können, wenn sie von wichtigen Anderen als solche erkannt und um ihrer selbst willen anerkannt werden. Das gilt z. B. für alle Erfahrungen, bei denen Affekte eine wesentliche Rolle spielen.

Wegen dieses Zusammenhanges zwischen »need for positive regard« und der Entwicklung des Selbstkonzepts schlagen wir vor, im Folgenden »need for positive regard« zu übersetzen als Bedürfnis nach Anerkennung in diesem eng definierten Sinn (vgl. Benjamin, 1990/1988).[15]

Austauschprozesse wie diese Anerkennung werden in der psychoanalytischen Literatur als ›mirroring‹ beschrieben (vgl. Kohut, 1973/1971; 1979/1977; Mahler, Pine & Bergmann, 1980/1975; Winnicott, 1973).

> Winnicott hält das Gesicht der Mutter für den Vorläufer des Spiegels. Was erblickt das Kind, das der Mutter ins Gesicht schaut? Es sehe im allgemeinen das, was es in sich selbst erblicke. »Die Mutter schaut das Kind an, und wie sie schaut, hängt davon ab, was sie selbst erblickt« (S.129). Das Kind kann demnach sein Selbst nur wahrnehmen, wenn dieses durch die Mutter zurückgespiegelt wird, und zwar so, wie die Mutter das Kind sieht. Wieder zeigt sich hier, wie es des Anderen bedarf, um sich selbst zu erkennen. Das Kind sucht im Anderen sich selbst. Bei dieser Suche geht es nicht nur um die Möglichkeit, sich im Anderen zu finden, sondern auch um das Gefühl, in dieser Suche zu existieren: »Wenn ich sehe und gesehen werde, so bin ich« (S. 131) (Bohleber, 1992, S. 350 f.).
>
> Das Selbst kann sich nie ... unvermittelt erfahren. Es bedarf eines bedeutungsvollen Anderen, um sich selbst erkennen zu können (Mead, 1973/1934). ... Das Selbst ist ständig in Veränderung und Wandlung begriffen. Woher stammt die Sicherheit, dass wir uns in allem Wandel doch stets als dieselben fühlen? Emde nimmt an, dass vor allem der von Geburt an gleich bleibende Affektausdruck (Freude, Ärger, Trauer etc.) unserem Selbst ein affektiv verankertes Kern-Identitätsgefühl ermögliche (Bohleber, a.a.O.,S. 348).

Die Voraussetzung dafür, dass ein Mensch in seinen Erfahrungen von Geburt an von einem anderen Menschen anerkannt werden kann, ist in den Affekten gegeben, denn in die kann sich eine andere Person einfühlen.

> Ein wachsendes Gefühl von Autonomie entwickelt sich stets in Verbindung mit einem zunehmenden Gefühl sozialer Verbundenheit. Beide sind als komplementär zu betrachten (Bowlby). Das sich entwickelnde Selbst des Säuglings ist in einem affektiven Austausch mit der Bezugsperson eingebunden. Intersubjektivität wird ermöglicht, wenn das Baby entdeckt, dass innere Zustände mit einem anderen gemeinsam erlebbar sind (...) mit der Mutter im Rahmen von gepaarter Aufmerksamkeit und gemeinsam erlebten Gefühlen abgestimmt werden (können). (Bohleber, 1992, S. 345 f.)

Die meisten Affektforscher sind sich darin einig, dass der bewusst erlebte Affekt eines Erwachsenen aus wenigstens sechs unterscheidbaren Komponenten besteht:

1. der Veränderung eines internen physiologischen und möglicherweise hormonalen Zustandes;
2. einer damit irgendwie korrelierten Veränderung eines spezifischen Ausdrucksverhaltens, sei es in der Mimik, der Vokalisation oder der Gestik;
3. der Entstehung von Handlungsbereitschaften im motorischen System, z. B. Fluchtreaktionen bei Angstzuständen;
4. der Wahrnehmung dieser drei Veränderungen durch das Individuum;
5. der Interpretation dieser Wahrnehmung durch das Individuum;
6. der Interpretation des gesamten Verhaltens durch die Umgebung.

---

15 Benjamin (1990/1988) benutzt die hier und im Folgenden verwendeten Begriffe Selbstbehauptung und Anerkennung zur Kennzeichnung der beiden Pole des Spannungsfeldes, in dem sich psychische Entwicklung vollzieht, allerdings etwas anders konnotiert und in einem etwas anderen theoretischen Rahmen als dem, in dem diese Begriffe hier verwendet werden.

WAS
SEITE

Die basalen Affekte Freude, Interesse, Erstaunen, Schmerz, Ekel, Wut, Angst und Scham sind als Empfindungs- (Erfahrungs- und Bewertungs-) und Ausdrucksprogramme angeboren und unmittelbar nach der Geburt oder im Verlauf der ersten Lebensmonate an Babys beobachtbar und sicher identifizierbar (vgl. Deneke, 1992, S. 154). Ihre Signalkomponenten (Vokalisierung, Mimik) sind bereits bei der Geburt oder kurz danach entwickelt und damit für andere erkennbar (es gibt im menschlichen Gesicht 46 Muskelpaare für Emotionsausdruck). Die motorischen und kognitiven Komponenten des Affekts entwickeln sich erst später (vgl. Krause, 1983).

Andere Menschen können sich also in das Baby vom ersten Tag seines Lebens an einfühlen, können seine Erfahrungen erkennen und anerkennen, im Sinne von verstehen und annehmen, können sein Bedürfnis nach Anerkennung befriedigen.

Für die Selbstentwicklung heißt das: Die Erfahrungen des Organismus als Ganzem inklusive ihrer Bewertung als für die Erhaltung und Entwicklung des Organismus als Ganzem förderlich oder nicht können von Geburt an in den Affekten zum Ausdruck gebracht und von anderen als solche erkannt und anerkannt werden und damit zu Kernen des Selbstkonzepts werden.

Das bedeutet aber auch: Werden die ersten Erfahrungen nicht anerkannt, können sie nicht Selbsterfahrungen werden und nicht in ein Selbstbild integriert werden.

Die in das Selbstkonzept integrierten Erfahrungen sind also immer auch bewertete Erfahrungen, sowohl organismisch als auch sozial. Die soziale Bewertung lautet: der unbedingten positiven Beachtung bzw. der Anerkennung wert. Die organismische Bewertung lautet: mit diesem oder jenem Affekt verbunden.[16]

Dem Umstand, dass zu einer mit einem Affekt verbundenen Erfahrung eines Erwachsenen eine Selbstwahrnehmung und eine Interpretation bzw. eine Bedeutungszuschreibung – und das heißt auch kognitive Prozesse – gehören, wird im Klientenzentrierten Konzept dadurch Rechnung getragen, dass selten von Affekt, sondern in der Regel von Gefühlen gesprochen wird.

Gefühle sind definiert als emotional gefärbte, als bedeutungsvoll erlebte Erfahrungen, die auch kognitive Anteile enthalten (Rogers, 1959, S. 199).

Die Interpretation, Bedeutungsfindung, Sinngebung einer affektiv getönten Erfahrung geschieht, wie die Bewusstwerdung jeder Erfahrung, in einem Symbolisierungsprozess. Das gilt sowohl für die Interpretation des eigenen affektiven Erlebens als auch für die Interpretation des affektiven Erlebens einer anderen Person, also auch für den empathischen Prozess. Was ich vom Erleben eines anderen Menschen empathisch wahrnehme, kann ich mehr oder weniger vollständig symbolisieren.

Die geglückte Symbolisierung ist die Voraussetzung für die Integration einer Erfahrung als Selbsterfahrung in das Selbstkonzept. Sie geht mit einer auch körperlich spürbaren Entspannung einher (s. o.). Diese Entspannung erfolgt auch, wenn eine frühe Bindungsperson »richtig« empathisch reagiert, bzw. die Entspannung bleibt aus, wenn

---

16 Bei Deneke heißt das entsprechend: »Erst durch Affekte gewinnen Episoden – und die sie konstituierenden Körperempfindungen, Gedanken, Erinnerungen, Vorstellungen, Handlungen etc. – Farbigkeit, Lebendigkeit, Kraft und damit in einem erlebnispsychologischen Sinne Bedeutung. Dies ist eine der zentralen Aussagen der Affekt-Theorie von Tomkins (1979), der in den Affekten die primären angeborenen Motivierungsmechanismen sieht« (Deneke, 1992, S. 154).

»Anerkennung« ausbleibt. Wir nehmen an, dass die körperliche Anspannung zum Affekt gehört, der »zu Ende« ist bzw. seinen Sinn erfüllt hat, wenn er verstanden worden ist.

Sullivan (1953/1980) beschreibt das Phänomen, das wir hier »need for positive regard« nennen und als Bedürfnis nach Anerkennung übersetzen, aus einem etwas anderen theoretischen Blickwinkel in seiner Interpersonalen Theorie der Psychiatrie folgendermaßen: Der Mensch kann sich nicht ohne Kontakt zu anderen Menschen entwickeln. Es gibt ein allgemeines Bedürfnis nach Zärtlichkeit. Es existiert von allem Anfang an als ein interpersonales Bedürfnis, als ein Bedürfnis nach interpersonaler Sicherheit. Der beobachtbare Ausdruck von Bedürfnisspannung des Säuglings induziert in der Mutter eine Spannung, die sie als zärtliche Gefühle erlebt, verbunden mit dem Impuls, etwas zur Beseitigung der Bedürfnisspannung im Kind zu tun. Das, was die Mutter tut, um das Kind aus seiner Spannung zu befreien, wird vom Kind als zärtliches Verhalten empfunden, und die Bedürfnisse, von deren Spannung das Kind nur durch die Kooperation der Mutter befreit werden kann, nehmen dadurch den Charakter eines »general need for tenderness« an. Und wenn diese Bedürfnisse befriedigt werden, erlebt das Kind nicht Bedürfnisbefriedigung, sondern interpersonale Sicherheit bzw. Geborgenheit.

Wenn die Mutter Angst hat, kann sie die Bedürfnisspannung des Kindes nicht mit der Entwicklung von Zärtlichkeitsspannung beantworten. Sie kann dann auch, egal was sie tut, nichts tun, um dem Kind das Gefühl der Geborgenheit zu ermöglichen (Sullivan, 1953, S. 39 ff.).

Wo also im Klientenzentrierten Konzept vom Bedürfnis nach »positive regard« durch eine kongruente, empathische wichtige Bezugsperson gesprochen wird, wird in der Interpersonalen Theorie der Psychiatrie von einem »general need for tenderness«, das nur eine angstfreie Mutter befriedigen kann, gesprochen.

Im Klientenzentrierten Konzept wird davon ausgegangen, dass die inkongruente, nicht-empathische Mutter das Bedürfnis ihres Kindes nach Anerkennung nicht befriedigen kann.

Sullivan geht davon aus, dass das empathische Kind die Angst der Mutter spürt und dadurch selbst in Angst versetzt wird (vgl. Schneider-Düker, 1992).

Wenn man sich aber klar macht, dass Inkongruenz, wenn sie gespürt wird und dem Bewusstsein nicht ganz vorenthalten werden kann, als Angst erlebt wird, dann ist es auch im Klientenzentrierten Konzept die wichtige Bezugsperson im Zustand der Angst, die das Bedürfnis ihres Kindes nach »positive regard« nicht befriedigen kann.

Nach diesem Exkurs zu Sullivan, auf den sich viele Entwicklungspsychologen, Objektbeziehungstheoretiker, die Bindungsforscher und die Vertreter des Interpersonalen Modells beziehen, kommen wir zurück zur Unterscheidung von Selbstaktualisierungs- und Selbstbehauptungstendenz im Klientenzentrierten Konzept.

Nachdem das Selbstkonzept eine erste Gestalt gewonnen hat, tritt neben das Bedürfnis nach Anerkennung (positive regard) ein Bedürfnis nach positiver Selbstbeachtung (*positive self regard; Rogers, 1959*).

Neue Erfahrungen werden nun nicht nur im Hinblick darauf bewertet, ob sie der Entwicklung und Aufrechterhaltung des Organismus als Ganzem dienlich sind oder nicht. Sie werden nun auch als das Bedürfnis nach positiver Selbstbeachtung befriedigend oder nicht bewertet: Das Individuum möchte sich selbst in seinen Erfahrungen verstehen und akzeptieren und auch seine Erfahrungen als seine eigenen ansehen können.[17] Auch diese Bewertungen der Erfahrung sind affektiv getönte Prozesse.

Jetzt kann sich die Aktualisierungstendenz und mit ihr die gesamtorganismische Bewertung spalten (s. o.): Das Selbstkonzept kann sich nur entwickeln, indem es Erfahrungen als Selbsterfahrungen integriert. Ein und dieselbe Erfahrung kann nun zugleich als positiv für die Entwicklung des Gesamtorganismus bewertet werden und als bedrohlich für die Aufrechterhaltung des Selbstkonzepts bzw. als das Bedürfnis nach positiver Selbstbeachtung nicht befriedigend. Zum Beispiel sind die Angst des Fallschirmspringers und seine Impulse, wegzurennen statt ins Flugzeug zu steigen, sicher eine vernünftige Bewertung der Erfahrung, bald einem Fallschirm blind vertrauen zu müssen bzw. das Überleben des Organismus zu riskieren. (Und es wäre auch sinnvoll, sie ins Selbstkonzept zu integrieren.) Die Angst kann aber als die positive Selbstbeachtung in Frage stellend erlebt werden, wenn nur die Selbsterfahrung als mutig und risikofreudig, nicht aber die als ängstlich und fluchtbereit, in das Selbstkonzept passt.

Der Teil der Aktualisierungstendenz, den wir die Selbstbehauptungstendenz nennen, versucht, Erfahrungen, die das Selbstkonzept in Frage stellen und das Bedürfnis nach positiver Selbstbeachtung nicht befriedigen, dem Bewusstsein als Selbsterfahrung vorzuenthalten, d. h. abzuwehren. Gelingt die Abwehr nicht oder nur zum Teil, ist das Individuum nicht nur gespannt und spürt Angst, wenn diese Spannung bewusst wird. Es kann dann auch Teile seiner Erfahrung als nicht verstehbar und/oder nicht akzeptierbar, nicht zum Selbst gehörend und/oder die Selbstachtung in Frage stellend erleben.

Wir nennen den Zustand, in dem die gesamtorganismische Bewertung einer Erfahrung nicht übereinstimmt mit der Bewertung derselben Erfahrung als das Selbst und die Selbstachtung bestätigend, einen Zustand der *Inkongruenz* (s. o.). Im Zustand der Inkongruenz kollidiert die Selbstentwicklungstendenz mit der Selbstbehauptungstendenz.

Wir haben früher einen Gegensatz von Aktualisierungstendenz und Selbstaktualisierungstendenz in diesem Zusammenhang postuliert (z. B. in Biermann–Ratjen, 1989). Wir haben damit aber nichts anderes gemeint als diesen Konflikt zwischen der Selbstentwicklungstendenz, die zur Aktualisierungstendenz gehört, und einer Selbsterhaltungs- bzw. Selbstverteidigungstendenz. Höger (1993 b) schlägt vor, zwischen entfaltenden und erhaltenden Aspekten der Aktualisierungstendenz zu unterscheiden.

> Zur Veranschaulichung nochmals ein Beispiel: Ein junger Mann leidet häufig an Herzbeschwerden und registriert das mit Angst. Er weiß, dass er körperlich gesund ist, und seine häufigen Arztbesuche sind ihm peinlich. Er weiß nicht, dass er fürchtet, seine Freundin könnte ihn verlassen. Er denkt zwar oft an ihre diesbezüglichen Drohungen, stellt sich auch schon einmal ein Leben ohne sie vor, denkt dann aber eher an seine Hobbies, die er ihretwegen zur Zeit vernachlässigen muss. Seine Angst, verlassen zu werden, bedroht sein Selbstbild. Ihre vollständige Symbolisierung würde seine Selbstachtung in Frage stellen.
> Das Selbstbild und die Selbstachtung – und mit ihnen die Fähigkeit, sich selbst zu verstehen und zu akzeptieren – haben sich auch bei diesem jungen Mann aus den Erfahrungen

---

17 Der Psychoanalytiker und Objektbeziehungstheoretiker Kernberg formuliert das so: »Auch das Selbstkonzept wird auf der Basis realer Erfahrungen mit anderen und Erfahrungen mit der inneren Welt der Objekte ständig neu geformt. (…) Eine harmonische Welt internalisierter Objektvorstellungen, die nicht nur bedeutsame andere Menschen aus der Familie und unmittelbare Freunde einschließt, sondern auch eine soziale Gruppe und eine kulturelle Identität, konstituiert eine stets wachsende innere Welt, die im Rahmen des Objektbeziehungssystems des Ichs Liebe, Bestätigung, Halt und Führung gibt« (S. 74 f., zit. n. Bohleber, 1992, S. 341), und Bohleber kommentiert: »Bekanntlich sind die Selbst-Repräsentanzen der Niederschlag verinnerlichter Selbst-Objekt-Interaktionen.«

gebildet, in denen er von anderen empathisch verstanden, anerkannt worden ist, so dass sie zu Selbsterfahrungen werden konnten.

Somit versucht seine Selbstbehauptungstendenz, alle Erfahrungen abzuwehren, in denen er früher nicht empathisch verstanden und nicht unbedingt wertgeschätzt worden ist, da sie die Gefahr erneuter Nicht-Anerkennung in sich bergen.

So können wir vermuten, dass dieser junge Mann in seiner Entwicklung dann, wenn er die Angst erlebte, verlassen zu werden, nicht richtig verstanden und/oder nicht wertgeschätzt wurde. Er wurde vielleicht als unmännlich angesehen, wenn er sich ängstlich zeigte, oder er wurde vielleicht sogar, wenn er mit Bauchschmerzen darauf reagierte, dass die Mutter sauer war oder in anderer Weise drohte, ihn zu verlassen, als kränklich oder hysterisch oder tyrannisch, der Mutter kein eigenes Leben lassend oder den Vater aus dem Felde schlagen wollend, angesehen.

Seine Furcht davor, dass die Freundin ihn verlassen könnte, registriert er daher heute mit einer Angst, die nur auf der körperlichen Ebene korrekt erfahren wird. Auf der Bewusstseinsebene imponiert sie als Furcht vor der Entwertung durch den Arzt. Seine Angst ist ein Anzeichen dafür, dass sein Selbstkonzept bzw. seine Selbstachtung bedroht ist durch eine Erfahrung, in der er sich selbst nicht anerkennen kann, so wie er früher von anderen in dieser Erfahrung nicht anerkannt wurde. Seine Abwehr, Ausdruck der Selbstbehauptungstendenz, verzerrt die Symbolisierung der Erfahrung der Angst auf der Vorstellungsebene. Sie wendet damit eine Bedrohung für sein Selbstbild und seine Selbstachtung ab, in die Angst angesichts der Vorstellung, verlassen zu werden, d. h. Furcht vor dem Verlassenwerden, nicht integriert werden konnte. Die Aktualisierungstendenz sorgt aber dafür, dass ihm seine organismische Bewertung seiner Situation – er fühlt sich bedroht – bewusst wird.

Der ganz und gar psychisch gesunde Mensch in der Theorie der Gesprächspsychotherapie ist die »fully functioning person«. Sie hat in ihren Interaktionen mit wichtigen anderen Menschen dann, wenn es um die Integration neuer Erfahrungen, die mit dem Bedürfnis nach Anerkennung verbunden waren, als Selbsterfahrungen in das Selbstkonzept ging, niemals etwas anderes erlebt als Anerkennung in ihren Erfahrungen. Sie kann also alle Erfahrungen des Organismus als Ganzem, so wie sie sind, mitsamt deren organismischer Bewertung als Selbsterfahrungen zulassen. Die »fully functioning person« ist immer kongruent. Sie kann alle Erfahrungen vollständig symbolisieren und somit immer den erwähnten Zustand von Erleichterung oder Entspannung und Angstfreiheit erreichen. Die »fully functioning person« ist natürlich niemals in der Realität vorzufinden – aber sie ist als theoretisches Konzept von Bedeutung (Rogers, 1959/1987; 1974/1969).

3 Das Klientenzentrierte Konzept der psychischen Entwicklung aus der Sicht der modernen Naturwissenschaften

Höger (1993 b) ist der Frage nachgegangen, ob es heute angesichts des lauten Rufs nach einem einheitlichen integrierten Psychotherapiekonzept überhaupt legitim ist, aus dem Klientenzentrierten Konzept eine spezifische Entwicklungs- und Krankheitslehre abzuleiten. Er kommt zu dem Schluss: »Solange wesentliche, empirisch evidente Sachverhalte aus dem Gegenstandsbereich ›Psychotherapie‹ im ›Mainstream‹ ... nicht oder nur unzureichend berücksichtigt werden, ist die spezifische psychotherapeutische ›Schule‹, die dies tut, nicht nur legitim, sondern notwendig« (S.17).

»Die für die Gesprächspsychotherapie spezifischen Bestimmungsstücke, die sowohl ihr Verständnis von psychischer Krankheit als auch das psychotherapeutische Handeln leiten« (S.18), sind die Begriffe:

- die Person als ein Organismus mit der Aktualisierungstendenz als dessen wesentlichstem Merkmal;
- die Selbstaktualisierungstendenz, die sich aufgrund bestimmter zwischenmenschlicher Beziehungserfahrungen von der Aktualisierungstendenz dissoziieren kann, was
- in der Inkongruenz repräsentiert wird.

Höger geht nicht nur davon aus, dass die mit diesen Begriffen gemeinten Gesetzmäßigkeiten der Entwicklung psychischer Strukturen im ›Mainstream‹ der modernen Psychotherapiediskussion zu wenig Beachtung finden. Er geht auch davon aus, dass sie von Rogers z. T. in der Form von Modellvorstellungen benutzt worden sind, die heute durch neue und passendere ersetzt werden könnten bzw. müssten. Wir fassen in den beiden folgenden Abschnitten (3.1 und 3.2) seine Ausführungen[18] zu diesen Themen zusammen:

3.1   Der sich selbst aktualisierende Organismus

Für das Individuum und den Organismus, der es trägt, hat Rogers postuliert, dass es als der jeweilige Mittelpunkt seiner sich ständig ändernden Welt der Erfahrung existiert (1973 a, S. 418, These I /1951) und dass diese seine Realität ist, auf die es reagiert (Rogers, 1973 a, S. 419, These II /1951). Das bedeutet, dass das Verhalten eines menschlichen Individuums nur aus ihm selbst heraus zu erklären ist, nicht anhand einer »objektiven« Realität, sondern immer nur aus deren »subjektiven« Transformationen, die der Organismus selbst vorgenommen hat.

Die allgemeine Systemtheorie hat entsprechende Phänomene experimentell belegt und u. a. mit dem Begriff der Äquifinalität beschrieben. In traditionellen physikalischen Systemen ist der Endzustand dieser Systeme durch die Anfangsbedingungen determiniert. Werden diese oder der Ablauf der Prozesse verändert, verändert sich auch der Endzustand. Anders bei lebenden Systemen: Hier kann der gleiche Endzustand von unterschiedlichen Ausgangsbedingungen aus und auf verschiedenen Wegen erreicht werden. Ein solches als »äquifinal« bezeichnetes Verhalten tritt immer dann ein, wenn die Prozesse des Systems im Wesentlichen durch dessen eigene Systemparameter bestimmt werden, im Falle lebender Organismen durch deren eigene Prozessmerkmale (vgl. von Bertalanffy et al., 1977, S. 63 ff.).

Prigogine und seine Arbeitsgruppe haben für offene Systeme, d. h. solche, die mit ihrer Umgebung Energie und Materie austauschen – und zu ihnen sind die lebenden Organismen zu rechnen – spezifische Prozesse beschrieben, die in den Merkmalen der Selbstorganisation, der Selbstdifferenzierung und der Selbsterhaltung resultieren (vgl. Prigogine & Stengers, 1980; Nicolis & Prigogine, 1987).

In der biologischen Grundlagenforschung haben Maturana und Varela in den Begriff der »Autopoiese« (= Selbstherstellung) das konstituierende Merkmal lebender Organismen gefasst (Maturana & Varela, 1987; Maturana, 1985). Ein autopoietisches System ist »ein System, das zirkulär die Komponenten produziert, aus denen es besteht, das sich also über die Herstellung seiner Bestandteile selbst herstellt und erhält« (Roth, 1987,

---

18 Wir danken Diether Höger für die freundliche Genehmigung, diese Zusammenfassung in enger Anlehnung an seine Texte (vor allem Höger, 1993 a, b) vornehmen zu dürfen, ohne jedes wörtlich übernommene Zitat einzeln kennzeichnen zu müssen, wodurch der Text leserfreundlicher ist.

S. 52). Außerdem sind autopoietische Systeme hinsichtlich ihrer Zustände operational abgeschlossen. Sie sind zwar – zumindest teilweise – durch externe Ereignisse modulierbar oder beeinflussbar, sie sind aber nicht steuerbar. »Sie definieren selbst, welche Umweltereignisse in welcher Weise auf die Erzeugung ihrer Zustandsfolgen einwirken können« (Roth, 1986, S. 157 f.). Dies entspricht genau der Grundauffassung des Klientenzentrierten Konzepts vom Organismus.

Der Begriff »Autopoietische Systeme« schließt deren unaufhebbare Abhängigkeit von ihrer Umwelt mit ein, denn die dem Organismus eigenen Prozessregeln können dessen Selbstherstellung ohne die auf sie abgestimmten Ressourcen nicht betreiben.

Dieses jedem Organismus eigene Potential zur konstruktiven Veränderung seiner selbst in einer gegebenen Umwelt korrespondiert mit dem, was Rogers als Aktualisierungstendenz bezeichnet.

Offenbar hat Rogers Schwierigkeiten gehabt, die ihm wohl bekannten destruktiven Entwicklungen, die einen Teil menschlichen Daseins ausmachen, zusammen mit den konstruktiven in einer einzigen Tendenz zu vereinbaren. Das Problem steht mit der Denkfigur der »Entelechie« in Zusammenhang, die, ursprünglich wesentlicher Bestandteil der Aristotelischen Naturlehre und vom Vitalismus aufgegriffen, das Denken von Rogers bestimmt hat. Er sprach von einer »Richtungs-Tendenz« (Rogers, 1973, S. 423/1951). In allen Darstellungen von Rogers ist aber die konstruktive Entwicklung als an günstige Umweltbedingungen gebunden konzipiert. In der Sprache autopoietischer Systeme formuliert, setzt sie im Rahmen der strukturellen Koppelung von Organismus und Umwelt eine für die Selbstherstellungsprozesse hinreichend angemessene Umwelt voraus. Hier hat der Organismus die Freiheit, seine eigentliche Natur zu entfalten.

Ähnlich der »Richtungs-Tendenz« ist auch Rogers' Bezeichnung der Aktualisierungstendenz als »Motiv« eine Quelle von Missverständnissen. Dieser in der Psychologie zur Erklärung der Art, der Intensität und des Andauerns von spezifischen Verhaltensweisen eingeführte Begriff impliziert ebenfalls die spezifische Gerichtetheit und Selektivität, die es jedoch für die Aktualisierungstendenz nicht gibt.

Wenn wir uns jedoch von der Figur eines »einheitlichen Motivs« lösen und die in der Aktualisierungstendenz auch von Rogers gesehene Vielfalt der Funktionen und Mechanismen ins Auge fassen, dann ergeben sich enge Beziehungen des Klientenzentrierten Entwicklungskonzepts zu (vor allem im Vergleich zum Vitalismus) aktuelleren Auffassungen. Die neuere Biologie, insbesondere die vergleichende Verhaltensforschung, die Ethologie, sieht das gesamte Verhalten eines Organismus in einer integrierten Vielzahl von Verhaltenssystemen organisiert, die in koordinierter Weise den übergeordneten Zweck der Erhaltung und Entfaltung des Individuums erfüllen. Motive erhalten als Teilkomponenten des Organismus erst in ihrem Zusammenwirken ihren übergeordneten Sinn. Die Aktualisierungstendenz ist somit nicht als Motiv, sondern als übergeordnetes Sinnprinzip konzipiert. Genau das hat Rogers wohl gemeint, wenn er betonte, »dass diese Tendenz nur dem Organismus in seiner Gesamtheit innewohnt« (Rogers, 1959/1987, S. 22).

Das in der Ethologie im Zusammenhang mit dem Instinktbegriff entwickelte Modell der Verhaltenssysteme erscheint für das Verstehen von Organismen besonders gut geeignet, denn es überwindet nicht nur das behavioristische Reiz-Reaktions-Schema, sondern ebenso den in der Psychoanalyse gebräuchlichen klassischen Triebbegriff.

Im Unterschied zum Triebmodell der klassischen Psychoanalyse treten im Modell der Verhaltenssysteme zur Erklärung eines bestimmten Verhaltens an die Stelle eines Potentials psychischer Triebenergie differenziertere Vorstellungen wie Informationsverarbeitung, Rückkoppelung, Verhaltensorganisation, Verhaltenspläne usw.[19] Im Rahmen des Denkmodells der Verhaltenssysteme sind Emotionen die Repräsentanten unterschiedlicher Arten von Handlungsbereitschaften, die aus spezifischen Diskrepanzen zwischen bestimmten Zustandsvorgaben und Zustandsanzeigen resultieren. Insofern geben sie Auskunft über die Bewertung des inneren Zustandes, der äußeren Gegebenheiten und der Beziehungen zwischen beiden durch den Organismus selbst. Gefühle begleiten auch die Handlungen selbst, je nach deren Verlauf und Konsequenzen.

3.2 Die Selbstaktualisierungstendenz und das »need for positive regard«

In seinen theoretischen Vorstellungen räumt Rogers zwischenmenschlichen Beziehungen den zentralen Stellenwert ein, nicht nur unter den Bedingungen für konstruktive psychotherapeutische Veränderungen (Rogers, 1957/1991), sondern für die menschliche Entwicklung überhaupt (Rogers, 1959/1987, S. 48 ff.). Die Inhalte und Werte des Selbst sowie das Ausmaß von Kongruenz bzw. Inkongruenz zwischen Selbst und Erfahrung, und damit die Bedingungen für das gesunde oder gestörte Funktionieren einer Person, sah er in den Beziehungserfahrungen vor allem des Kindes mit den für es bedeutsamen Personen begründet.

Rogers war zunächst nicht sicher, ob das in diesem Zusammenhang so entscheidende Bedürfnis des Kindes nach positiver Beachtung durch seine Bezugspersonen angeboren oder erlernt sei (Rogers, 1959/1987, S. 34), neigte aber später aufgrund der Versuche von Harlow an Kapuzineräffchen (Harlow & Zimmermann, 1959) vorsichtig dazu, zumindest die Vorliebe für bestimmte Merkmale der Beziehungsobjekte für angeboren zu halten (Rogers, 1973 b, S. 59 f. / 1961).

Inzwischen haben die empirischen Forschungsergebnisse im Rahmen der von Bowlby begründeten, von Ainsworth und Main sowie hier in Deutschland vor allem von Grossmann und Grossmann und ihren Mitarbeitern weitergeführten Bindungsforschung (vgl. Grossmann & Grossmann, 1994) klar gezeigt, dass Säuglinge und Kleinkinder das angeborene Bedürfnis haben, sich 1. an eine eng begrenzte Zahl vertrauter Personen zu binden und 2. sich der zuverlässigen Verfügbarkeit und Zuwendung dieser Bindungspersonen zu versichern. Alle anderen Bedürfnisse sind diesem einen Bedürfnis des Kindes nach akzeptierender Zuwendung durch eine verlässlich zugängliche Beziehungsperson weitgehend nachgeordnet. Wir wissen u.a. durch die Beobachtungen von Spitz, dass Babys beim Verlust der Bindungsperson ihre Lebensäußerungen weitgehend einstellen, im Extremfall bis hin zum eigenen Tod.

Wie u.a. Main (1982) gezeigt hat, bilden Kinder aufgrund der Erfahrungen aus den Interaktionen mit den Bindungspersonen eine innere Repräsentation dieser Bindungserfahrungen, das weitgehend unbewusste und stabile Innere Arbeitsmodell (»inner working model«). Repräsentiert werden die mehr oder weniger zuverlässige Verfügbarkeit der Bindungspersonen, das Ausmaß, in dem diese bei Kummer Schutz und

---

19 »Für Verhaltenssysteme ist das kennzeichnende Merkmal der Kind-Erwachsenen-Bindung ein Gleichgewicht zwischen Bindungs- und Explorationsverhalten, das als vorhersagbares Ergebnis das Aufrechterhalten einer bestimmten Zugänglichkeit oder Nähe zur Mutter hat. Dies ist in typischer Form gegen Ende des ersten Lebensjahres zu beobachten. Das Kontrollsystem, das dieses Verhalten organisieren soll, reguliert das kindliche Explorationsverhalten, sein Signal- und Annäherungsverhalten und das Verhalten zum Aufrechterhalten von Kontakt durch ständige Rückkoppelung zu einem inneren Parameter, den Bowlby das ›gesetzte Ziel‹ nennt« (Waters, 1982).

Trost geboten oder verweigert haben, und die Bedingungen, unter denen sie verfügbar waren usw. Das Innere Arbeitsmodell enthält das Bild der eigenen Person, das der Bindungsperson(en) sowie der Beziehung(en) zu ihnen und regelt das Verhalten ihnen gegenüber (Bowlby, 1975). In ihm sind auch die Alternativ- und Abwehrstrategien enthalten, die das Kind bei einer fehlenden oder defizitären Bindungsbeziehung entwickelt hat. In seiner Definition entspricht dieses Konstrukt dem Selbst nach Rogers.

Aufgrund systematischer Beobachtungen des Verhaltens von 12 Monate alten Kindern in Bindungsbeziehungen haben Ainsworth et al. (1978) gezeigt, dass sich das Bindungsverhalten einer begrenzten Anzahl relativ homogen beschreibbarer Muster zuordnen lässt, die sich auch im Alter von 18 Monaten als stabil erweisen und in engem Zusammenhang mit der »Feinfühligkeit« der Bindungspersonen stehen (nach den bisher vorliegenden Untersuchungen: der Mütter). Feinfühligkeit ist definiert als die Fähigkeit, kindliche Signale 1. wahrzunehmen, 2. richtig zu interpretieren und diese 3. prompt und 4. angemessen zu beantworten. Die Äquivalenz zur positiv-empathischen Beachtung im Sinne von Rogers drängt sich geradezu auf.

Diese mit dem Inneren Arbeitsmodell korrespondierenden Bindungsmuster haben sich in Längsschnittuntersuchungen u.a. als maßgebend für die Entwicklung der Empathiefähigkeit der Kinder (Fremmer-Bombik & Grossmann, 1991), ihre soziale Kompetenz im Kindergarten (Suess, 1987) und die Art ihrer Interaktion mit den Bindungspersonen im Einschulungsalter erwiesen (Main & Cassidy, 1988). Auswirkungen der eigenen frühen Bindungserfahrungen im Erwachsenenalter wurden belegt u.a. auf den Umgang mit den eigenen Kindern (Fremmer-Bombik, 1987; Main & Goldwyn, 1984), das Sozialverhalten (Kobak & Sceery, 1988) und die Gestaltung von Liebesbeziehungen (Collins & Read, 1990). Das Innere Arbeitsmodell löst sich im Laufe seiner weiteren Entwicklung aus der spezifischen Verknüpfung mit den Bindungspersonen und wird Grundlage für die Gestaltung der späteren zwischenmenschlichen Beziehungen überhaupt. Darüber hinaus haben sich die Bindungserfahrungen bzw. das Innere Arbeitsmodell der Bindungsbeziehungen als entscheidend für die Organisation bindungsrelevanter Gefühle, ja der Emotionen und deren Regulation überhaupt erwiesen (Spangler, 1991; Grossmann, K., 1990).

3.3 Kongruenz/Inkongruenz

Kehren wir zum Modell der Verhaltenssysteme zurück und stellen wir den Zusammenhang zum »Inneren Arbeitsmodell« bzw. dem »Selbst« her, so ergeben sich für das Verständnis der menschlichen Verhaltensorganisation und -regulation bedeutsame Konsequenzen:

Höhere Organismen, z. B. Schimpansen, verfügen über die Fähigkeit der inneren Simulation der äußeren Gegebenheiten als Basis für inneres Probehandeln. Dieses Potential hat bei der phylogenetischen Entwicklung des Menschen einen qualitativen Sprung erfahren. Es ist nicht nur besonders differenziert, sondern zudem in der Lage, zusätzlich zu den äußeren Gegebenheiten die inneren Zustände sowie die Relationen zwischen den beiden zu repräsentieren, die außerdem noch in die Vergangenheit und in die Zukunft projiziert werden können. D. h. auf der Repräsentationsebene befinden sich Abbildungen im Sinne von Äquivalenten der eigenen Verhaltenssysteme.

Dieses Repräsentationssystem ist beim Menschen jedoch – anders als bei den übrigen höheren Wirbeltieren – handlungsleitend geworden, mehr noch als die aktuell erfahrene Realität selbst. Es bedingt die überragende Effizienz des Menschen bei der Bewältigung der Welt, ist aber gleichzeitig seine Achillesferse, denn wirksam wird dieses Handeln stets in der »wahren« Realität, d.h. es ruft dort seine Effekte hervor. Und so hängt die Funktionsfähigkeit der handelnden Person maßgeblich davon ab, inwieweit dieses Repräsentationssystem die jeweils gegebene Realität – die innere, wie die äußere und die Beziehung zwischen den beiden – angemessen abbildet und damit eine zuverlässige Orientierung gewährleistet. Die Angemessenheit, d.h. Korrektheit und Vollständigkeit dieser Abbildung ist aber letztlich nichts anderes als das, was in dem gesprächspsychotherapeutischen Begriff der Kongruenz/Inkongruenz gefasst ist. Die korrekte und vollständige Symbolisierung der Erfahrung und ihrer gesamtorganismischen Bewertung im Bewusstsein, das ist die jeweils aktuelle Selbsterfahrung, ist die angemessene Abbildung der äußeren und der inneren Realität und der Beziehung zwischen den beiden. Sie bedeutet Kongruenz zwischen Selbst und Erfahrung.

Der menschliche Organismus ist also funktionell autonom insofern, als er in jedem Augenblick die Regeln seiner eigenen Selbstherstellungsprozesse – anders gesagt: seiner Selbstverwirklichung – in sich trägt. An seine Umwelt strukturell gekoppelt, ist er aber gleichzeitig abhängig von ihren Ressourcen, den ihm gemäßen Entwicklungs- bzw. Lebensbedingungen, die sie ihm bereitstellt. Unter ihnen kommt den sozialen Bedingungen, vor allem den Bindungsbeziehungen eine spezielle Bedeutung zu, denn sie beeinflussen in besonderer Weise das stetige Kontinuum der Selbstaktualisierung des menschlichen Individuums, die unverwechselbare Geschichte seiner Erfahrungen. Ihre Spuren sind es, die im menschlichen Organismus im jeweiligen Augenblick die aktuellen Regeln seiner Aktualisierungsprozesse bestimmen, die zu einem wesentlichen Teil in einem orientierenden, Verhalten bestimmenden System der inneren Repräsentation der Welt und seiner selbst niedergelegt und über das »Selbst« zugänglich sind.

Die Inneren Arbeitsmodelle stellen im jeweiligen Moment die gegebene Disposition des Organismus dar, unter anderem seine Stabilität gegenüber den mehr oder weniger schwerwiegenden aktuellen Bedrohungen seiner eigenen Integrität und Existenz. Sie werden sichtbar in seiner kreativen Flexibilität – oder aber Anfälligkeit, die in der Starrheit und Stereotypie seiner Bewältigungsversuche erkennbar ist und u.a. in Störungen und Krankheiten des Verhaltens und Erlebens ihren Niederschlag finden.

4   Zur Entwicklung von mehr oder weniger »frühen« Störungen

Nach dieser Beschreibung des Klientenzentrierte Konzepts in der Sprache der modernen Psychologie und Verhaltensforschung zurück zur Sprache des Gesprächspsychotherapeuten:

Bisher haben wir ausgeführt, dass Erleben im Klientenzentrierten Konzept als umso gesünder angesehen wird, je kongruenter eine Person sein kann.

Je gesünder eine Person ist, umso mehr kann sie sich in der Selbstreflexion ihrer Erfahrung, der Bewertung ihrer Erfahrung, der Erfahrung ihrer selbst, die immer auch eine Bewertung von sich selbst ist, verstehen und akzeptieren, einen Zustand von Kongruenz der Selbsterfahrungen mit den Erfahrungen des Organismus als Ganzem herstellen. Je gesünder eine Person ist, desto offener ist sie für die Erfahrung, für die Selbsterfahrung und für die Möglichkeit, ihr Bedürfnis nach unconditional positive regard – dessen Befriedigung durch eine hinreichend gute Umwelt die Voraussetzung für die Selbstaktualisierung ist – u.a. dadurch zum Ausdruck zu bringen, dass sie ihre Erfahrungen haben, fühlen, als sinnvoll erleben (experiencing, felt sense) und mitteilen kann (vgl. das Prozessmodell von Rogers).

Neben dieser sog. prozessorientierten Unterscheidung zwischen mehr oder weniger gesundem psychischen Leben gibt es im Klientenzentrierten Konzept auch eine entwicklungsorientierte Unterscheidung zwischen mehr oder weniger frühen Störungen des Selbstentwicklungsprozesses und entsprechenden Formen, in denen sich die Entwicklungsstörung manifestiert.

Im Klientenzentrierten Konzept wird davon ausgegangen, dass die Selbstentwicklung, ein Prozess zunehmender Differenzierung ist, den man sich als in Phasen verlaufend vorstellen kann. In jeder dieser Phasen hat die Erfahrung des Wahrgenommen- und Angenommenwerdens eine eigene Prägung und spezifische Konsequenzen für die Entwicklung des Selbst bzw. die Entwicklung von Störungen der Selbstentwicklung.

1. Selbsterfahrungen sind am Anfang der Entwicklung des Selbstkonzepts Erfahrungen des Wahr- und Angenommenwerdens, des körperlich und psychisch Am-Leben-gehalten-Werdens. Wenn solche Erfahrungen nicht gemacht werden, entwickeln sich zunächst nicht etwa negative Selbsterfahrungen, aus denen dann etwa ein negatives Selbstbild entstehen könnte. Es findet zunächst überhaupt keine Weiterentwicklung statt. Wenn das Baby in seinem Bedürfnis nach positive regard überhaupt nicht wahr- und angenommen wird, stellt es die Äußerung jedweder affektiver Erfahrung ein, schließlich auch die Äußerung der Trauer – die zu der Erfahrung des Verlassenseins gehört und zu der kein motorisches Programm gehört (vgl. Krause, 1983). Die anaklitische Depression des Säuglings kann, wie erwähnt, zum Tod führen.

In Abhängigkeit vom Verlauf der Interaktion zwischen Baby und Pflegeperson in dieser ersten Phase entwickelt sich ein Selbstkonzept, das mehr oder weniger affektive Erfahrung als zum Selbsterleben gehörend anerkennen und in die Selbsterfahrung integrieren kann, bzw. ein Selbstkonzept, in das auch Trauer als Selbsterfahrung integriert werden kann.

Wenn nur wenig affektive Erfahrung zu Selbsterfahrung werden konnte und vor allem Trauer nicht in das Selbstkonzept integriert werden konnte und entsprechend aktuelle Trauer nicht in die Selbsterfahrung integriert werden kann, sprechen wir von einem labilen Selbstkonzept. Personen mit einem labilen Selbstkonzept erleben Vernichtungsängste als Ausdruck der Bedrohtheit des Selbstkonzepts und/oder Depression als Ausdruck der Stagnation der Weiterentwicklung, z. B. in der Form des vollständigen Zusammenbruchs der Selbstachtung. Sie erleben Vernichtungsängste und Depressionen, wenn sie affektive Erfahrungen nicht abwehren können, vor allem dann, wenn sich Erfahrungen des Verlassenwerdens und andere, die geeignet sind, den Traueraffekt auszulösen, wiederholen.

2. Wenn die Bedingungen für die Selbstentwicklung in der Interaktion mit wichtigen anderen in dieser ersten Phase in hinreichendem Maße gegeben waren und sich eine erste Gestalt des Selbst und der Selbstachtung entwickeln konnte, wird in einer zweiten Phase der Prozess der Bewertung von Erfahrungen als das Selbst und die Selbstachtung bestätigend oder bedrohend selbst eine Quelle der Erfahrung: Das Bedürfnis nach positiver Selbstbeachtung wird erfahrbar.

Auch diese Erfahrungen sind mit Affekten verbunden: Neben der Angst als Signal für den drohenden Zusammenbruch des Selbst und der Depression als Ausdruck der Stagnation der Entwicklung, können nun auch andere Selbstgefühle auftreten: Freude an sich selbst, Überraschung über sich selbst; aber auch z. B. Ekel, Furcht, Wut und Scham.

Auch diese Selbstbeurteilungen und die Affekte, in denen sie zum Ausdruck kommen, können von wichtigen anderen empathisch verstanden oder interpretiert werden, anerkannt oder bewertet werden – und dementsprechend als eine Selbsterfahrung ins Selbstbild integriert werden oder eben nicht.

In dieser Entwicklungsphase taucht die Bewertungskategorie »gut-böse« auf, und mit ihr der Abwehrmechanismus der Spaltung. Es werden Erlebnisinhalte in gute und böse Komponenten aufgeteilt. In der gesunden Entwicklung wird der Abwehrmechanismus der Spaltung überwunden und abgelöst von der Fähigkeit zu einer klaren Unterscheidung zwischen: »Dieses ist meine Erfahrung, auch wenn sie von mir und anderen bewertet wird, und dieses ist die Beurteilung meiner Erfahrung durch mich oder einen anderen, auch wenn die Beurteilung »böse« lautet oder als Aggressionsimpuls erlebt wird.

Wie gut sich die Fähigkeit, das eigene Erleben und seine Beurteilung durch die eigene Person und durch andere Personen differenziert wahrzunehmen bzw. in die Selbsterfahrung zu integrieren, entwickelt, hängt wesentlich davon ab, ob die wichtigen Bezugspersonen vor allem die Gefühle, in denen Ohnmacht erfahren wird, annehmen können. Insbesondere die Erfahrung der Ohnmacht, wenn das Kind nicht verstanden und unbedingt akzeptiert wird, beschämt wird oder sich schämt, und die Abwehr dieser Ohnmachtserfahrung kann nur dann in das Selbstkonzept integriert werden, wenn sie von einer kongruenten Bindungsperson empathisch verstanden und unbedingt wertgeschätzt wird. Wenn sie aber beurteilt bzw. bewertet wird, z.B. als Ausdruck eines zu kontrollierenden und/oder abzulehnenden Aggressionstriebes, gefährlicher Neidimpulse, Größenphantasien, Herrschsucht usw., wird die Person sie nur als Bedrohung ihres Selbstkonzepts erleben können und mit Angst und Kampf- und/oder Fluchtimpulsen bzw. deren Abwehr reagieren.

3. Wenn sich schließlich ein Selbst entwickelt hat, in das auch die Erfahrung von Scham und Selbstzweifeln integriert werden konnte, und die Selbstachtung nicht durch jede Form der Zurückweisung in dem Bedürfnis nach unbedingt positiver empathischer Beachtung inklusive der dazugehörenden Gefühle, vor allem der ohnmächtigen Wut ob der eigenen Abhängigkeit und Kleinheit, erschüttert wird, kann das Kind in einer dritten Phase sein Interesse darauf richten, was es sein und werden kann – in der eigenen Wahrnehmung und in den Augen anderer –, z. B. in Abhängigkeit von seiner biologischen Ausstattung als männlich oder weiblich.

Das Modell der Entwicklung des Selbstkonzepts der Gesprächspsychotherapie, das die Grundlage für ihr Störungsmodell darstellt, ist den Vorstellungen von Erikson (1966, vgl. auch Maier, 1983) bezüglich der Entwicklung der Identität ähnlich. Auch Erikson geht davon aus, dass das sog. Urvertrauen in die eigene Person und die Welt, der Kern des Identitätsgefühls, aus dem Zusammentreffen von mütterlicher Person und Neugeborenem entsteht, einer Begegnung der wechselseitigen Vertrauenswürdigkeit und des gegenseitigen Erkennens. Sie bildet im Kind die eigentliche Grundlage für eine Komponente des Identitätsgefühls, die später die Gefühle umfassen wird, in Ordnung zu sein, man selbst zu sein.

Erikson nimmt an, dass es in einem zweiten Schritt um die Entwicklung eines Gefühls der Selbstbeherrschung ohne Verlust der Selbstachtung gehe bzw. sich ein Hang zu Scham und Zweifeln entwickele, wenn das Kind in seinem Bestreben, sich zu einem eigenständigen Selbst zu entwickeln, das sich selbst und seine Selbstwertschätzung aufrechterhalten kann, nicht anerkannt wird.

In einer dritten Entwicklungsphase geht es nach Erikson dem Kind entscheidend darum, herauszufinden, was für eine Art von Person es werden könnte. Das Interesse der Kinder richte sich nun auf das, was sie sind und was sie von anderen unterscheidet.

Es ist also anzunehmen, dass in der ersten Entwicklungsphase das ganz basale Angenommenwerden von besonderer Bedeutung ist, während es in der zweiten Phase darum geht, dass das Kind richtig verstanden und ohne Bedingungen wertgeschätzt wird im Sinne einer respektvollen Beachtung der Gefühle des Kindes, während es sich selbst erfährt. Das Gegenteil wäre, dass die Bezugspersonen das Kind allein lassen mit seinen es dann überflutenden affektiven Reaktionen auf dieses »Verlassenwerden«. In der dritten Phase kommt der Kongruenz bzw. der Inkongruenz der wichtigen Bezugspersonen eine besondere Bedeutung zu: Wenn die Erfahrungen des Kindes nicht um ihrer selbst willen erkannt und anerkannt werden, d. h. auch verstanden und unbedingt wertgeschätzt werden, sondern um der Anerkennung oder Selbstachtung und der damit verbundenen Gefühle willen, die der wichtige andere dabei hat oder auf jeden Fall vermeiden will, dann können diese Selbsterfahrungen nicht in das Selbstkonzept integriert werden. Das ist besonders dann der Fall, wenn dem Kind keine Gelegenheit gegeben wird, bewusst wahrzunehmen, dass es nur bedingt wertgeschätzt wird, u.a. deswegen, weil es dem wichtigen anderen auch nicht bewusst wird.
Die Erfahrung, nicht um seiner selbst willen, sondern z.B. weil man männlich oder leistungsfähig ist, wertgeschätzt zu werden, wird nicht in das Selbstkonzept integriert. Das Kind wird dann als das identifiziert, was es in den Gefühlen eines wichtigen anderen ist. Und das hat zur Konsequenz, dass es nicht sein Selbstbild entwickelt, sich aber u.U. selbst mit dem identifiziert, was es für einen wichtigen anderen sein sollte. Es werden fremde, nicht dem eigenen organismischen Bewertungsprozess entstammende Bewertungsmaßstäbe (conditions of worth) internalisiert, auf deren Grundlage z. B. ein Ich-Ideal oder ein sog. negatives Selbstkonzept entstehen kann. Trotz des schönen Wortes ist auch die Entwicklung eines Ich-Ideals in keinem Fall eine positive Entwicklung, denn jedes »Ich sollte, ich müsste, ich bin eigentlich nur« ist eine Negation des »Ich bin«, eine Hemmung der eigentlichen Selbstentwicklung.
Rogers hat das Selbstideal bzw. das Ich-Ideal definiert als das Selbstbild, das ein Individuum am liebsten hätte, das ihm am wertvollsten erscheint, und – anders als hier abgeleitet – angenommen, dass es in jeder anderen Hinsicht dasselbe sei wie das Selbstkonzept (Rogers, 1959, S. 200). Der Begriff »conditions of worth« als Ersatz für »introjected values« zur Kennzeichnung des Umstandes, dass Selbsterfahrungen als mehr oder weniger »worthy of selfregard« erachtet werden, stammt nach Rogers (1959) Auskunft von Standal. Bewertungsbedingungen entstünden, wenn die positive Beachtung eines wichtigen Anderen nicht unbedingt sei, wenn das Individuum sich in einer Hinsicht anerkannt fühlte und in anderer nicht. Allmählich werde diese Haltung des anderen »assimilated into his own self-regard complex«, und das Individuum bewerte dann eine Erfahrung nur auf der Grundlage der von anderen übernommenen Bewertungsbedingungen als positiv oder negativ – und strebe sie sogar an oder versuche sie zu vermeiden. Bewertungsbedingungen hinderten das Individuum daran, frei und so effektiv, wie es ihm eigentlich möglich sei, zu funktionieren, weil sie die eigenen Bewertungsprozesse störten (Rogers, a.a.O., S. 209). Gestört werde vor allem das Bewusstwerden der organismischen Bewertung von Erfahrung.

Wir wollen das Besondere des Klientenzentrierten Konzepts noch einmal dadurch verdeutlichen, dass wir es mit der Interpersonalen Theorie der Psychiatrie von Sullivan in

Beziehung setzen. Sullivan (1953) hat ein »Selbstsystem« angenommen und es als ein »Anti-Angst-System« definiert. Es betreibe die Strukturierung unserer Erfahrung zum Schutze unserer Selbstachtung bzw. unseres Gefühls der interpersonalen Sicherheit, wie sie uns in der Achtung widergespiegelt werde, die uns von anderen entgegengebracht wird. Es entwickele sich in der Interaktion mit der »Mutter«, die signalisiert, dass sie Angst hat (s.o.).

Wir betrachten die Strukturierung unserer Selbsterfahrung als gesteuert durch die Selbstbehauptungstendenz. Wir haben oben ausgeführt, dass wir davon ausgehen, dass sich diese Selbstbehauptungstendenz in der Interaktion mit der »inkongruenten Mutter« entwickelt. Sie dient der Vermeidung der Angst, d. h. des Gefühls, in dem Inkongruenz gespürt wird. Erfahrungen, auf die die Mutter mit einem Zustand von Inkongruenz reagiert, kann das Kind nicht in sein Selbstkonzept integrieren. Es wird selbst inkongruent. Das, was Sullivan das Selbstsystem nennt und wir die Selbstbehauptungstendenz, dient dem Schutz des Selbstbildes. Es ist ebenso wie das Selbstkonzept in und aus Beziehungserfahrungen entstanden. Jede in das Selbst integrierte Erfahrung enthält ihre organismische Bewertung und die soziale Bewertung als der unbedingten positiven Beachtung wert. Die Selbstbehauptungstendenz wird durch die Wiederholung von Erfahrungen mobilisiert, die, als sie das erste Mal gemacht wurden, nicht in das Selbstkonzept integriert werden konnten. Dazu gehören auch die nicht unbedingt positiv beachteten Erfahrungen.

Sullivan hält das, was er das Selbstsystem nennt, für ungemein widerstandsfähig gegenüber dem Einfluss neuer Erfahrung – so wie wir das Selbstkonzept für ungemein widerstandsfähig gegenüber dem Einfluss von Erfahrung halten. Wir stellen uns vor, dass die Organisation dieses Widerstandes durch die Selbstbehauptungstendenz erfolgt. Sie enthält dem Bewusstsein Erfahrungen, d. h. auch Beziehungserfahrungen, die das Selbstkonzept und/oder die Selbstachtung in Frage stellen würden, als Selbsterfahrungen vor.

Der Hinweis auf die Ähnlichkeit des Klientenzentrierten Konzepts mit der Interpersonalen Theorie der Psychiatrie in diesem Punkt soll auch deutlich machen, worin die Unterschiede im Menschenbild zwischen dem Klientenzentrierten Konzept und dem Trieb- und Strukturmodell der klassischen Psychoanalyse bestehen (vgl. z. B. Biermann-Ratjen & Eckert, 1994).

Dieser Vergleich soll darüber hinaus verdeutlichen, auf welcher Definition von interpersonalem Verhalten die modernen Versuche der Psychoanalytiker, interpersonales Verhalten operational zu erfassen (z. B. SASB; Tress, 1993), basieren. Sie berufen sich auf Sullivan, der interpersonales Verhalten strikt als Angst vermeidend versteht, als Produkt der Strukturierung unserer Erfahrung zum Schutze unserer Selbstachtung, wie sie uns in der Achtung von dem jeweiligen Gegenüber widergespiegelt wird (s.o.). Interpersonales Verhalten, von dem wir nicht erwarten und auch nicht erwarten können, dass es mit unbedingter Wertschätzung beantwortet wird bzw. dass es als Ausdruck von unbedingter Selbstwertschätzung verstanden wird, ist in diesem Konzept als Angstbewältigungsverhalten definiert (vgl. Kap. V).

Wir gehen also – das sei an dieser Stelle zusammenfassend wiederholt – davon aus, dass

1. bei der Selbstentwicklung zunächst »positive regard« ganz allgemein und elementar eine Voraussetzung für die Entwicklung und Aufrechterhaltung des psychischen Lebens darstellt;

2. bei der Integration von selbstreflexiver Erfahrung in das Selbstkonzept die auch affektiven Identifizierungen des kindlichen Erlebens durch wichtige andere eine große Bedeutung haben, und

3. bei der Entwicklung der individuellen Eigenart des Kindes – in der Unterscheidung von anderen z. B. – an Bedingungen geknüpfte Wertschätzung vor allem unbewusster Art der Erfahrungen des Kindes durch die wichtigen Bezugspersonen Art und Ausmaß der Selbstentwicklung sehr stark bestimmen.

5   Das Krankheitsmodell des Klientenzentrierten Konzepts dargestellt am Beispiel der Psychogenese der neurotischen Störungen

Wir wenden uns nun erneut der Frage zu, wie im Klientenzentrierten Konzept zwischen gesundem und krankem psychischen Leben unterschieden wird.
Bisher ist gesundes psychisches Leben als ein Prozess der Selbstentwicklung definiert worden.
Das Entwicklungsmodell des Klientenzentrierten Konzepts und das Prozessmodell der Gesprächspsychotherapie definieren krankes psychisches Leben als Ausdruck der Stagnation der Selbstentwicklung und damit als Störung der Erlebnisverarbeitung.
Das Modell der Entwicklung des Selbstkonzepts nach Rogers ist mit dem Modell der kognitiven Entwicklung von Piaget (vgl. z. B. Maier, 1983) vergleichbar. Die Integration von Erfahrungen als Selbsterfahrungen in das Selbstkonzept und die in diesem Prozess erfolgende »Veränderung« sowohl der Erfahrung als auch des Selbstkonzepts ist ähnlich konzipiert wie die Akkommodations- und Assimilationsprozesse, denen die kognitiven Erfahrungen und Schemata bei der Entwicklung der Intelligenz nach Piaget unterworfen sind. Piaget definiert die Intelligenzentwicklung als die Internalisierung von Weltbewältigung. Das Klientenzentrierte Entwicklungskonzept definiert die Selbstkonzeptentwicklung als die Internalisierung von Erfahrung und ihre Stagnation als Unfähigkeit, neue Erfahrungen als Selbsterfahrungen zu machen und durch ihre Integration in das Selbstkonzept dieses weiterzuentwickeln.

Die Psychopathologie des Klientenzentrierten Konzepts beschreibt die Symptome der Stagnation der Weiterentwicklung des Selbstkonzepts. Dabei können wir unterscheiden:
1. Symptome, die Hinweise darauf sind, dass eine Erfahrung nicht oder nicht vollständig symbolisiert und damit auch nicht als Selbsterfahrung integriert werden kann: das Individuum ist sich bestimmter Erfahrungen nicht oder nicht vollständig bewusst oder versteht oder akzeptiert sich in bestimmten Erfahrungen nicht.
    Hinweise darauf, dass eine Erfahrung nicht vollständig symbolisiert und damit auch nicht integriert werden kann, sind z. B. Körperempfindungen, Vorstellungen, Gedanken, Gefühle, Worte (die einem im Kopf herumgehen), in denen man sich nicht versteht und/oder akzeptieren kann, in der Regel begleitet von einem Gefühl von Gespanntheit.

2. Symptome, die Hinweise auf den stockenden Integrationsprozess selbst sind. Die bekannteste dieser Erfahrungen ist Angst. Diese Symptome können direkter Ausdruck der Stagnation oder Hinweise darauf sein, dass eine Inkongruenzerfahrung in der einen oder anderen Form abgewehrt bzw. nur z. T. symbolisiert wird.

Hinweise auf den stockenden Integrationsprozess selbst sind z. B. Angst oder Depression, die mehr oder weniger als solche bewusst sein können, aber auch in der einen oder anderen Form unvollständig symbolisiert sein können, zum Beispiel nur in den physiologischen und hormonalen, Signal- oder motorischen Komponenten des Affektsystems repräsentiert sein können.

3. Im Klientenzentrierten Konzept wird zudem zwischen mehr oder weniger frühen Störungen unterschieden.

In frühen Störungen wird die mangelnde Integrität bzw. die Zerbrechlichkeit des Selbstkonzepts als solche erfahren und mehr oder weniger vollständig symbolisiert. Frühe Störungen im Sinne des Klientenzentrierten Konzepts sind selbstpathologische, z. B. Borderline-Störungen und narzisstische Störungen, und schwere Depressionen sowie Angsterkrankungen; spätere Störungen sind Neurosen. Manche klientenzentrierte Psychotherapeuten (z. B. Rogers, 1959/1987) halten bestimmte Formen von Schizophrenie und andere Psychosen für den Ausdruck des Zusammenbruchs eines Selbstkonzepts, dessen Entwicklung schon so früh stagniert ist, dass es fast gar keine affektiven Erlebnisinhalte integrieren kann und zusammenbricht, wenn eine affektive Erfahrung nicht abgewehrt werden kann.

An einem Modell der Psychogenese der Neurosen (vgl. Biermann-Ratjen, 1993 b) soll im Folgenden exemplarisch gezeigt werden, wie die Entstehung einer psychogenen Erkrankung im Rahmen des Klientenzentrierten Konzepts gedacht ist.
Der Prototyp des Erlebens von Inkongruenz, der Situation, in der eine Erfahrung nicht in das Selbstkonzept integriert werden kann und in der die Bedrohung des Selbstkonzepts durch die Erfahrung am klarsten gespürt wird, ist die akute Belastungs- oder Krisenreaktion.
Sie wird z. B. hervorgerufen durch ein außergewöhnlich belastendes Lebensereignis, das eine ernsthafte Bedrohung der Sicherheit oder körperlichen Unversehrtheit der Person oder einer geliebten anderen Person beinhaltet (vgl. ICD-10, Weltgesundheitsorganisation, 1991). Diese Lebensereignisse beinhalten Erfahrungen, die das krasse Gegenteil von denen sind, die in das Selbstkonzept integriert worden sind, nämlich Erfahrungen, in denen die Person von einer anderen kongruenten Person empathisch verstanden und unbedingt wertgeschätzt worden ist.
Die akute Belastungsreaktion sieht typischerweise so aus, dass das Individuum innerhalb meist nur weniger Minuten eine Art Betäubung entwickelt, eine Bewusstseinseinengung mit eingeschränkter Aufmerksamkeit, Unfähigkeit, Reize zu verarbeiten, und Desorientiertheit. Diesem Zustand kann ein weiterer Rückzug aus dem Kontakt mit der Umwelt folgen bis hin zu dissoziativem Stupor. Aber auch Unruhe und Überaktivität, wie Fluchtreaktionen oder Fugue sind mögliche Reaktionen. Meistens treten vegetative Anzeichen panischer Angst, wie Tachycardie, Schwitzen und Erröten auf.
Nach dem anfänglichen Zustand von Betäubung werden Depression, Angst, Ärger, Verzweiflung, Überaktivität und Flucht- bzw. Rückzugsimpulse gefühlt. Kein Symptom ist längere Zeit vorherrschend.
Später kann eine partielle oder vollständige Amnesie für diese Episode vorliegen.
Die Belastungsreaktion erfolgt in Situationen, in denen das Überleben des Organismus als Ganzem als bedroht erfahren wird, der Verlust einer wichtigen anderen Person erlebt oder befürchtet wird und/oder die Bedingungen für die Integration von Erfahrung in

die psychische Selbstorganisation in der Form von »positive regard« oder »positive self regard« entfallen.

Sie besteht in einer Bewusstseinseinengung, dem Prototyp der Abwehr von Erfahrung: Der Erfahrung wird der Zugang zum Gewahrsein verschlossen. Es wird Angst erlebt, zunächst eher auf der Ebene der Körperempfindungen und der motorischen Programme als kognitiv repräsentiert.

Wenn die Bewusstseinseinengung nachlässt, drängen zunächst Affekte, der Prototyp der Bewertung von Erfahrung, in den Erfahrungsraum, und zwar die mit den aus der Ethologie wohlbekannten motorischen Selbstverteidigungsprogrammen: Fliehen, Angreifen, Täuschen, Erstarren.

Sie sind Appelle an die Artgenossen – es wird Schutz gesucht – und werden von ihnen auch so verstanden. Sie lösen entsprechende Handlungsimpulse in ihnen aus bzw. hemmen diese.

Die posttraumatische Belastungsstörung, die auch die traumatische Neurose genannt wird, kann einem Trauma mit einer Latenz von Wochen bis Monaten folgen und unter Umständen in eine anhaltende Persönlichkeitsveränderung einmünden. Sie ist prototypisch für den Verlauf des Versuches der Integration einer Erfahrung in das Selbstkonzept bzw. für die Weiterentwicklung der Symptome der Stagnation des Selbstentwicklungsprozesses.

In der posttraumatischen Neurose taucht das traumatisierende Ereignis unausweichlich immer wieder auf: als Vorstellung in Tagträumen oder in Träumen. Intrusionen sind keine Erinnerungen, sondern ein Wiedererleben. Gleichzeitig fühlt sich die an einer posttraumatischen Belastungsstörung leidende Person betäubt und emotional stumpf, gleichgültig gegenüber anderen Menschen, teilnahmslos, anhedonisch, und vermeidet Aktivitäten und Situationen, die eine Erinnerung an das Trauma hervorrufen könnten. Zusätzlich sind oft vegetative Übererregtheit mit Vigilanzsteigerung und eine beeinträchtigte Stimmung bis hin zu Suizidgedanken zu beobachten. Selten kommt es zu dramatischen akuten Ausbrüchen von Angst, Panik oder Aggression, ausgelöst durch eine plötzliche Erinnerung oder durch die Wiederholung des Traumas oder der ursprünglichen Reaktion darauf.

In der posttraumatischen Neurose wird also die affektive Bedeutung der traumatischen Erfahrung – das ist ihre organismische Bewertung – als Bedrohung erlebt, bzw. ist zu sehen, wie die sich wiederholende Abwehr der Erfahrung und das Scheitern der Integration der Erfahrung als Selbsterfahrung in das Selbst aussieht:

Immer wieder wird versucht, die Erfahrung zu symbolisieren. Es bleibt aber bei einer Symbolisierung auf der Ebene der Körperempfindungen und der Vorstellungen, da vor allem versucht wird, die gefühlsmäßigen Anteile der belastenden Erfahrung nicht wieder zu beleben. Dabei droht eine Generalisierung der Abwehr gegen emotionale Erfahrung:

- Aus der Bewusstseinseinengung wird emotionale Zurückgezogenheit bis Gefühlsabstumpfung; die emotionale Erfahrung wird ignoriert;
- aus dem Impuls, der bedrohlichen Erfahrung zu entfliehen, wird Vigilanzsteigerung auf der Grundlage einer allgemeinen Bereitschaft, neuer Erfahrung überhaupt zu entfliehen;
- aus dem Erstarren angesichts der Erfahrung der Wertlosigkeit des eigenen Lebens und Erlebens in den Augen der Bedroher oder der Bedrohung werden depressive Zweifel am Wert des eigenen Lebens und Erlebens überhaupt bis hin zu Selbstvernichtungsgedanken;
- die reaktive Aggressionsbereitschaft generalisiert.

Wir gehen davon aus, dass im Verlauf der kindlichen Selbstentwicklung in Situationen, in denen es sich als in Lebensgefahr befindlich erlebt, Anerkennung ausbleibt oder die Integrationsfähigkeit der psychischen Organisation, z. B. durch die Wiederholung einer Erfahrung, die schon früher nicht hatte Selbsterfahrung werden können, in Frage gestellt wird, eben solche akuten Belastungsreaktionen ausgelöst werden: Angst verbunden mit oder zum Ausdruck kommend als: Bewusstseinseinengung gegenüber der emotionalen Erfahrung, Depression, Flucht- und Aggressionsbereitschaft.

Für die weitere Selbstentwicklung des Kindes ist es insbesondere von hoher Bedeutung, dass diese Belastungsreaktionen als solche verstanden und akzeptiert werden. In der deutschen Sprache können wir klar verbalisieren, was die Belastungsreaktion ist, wenn eine Person etwas erlebt, das sie als unvereinbar mit ihrem Selbstkonzept bewertet. Wir sagen, jemand gerät außer sich. Es ist vor allem wichtig, dass die Bezugspersonen nicht mit eigenen Gefühlen auf diese Belastungsreaktionen des Kindes reagieren und damit blind für die Wahrnehmung der Gefühle des Kindes – eigentlich sind es ja Symptome – werden.

Wir gehen ferner davon aus, dass in Abhängigkeit von der Anerkennung gerade in diesen affektiven Erfahrungen des Außer-sich-Seins durch andere in der Kindheit der Erwachsene später die eine oder andere Form der Belastungsreaktion als zu seinem Erleben gehörend ansehen oder nicht ansehen wird.

Neurotisches Erleben ist dadurch gekennzeichnet, dass die Symptome der erlebten Inkongruenz nicht als Selbsterfahrungen anerkannt werden können, bzw. durch bestimmte Umformulierungen der Selbsterfahrung, in denen die Abwehr dieser Erfahrung der Inkongruenz bzw. Angst sichtbar wird. Wenn Neurotiker Bewusstseinseinengungen, Angst, Depression, Aggressivität erleben bzw. erleben könnten oder müssten, werden ihnen nicht nur die Erfahrungen nicht bewusst, durch die sie in ihrem Selbst und in ihrer Selbstachtung bedroht sind. Es werden ihnen auch diese Belastungsreaktionen nicht oder nur unvollständig als Ausdruck ihrer organismischen Bewertung ihrer Erfahrungen als für ihr psychisches Überleben, das Selbstkonzept bzw. ihre Selbstachtung bedrohlich bewusst.

Früher wurden neurotische Erkrankungen klassifiziert als: Angstneurosen, Dissoziative Störungen, Zwangsneurosen, Depressionen, also anhand bestimmter zur Neurose erstarrten, nur zum Teil bewussten Belastungs- bzw. Abwehrreaktionen. Es wurden auch die hinter diesen unverstandenen Befindlichkeiten stehenden Impulse benannt:

*   die Fluchtimpulse der Angstpatienten,
*   die Selbst- und Fremdtäuschungsmanöver der hysterischen Patienten,
*   die aggressive Selbst- und Fremdkontrolle hinter den Zwängen,
*   die Unterwerfung bis zur Erstarrung der Depressiven.

Es ist auch möglich – Hans Swildens hat das unnachahmlich dargestellt (Swildens, 1993 a) –, diese Symptome von Inkongruenz aus der Sicht der Phänomenologie und der Existenzphilosophie zu analysieren und zu verstehen:

*   die Flucht der Angstpatienten nicht nur aus ihren belastenden Situationen, sondern auch aus ihrer Selbstentwicklung;
*   das Drängen der Hysteriker nach Angenommenwerden in ihrem Erleben, ohne sich selbst wahrnehmen zu wollen, was einer Weigerung, ihr eigenes Leben zu leben, gleichkomme;
*   das aggressive Kontrollbedürfnis der Zwanghaften, auch was die Kontrolle über die eigene Entwicklung anbelangt;
*   und das Aufgeben der Selbstentwicklung der Depressiven.

Es ist auch immer wieder bemerkenswert zu erfahren, dass Patienten ihre Eltern und deren Verhaltensweisen so schildern, dass man sich gut vorstellen kann, dass sie gerade in den Belastungsreaktionen, in denen sie sich selbst besonders wenig verstehen und annehmen können, auch von ihren Eltern nicht verstanden und angenommen worden sind; dass ihre Eltern auf diese Reaktionen mit eigenen Affekten reagiert haben.

• Die Ängstlichen schildern ihre Eltern als ängstlich, auch was das Vertrauen in die eigenen Fähigkeiten der Kinder anbelangt, als überbeschützend und damit behindernd.
• Die Hysterischen berichten von hochdramatischen Auseinandersetzungen mit den Eltern, bzw. dass die Wahrnehmung ihres Erlebens in den Affekten der Eltern untergegangen ist.
• Die Zwanghaften wurden von hoch kontrollierten Eltern kontrolliert.
• Und die Depressiven wurden leibhaftig oder von depressiven Eltern emotional verlassen.

In der Sprache des Klientenzentrierten Konzepts leiden also Neurotiker an der Unfähigkeit, bestimmte Belastungsreaktionen mit ihrem Selbstkonzept und ihrer Selbstachtung zu vereinbaren. Diese Unfähigkeit ist, ätiologisch betrachtet, darauf zurückzuführen, dass sie in ihrer frühkindlichen Entwicklung bei bestimmten Erfahrungen unter einem Mangel an Einfühlung, unbedingter Wertschätzung und Kongruenz ihrer Bezugspersonen zu leiden hatten mit dem Effekt, dass diese Erfahrungen nicht in das Selbstkonzept integriert werden konnten. Wenn sich solche zuvor nicht oder nur unvollständig anerkannten Erfahrungen wiederholten, wurden sie als eine Bedrohung für das Selbstkonzept und/oder die Selbstachtung erlebt, was einen Alarmzustand auslöste. Die bedrohliche Erfahrung wird wie ein von außen angreifender Feind erlebt, und es wird auf sie wie auf einen Angreifer reagiert: mit Fluchtimpulsen, Tarnung, aggressiver Verteidigungsbereitschaft, Totstellreflex.

Auch die Alarmreaktion kann von wichtigen anderen mehr oder weniger vollständig anerkannt werden und damit mehr oder weniger vollständig als Selbsterfahrung in das Selbstkonzept integriert werden: »So fühle und denke und phantasiere ich, wenn ich nicht verstanden, nicht ohne Bedingungen angenommen werde, jemanden aus der Fassung bringe mit meinen Affekten.« Das später neurotisch werdende Kind wird auch in seinen Belastungsreaktionen bzw. meistens in bestimmten Aspekten der Kampf- und Fluchtbereitschaft nicht empathisch verstanden und unbedingt wertgeschätzt. Seine Beziehungspersonen werden in der Reaktion auf die Belastungsreaktionen des Kindes inkongruent.

Wenn der Neurotiker im späteren Leben Erfahrungen macht, die sein Selbst und/oder die Selbstachtung bedrohen, wird dieser Alarmzustand erneut ausgelöst. Da nun in der Entwicklung der späteren Neurotiker die Symptome oder bestimmte Ausdrucksformen der Alarmreaktion früher von wichtigen anderen nicht oder nur z. T. symbolisiert oder anerkannt worden sind, wird der spätere Neurotiker sie ebenfalls nicht oder nur z. T. symbolisieren können und/oder sich in diesen Selbstwahrnehmungen nicht verstehen und/oder akzeptieren können.

Es sei an dieser Stelle daran erinnert: Auch der Prozess der Empathie ist ein Symbolisierungsprozess. Indem ein Individuum sich in das Erleben eines anderen einfühlt, kann es in eigenen Körperempfindungen, Vorstellungen, Gedanken, Gefühlen und Worten das empathisch erfasste Erleben eines anderen identifizieren. Dieser Verstehensversuch kann misslingen bzw. unvollständig bleiben: Eine Mutter kann z. B. die Körperempfindungen ihres Kindes erfassen, aber zu ihnen ganz andere eigene Vorstellungen entwickeln, die nichts mit dem zu tun haben, was das Kind empfindet.[20] Der Effekt eines solchen unvollständigen Einfühlungsprozesses der Person, auf deren Anerkennung das Kind angewiesen ist, ist der, dass sich das Kind in seinen Erfahrungen nicht vollständiger wahrnehmen kann, als es wahrgenommen wird, und dementsprechend einen Teil seiner Erfahrungen nicht als Selbsterfahrung in das Selbstkonzept integrieren kann. Wenn sie sich später wiederholen, kann es sie sich nicht bewusst machen bzw. sich in ihnen nicht verstehen und akzeptieren. Besonders auf das kindliche Erleben von Dissoziation, Angst, Aggression und Depression reagieren die Mütter oft mit eigenen Affekten und nicht mit empathischem Miterleben. Oder sie reagieren mit nur bedingter Wertschätzung und entsprechenden Vorstellungen und Gefühlen, so dass sich das Kind oft nur in den Körperempfindungen und vielleicht noch in den motorischen Äußerungen korrekt verstanden vorfindet, was zu den sog. psychosomatischen Symptomen der Neurotiker führt.

Zur Entwicklung einer Neurose bedarf es also der Wiederholung einer Erfahrung, in der der Klient als Kind nicht anerkannt worden ist. In der Regel liegen den neurotischen Entwicklungen nicht einzelne Traumen zugrunde, sondern Jahre des Zusammenlebens mit Bezugspersonen, die das Kind nicht einfach um seiner selbst willen annehmen konnten, sondern nur, weil es bestimmte Bedingungen erfüllte, z. B. die, dass es männlich war. Oder sie konnten das Kind wegen bestimmter Bedingungen, die es nicht erfüllte, z. B. weil es nicht so intelligent war, wie die Eltern meinten, dass ihr Kind es sein müsste, nicht annehmen.

Die wichtigen Bezugspersonen der späteren Neurotiker reagierten zusätzlich dazu, dass sie ihr Kind nur bedingt akzeptieren konnten, auch noch auf die Alarmreaktionen ihrer Kinder nicht verstehend und nicht annehmend, in der Regel mit eigenen, wenig reflektierten Affekten und höchst inadäquaten Vorstellungen. Sie konnten nicht sehen, dass diese durch Erfahrungen ausgelöst wurden, durch die sich die Kinder in ihrem Selbstkonzept und in ihrer Selbstachtung bedroht sahen.

Die Dekompensation einer neurotischen Störung wird dadurch ausgelöst, dass sich Erfahrungen, die früher nicht in das Selbstkonzept integriert werden konnten, wiederholen, nicht verstanden und akzeptiert werden können und die Belastungsreaktion auslösen. Da diese zumindest z. T. beim Neurotiker nicht abklingen können, weil sie ihrerseits nicht oder nicht vollständig symbolisiert werden können, bleibt der neurotische Patient dem einen oder anderen Symptom der posttraumatischen Belastungsreaktion, in der einen oder anderen Form symbolisiert, verhaftet.

Wir, die Therapeuten, werden in der Behandlung einer Neurose also immer zunächst auf die Alarmreaktion zu achten und diese als solche zu verstehen haben. Das ist die Bedingung dafür, dass der Klient selbst sie vollständig symbolisieren und sich in ihr verstehen und akzeptieren kann. Erst danach können wir daran gehen, mit dem Klienten zusammen zu explorieren, welche Erfahrungen ihn als Wiederholung von früheren, die er nicht in sein Selbstkonzept integrieren konnte, alarmiert haben.

Die klientenzentrierte Therapie eines Neurotikers wird daher immer eine prozessorientierte im Sinne von Swildens (1991) sein müssen: Wenn nicht in der »Symptomphase« die Symptome als Ausdruck eines stagnierenden Prozesses des Sich-selbst-Verstehens

---

20 Seit Sullivan wird auf die Bedeutung der sog. konsensuellen Validierung von Erfahrung hingewiesen, die erst mit dem Erwerb der Sprache »vollständig« möglich werde. Erleben, das nicht auch sprachlich konsensuell validiert werde, verbleibe im »parataktischen Modus«.

und damit der psychischen Weiterentwicklung verstanden worden sind, kann mit der »klientenzentrierten Phase« der Therapie im engeren Sinn nicht begonnen werden.

Rohde-Dachser (1994) ist in einem Aufsatz mit dem Titel: »Warum sind Borderline-Patienten meistens weiblich? – Über die Rolle des Traumas in der Borderline-Entwicklung« der Überlegung nachgegangen, dass die Borderline-Persönlichkeitsstörungen das Produkt traumatisierender Erfahrungen sein könnten, dass sie vor allem aber durch bestimmte Formen der affektiven Reaktion auf traumatisierende Erfahrungen gekennzeichnet sind:
Acht von zehn Patienten mit der Diagnose »Borderline« sind weiblich, und in keiner Gruppe von Patientinnen gibt es so häufig Erfahrungen von sexuellem Missbrauch (a.a.O., S. 88), meistens durch den Vater (vgl. Westen et al., 1990).
Bestimmte Merkmale der Borderline-Persönlichkeitsstörung können bis in Einzelheiten hinein als Reaktionen aufgefasst werden, die der Verarbeitung erlittener Traumata zugeschrieben werden. Dies gilt insbesondere für die Neigung der Borderline-Patienten zur Selbstverstümmelung und zum manipulativen Suizidversuch sowie für die Gestaltung ihrer Objektbeziehungen (a.a.O., S. 12).
»Die Patientinnen stellen in der Regel keinen Zusammenhang zwischen ihren gegenwärtigen Symptomen und ihren kindlichen Missbrauchserfahrungen her« (a.a.O., S. 86). Verlaufsbeobachtungen von Trauma-Opfern haben gezeigt, »dass Fragmente des Traumas im Laufe der Zeit transformiert und in vielfältig verkleideten Formen wieder erlebt werden, z. B. als Körpersensationen, als Gefühlszustände, in visuellen Bildern, im handelnden Agieren oder auch in dissoziierten Persönlichkeitsfragmenten. Dass darüber hinaus vor allem Trauma und Dissoziation hoch miteinander korrelieren, haben alle Befunde der posttraumatischen Stressforschung erwiesen (vgl. dazu Spiegel et al., 1988)« (a.a.O., S. 11).
Die Kriterien für die Diagnose Borderline-Persönlichkeitsstörung beziehen sich zu einem großen Teil auf typisch weibliche Konfliktlösungsmuster.

> Zu solchen weiblichen Strategien (Rudolph & Stratmann, 1989) gehören unter anderem die im Falle der Borderline-Persönlichkeitsstörung besonders ausgeprägte Bereitschaft zum Eingehen intensiver, klammernder, von Enttäuschungsbereitschaft gekennzeichneter und allein schon deshalb instabiler Objektbeziehungen. Das gleiche gilt für die autodestruktive Form der Aggressionsverarbeitung, so wie auch nach der Kohortenstudie von Schepank (1987) »alloplastisches Agieren offenbar eher eine männliche Möglichkeit zur Lösung innerer und äußerer Konflikte zu sein scheint, während Frauen eher zu autoplastischen, nach innen gerichteten Konfliktlösungen neigen« (Schepank, a.a.O., S. 131). »Männliche Patienten mit einer Borderline-Diagnose wären unter diesem Gesichtspunkt dann vor allem solche, denen eine männliche (alloplastische) Konfliktlösung verwehrt ist (tatsächlich trifft man die für Borderline-Patienten typischen Selbstbeschädigungen häufig bei Männern, die im Gefängnis sitzen)« (Rohde-Dachser, a.a.O., S. 82).

In der Terminologie des Klientenzentrierten Konzepts leiden also Borderline-Patienten:

1. An den Folgen von traumatisierenden Erfahrungen, die sie sich bis heute nicht vollständig bewusst machen können. Die immer wieder unternommenen Versuche der Symbolisierung bleiben auf »Körpersensationen«, »Gefühlszustände«, »visuelle Bilder« und »handelndes Agieren« beschränkt oder kommen in »dissoziierten Persönlichkeitsfragmenten« zum Ausdruck. Borderlinepatienten können psychotische Episoden erleben.

2. An den Folgen des Umstandes, dass sie in ihren affektiven Reaktionen im Zusammenhang mit diesen traumatisierenden Erfahrungen, im Ausdruck der Alarmreaktion, nicht oder nur z. T. verstanden worden sind. Es sind ihnen allenfalls die »weiblichen« Formen des Ausdrucks dieses Affekts zugestanden worden, die depressiven, die Schutz suchenden, ignorierenden bzw. täuschenden, nicht aber die »männliche« Aggression. Wenn sie die Aggression z. B. in der Reaktion auf enttäuschende Erlebnisse heute ihrem Bewusstsein nicht vorenthalten können, erleben sie sie als ichdyston bzw. ihre gesamte Person und deren Beziehung zur ganzen Welt in Frage stellend. Sie können sich in ihrem aggressiven Alarmaffekt nicht verstehen.

Auch mit Borderline-Patienten wird man dementsprechend immer »prozessorientiert« (im Sinne von Swildens, 1991) vorgehen müssen: Wenn nicht in der »Symptomphase« ihr Erleben ihrer Aggression als eine Form des Umgangs mit einer unverstandenen, das Selbstkonzept und die Selbstachtung empfindlich gefährdenden Erfahrung verstanden worden ist, wird man nicht mit der Bearbeitung der heute und früher »traumatisierenden« und die berechtigte Wut auslösenden Erfahrungen beginnen können.

6 Abschließende Bemerkungen

Wir haben früher nicht nur der Tradition entsprechend bezüglich Fragen der Diagnostik und Krankheitslehre eine unausgesprochen distanzierte Haltung eingenommen. Wir haben uns wie Rogers von metatheoretischen und/oder technologischen Menschenbildern distanziert, auf deren Grundlage sich angeblich nicht nur differenzierte, sondern vor allem auch differentielle Verstehens- und Interventionsmodelle entwickeln lassen. Wir haben aber nie einen Zweifel daran gelassen, dass wir die Frage, ob ein Entwicklungs- und/oder Krankheitsmodell dem Therapeuten helfen, seinen Klienten zu verstehen, mit einem klaren Ja beantworten – wenn sie wirklich das abbilden, was Menschen erleben und wie sie ihre Welt- und Selbsterfahrung auch im Bewusstsein repräsentieren und auf dieser Grundlage dann neue Erfahrung organisieren und strukturieren (vgl. auch Eckert, 1994).
Wir haben auch in diesem Kapitel Überlegungen zusammengetragen, die einer einseitigen Darstellung – auch Selbstdarstellung – der Gesprächstherapie als Therapietechnik entgegen wirken sollen. Dem Klientenzentrierten Therapiekonzept und dem in ihm sichtbar werdenden Menschenbild ist bei der Betonung der Therapietechnik und ihrer Effekte oft nicht genügend Aufmerksamkeit gewidmet worden.
Im »Forschungsgutachten zu Fragen eines Psychotherapeutengesetzes« (Meyer et al., 1991, S. 126) – das Gesetz ist am 1.1.1999 in Kraft getreten – wurde empfohlen, nur »Grundorientierungen« als Grundlage der Ausbildung von und Zulassung als Psychotherapeuten anzuerkennen, die folgende Kriterien erfüllen:

> Eine Grundorientierung muss durch ein spezifisches Theoriesystem gekennzeichnet sein, das eine spezifische Krankheits- und Gesundheitslehre mit einer ätiologisch orientierten Behandlungstheorie verbindet ... sie besitzt eine aus der Theorie abgeleitete Behandlungslehre für differentielle Therapieindikationen und für verschiedene Behandlungssettings, ist mit einem umfangreichen Behandlungsrepertoire ausgestattet und verfügt über eine Konzeption der Therapiebeziehung. Sie muss außerdem empirische Wirksamkeitsnachweise erbringen, wissenschaftlich fundiert sein (Schneider-Düker, 1992, S. 108).

Auch vor diesem Hintergrund haben wir das Klientenzentrierte Konzept dargestellt. Es ist aus der Konzeption der psychotherapeutischen Beziehung entstanden, die wiederum eine Abstraktion therapeutischer, empirisch überprüfter Erfahrung ist. In der Therapietheorie werden die Bedingungen für konstruktive Entwicklungen in einem psychotherapeutischen Prozess definiert.

Diese konstruktiven Entwicklungen können als eine Bewegung auf dem Prozesskontinuum beschrieben werden. Sie ist eine Bewegung von einem ungesunden zu einem gesunden psychischen Funktionieren.

Aus der Abstraktion der Bedingungen für Entwicklung in der Therapie ist ein Modell der Bedingungen für die Entwicklung der Person und ihrer Störungen abgeleitet worden. Verschiedene Krankheitsbilder können in diesem Konzept als in verschiedenen Funktionsweisen des Selbst in der Beziehung zur Selbsterfahrung und zum Anderen beeinträchtigt, auf verschiedenen Entwicklungsniveaus und als gekennzeichnet durch verschiedenes Abwehrverhalten beschrieben werden. Dieser Differenzierung entsprechend ist auch die Behandlung als differenziert und differentiell konzipiert. Theoretisch sind alle psychischen Krankheiten gesprächspsychotherapeutisch behandelbar, die eine Psychogenese haben.

Im Entwicklungsmodell des Klientenzentrierten Konzepts werden die Erlebens- und erlebnisverarbeitenden Strukturen beschrieben, wie sie sich unter der Bedingung mehr oder weniger günstiger Beziehungen zwischen einem Kind und seinen Bindungspersonen entwickeln.

Mehr oder weniger gesundes bzw. krankes psychisches Erleben definieren wir als Hinweise auf mehr oder weniger weitere Selbstentwicklung ermöglichende oder behindernde bzw. verhindernde Strukturen.

Das von Rogers entwickelte Prozesskontinuum, auf dem sich psychische Entwicklung im Verlauf einer wirksamen Psychotherapie abbildet, war für die Existenzphilosophen und Phänomenologen unter den Gesprächspsychotherapeuten nicht nur die Basis für die Entwicklung einer »Prozessorientierten Gesprächspsychotherapie«, sondern auch für die phänomenologisch differenzierte Beschreibung unterschiedlicher Krankheitsbilder. Auf seiner Grundlage lassen sich auch differentielle prozessorientierte therapeutische Vorgehensweisen beschreiben (vgl. Swildens, 1993 b).

Wir haben in diesem Kapitel darauf aufmerksam gemacht, dass das Klientenzentrierte Konzept mit neueren Entwicklungen im psychoanalytischen Diskurs auf der Grundlage der empirischen Ergebnisse der Bindungsforschung und der Säuglingsbeobachtung sowie der Forschung, die den Emotionen und den sog. interpersonellen Prozessen unter Berufung auf Sullivan eine zentrale Rolle im psychischen Geschehen einräumen, kompatibel ist.

In einem Exkurs haben wir Höger zitiert, der das Klientenzentrierte Konzept am Maßstab moderner wissenschaftstheoretischer Entwicklungen prüft und für gut befindet.

An einem Modell der Entwicklung der Neurosen haben wir exemplifiziert, dass psychische Entwicklung ein Prozess von zunehmender Integration von emotionaler Erfahrung in eine Selbstorganisation ist und eine psychische Fehlentwicklung das Resultat sich ausdifferenzierender Strukturen, in denen Erfahrung abgewehrt wird, die aber zugleich erfahren werden können.

In einem abschließenden Exkurs haben wir Rohde-Dachser referiert, die ähnliche Überlegungen bezüglich der Genese der Borderline-Persönlichkeitsstörung vorgestellt hat.

Kapitel V   Der »Innere Bezugsrahmen«

1   Die Verbalisierung emotionaler Erlebnisinhalte unter besonderer Berücksichtigung des Inneren Bezugsrahmens

Die Gesprächspsychotherapie gilt als eine erlernbare Therapiemethode und es gibt zahlreiche Möglichkeiten, zu beurteilen, wie gut man sie bereits beherrscht:

* Für die Erfassung der wichtigen »Therapeutenmerkmale« gibt es Skalen.
* Verschiedene Beurteiler schätzen auf diesen Skalen das Verhalten ein und desselben Therapeuten hinreichend übereinstimmend ein.
* Man läuft also wenig Gefahr, von dem einen Ausbilder für ein Therapeutenverhalten anerkannt zu werden, das der andere als falsch beurteilt. Das so genannte »feedback« ist einigermaßen »objektiv«.
* Zudem ist ein beachtlicher Zusammenhang zwischen bestimmten, als wesentlich angesehenen Merkmalen des Therapeutenverhaltens und dem Effekt einer Therapie empirisch gesichert.
* Der Therapeut muss keine erheblichen Zweifel an seinen therapeutischen Fähigkeiten entwickeln, solange die Selbstexploration des Klienten nicht zum Erliegen kommt. Auch zwischen der Selbstexploration des Klienten und verschiedenen Therapieeffektmaßen gibt es deutliche Zusammenhänge.

Als erlernbar gilt vor allem die »Verbalisierung emotionaler Erlebnisinhalte«. Das »Erlernen« von »Echtheit« und »Unbedingter Wertschätzung« gilt als problematischer. Gesprächspsychotherapeuten werden, wenn es ihnen an Kongruenz und Unbedingter Wertschätzung fehlt, auf die Möglichkeit und Notwendigkeit von Selbsterfahrung und Supervision hingewiesen.

In der Ausbildung zum Gesprächspsychotherapeuten nimmt das Training der genauen Wahrnehmung von Gefühlsäußerungen in den Mitteilungen des Gesprächspartners viel Raum ein. Gesprächspsychotherapeuten lernen zu unterscheiden, wo ein Gesprächspartner über Gefühle spricht und wo nicht. Und sie lernen vor allem, dem Gesprächspartner mitzuteilen, was sie von dessen Gefühlsäußerungen mitbekommen haben, und über alles andere Gehörte zu schweigen. Sie lernen die »Verbalisierung emotionaler Erlebnisinhalte«.

Ihre operationale Definition lautet: »Der Psychotherapeut verbalisiert (äußert sprachlich) die persönlich-emotionalen Inhalte des Erlebens des Klienten, wie sie vom Klienten in der unmittelbar vorhergehenden Äußerung ausgedrückt wurden. Unter persönlich-emotionalen Inhalten des Erlebens sind hier gemeint: Gefühle, gefühlsmäßige Bewertungen, Wünsche, Interessen, Erleben der eigenen Person und Erleben der Wirkung der eigenen Person auf andere Menschen« (Bommert, 1987, S. 88).

Weiter wird dem zukünftigen Therapeuten die Skala zur Einschätzung der »Verbalisierung emotionaler Erlebnisinhalte« vorgelegt, deren Endpunkte heißen:

»Stufe 2: Keine Verbalisierung der vom Klienten ausgedrückten persönlich-emotionalen Inhalte des Erlebens durch den Psychotherapeuten, auch keine Äußerungen über irgendwelche vom Klienten vorgebrachten Sachverhalte, die Äußerung besteht etwa aus einer Belehrung oder Ermahnung. (Die Stufe 1 ist nicht ausformuliert)
Stufe 12: Verbalisierung in genauer Form aller wesentlichen vom Klienten geäußerten persönlich-emotionalen Inhalte des Erlebens durch den Therapeuten« (nach Bommert, 1987, S. 88 f., vgl. auch Kap. I, S. 18).

Wir haben die Erfahrung gemacht, dass es in konkreten Therapiesituationen oft ausgesprochen schwer sein kann, zu entscheiden, welche die persönlich-emotionalen Inhalte im Erleben des Klienten sind, insbesondere, welche die wesentlichen Inhalte in der unmittelbar vorhergehenden Äußerung des Klienten sind. Wir hoffen, dass wir allen denen mit diesem Kapitel ein wenig weiterhelfen können, die ähnliche Probleme erleben und erlebt haben wie wir. Wir wollen im Folgenden darstellen:

1. Wenn empathisch verstehen heißt, sich im Inneren Bezugsrahmen eines anderen Menschen bewegen zu können, so als wäre man der andere, ohne jemals zu vergessen, dass man nicht der andere ist und man auch nicht an seiner statt handeln kann, dann muss in die Verbalisierung emotionaler Erlebnisinhalte – als verbaler Ausdruck dessen, was man verstanden hat – auch die Mitteilung dessen eingehen, was man bezüglich dieses Inneren Bezugsrahmens des anderen wahrgenommen hat. Das bedeutet: Der Therapeut muss seinem Klienten nicht nur mitteilen, welche Gefühle er bei ihm wahrgenommen hat, sondern auch, wie leicht oder wie schwer es für den Klienten ist, diese Gefühle zu erleben, wie angenehm oder unangenehm die Entdeckung dieser Gefühle ist, wie bekannt oder unbekannt, selbstverständlich oder erschreckend, annehmbar oder unannehmbar usw. die Gefühle sind.
2. Das Gefühl der Unbedingten Wertschätzung des Klienten im Therapeuten wird in der Regel weit weniger durch die »Gefühle« eines Klienten erschüttert als durch den Umgang des Klienten mit diesen. Wenn der Therapeut nicht unbedingt wertschätzend auf einen Klienten reagieren kann, dann sollte er sich den Inneren Bezugsrahmen seines Klienten genau anschauen. In der Gestaltung oder Verformung der Erfahrungen des Klienten durch dessen Inneren Bezugsrahmen wird der Therapeut nämlich in aller Regel die Quelle seiner Ablehnung des Klienten, seiner Unzufriedenheit mit dem Klienten und vor allem seiner Unfähigkeitsgefühle ihm gegenüber finden. Wenn er sich das klar machen kann, dann kann er auch mit dem Klienten zusammen nicht nur dessen Gefühle, sondern auch deren Bestimmtheit durch seinen Inneren Bezugsrahmen wahrnehmen, und damit hat er meistens auch einen großen Schritt in Richtung Unbedingte Wertschätzung gemacht (vgl. Kap.I).

Wir haben im Kapitel IV dargestellt, wie dieser Innere Bezugsrahmen entsteht. Aus den Erfahrungen in der Interaktion mit wichtigen anderen entwickelt das Kind eine Repräsentanz seiner Welt- und Selbsterfahrung. In diese gehen seine gesamtorganismischen Bewertungen seiner Erfahrungen ebenso ein wie deren Bewertungen durch die wichtigen anderen. Nachdem diese Repräsentanz, das Selbstkonzept, eine erste Struktur gewonnen hat, bestimmt sie in erheblichem Ausmaß mit, wie und welche neue Erfahrung gemacht wird.
Der Organismus als Ganzer hat sowohl das Bestreben, das Selbstkonzept weiterzuentwickeln, als auch das Bestreben, es aufrechtzuerhalten. So können eine Selbstaktualisierungstendenz und eine Selbstbehauptungstendenz miteinander kollidieren.

Unter der Überschrift »Psychotherapie als Prozeß« hat Rogers (1973 b, S. 130–162) sieben Prozessphasen beschrieben, die der Klient in einer Psychotherapie durchläuft. Die Phasen beschreiben die Beziehung, die eine Person zur ihrer eigenen lebendigen Erfahrung hat, und zwar – wir wiederholen (vgl. Kap. IV) – das Ausmaß

1. an Nähe zum Erleben bzw. Offenheit für die emotionale Erfahrung;
2. an Bereitschaft zur Selbstexploration;
3. an Kongruenz;
4. in dem die kognitiven Funktionen zur Erfassung des Bedeutungsgehaltes der Erfahrung eingesetzt werden;
5. an Bereitschaft, Selbsterfahrungen mitzuteilen;
6. an Bereitschaft, Probleme als die eigenen anzusehen und dementsprechender an Bereitschaft zu persönlicher Veränderung;
7. an Bereitschaft, enge Beziehungen zu anderen Menschen zu haben.

Die beiden Endpole des Kontinuums der sog. »Prozesserfahrung« bezeichnen auch die gesunde und die ungesunde Form der Beziehung, die Menschen zu sich selbst als lebende, fühlende, erfahrende und Erfahrung ordnende und bewertende Wesen haben können. Sie bezeichnen die Möglichkeit von Selbstempathie und Kongruenz auf der einen und die Unmöglichkeit der Selbstwahrnehmung und Selbstwertschätzung auf der anderen Seite. Wir haben vorgeschlagen, sie als Beschreibungen des gesunden bzw. des ungesunden Inneren Bezugsrahmens anzusehen. Je gesünder der Innere Bezugsrahmen, desto weniger wehrt eine Person ihre lebendige Erfahrung ab.

Rogers hat die Veränderung durch Psychotherapie als eine Bewegung von einer ungesunden, starren zu einer gesunden, flexiblen Form des Umgangs mit der lebendigen Erfahrung beschrieben.

2   Die Entwicklung der Selbstexploration im Therapieprozess. Ein Fallbeispiel

Wir werden nun die sieben Prozessphasen – Rogers folgend – beschreiben. Dabei werden wir uns das Erleben seines Klienten aus dem Artikel von 1957 vorstellen: Seine Beziehung zu seiner Erfahrung, zu sich selbst und zu seinem Psychotherapeuten, entsprechend der Prozessphase, in der er sich jeweils befindet. Wir wollen an diesem Beispiel verdeutlichen, bezüglich welcher »wesentlichen persönlich-emotionalen Inhalte« der Klient sich in den sieben Phasen äußert und wie der Therapeut zum Ausdruck bringen könnte, was er empathisch verstanden hat: worauf konkret sich das einfühlende Verstehen des Therapeuten richten muss, wenn er dem Klienten helfen möchte, eine gesündere Beziehung zum eigenen Erleben zu entwickeln.

Rogers schreibt über diesen Studenten (Rogers, 1957, S. 96):

> Er hat in einer tief greifenden organisch anmutenden Art Furcht vor Universitätsexamen, die im 3. Stock eines bestimmten Gebäudes abgenommen werden, da diese seine eigene Unfähigkeit bloßlegen könnten. Da diese Furcht ganz klar nicht mit seinem Bild von sich selbst zu vereinbaren ist (Selbstkonzept), erlebt er sie (verzerrt) in seinem Bewusstsein als eine unverständliche Angst, die Treppen in diesem Gebäude hinaufzusteigen, dann

in jedem Gebäude, und bald auch als eine unsinnige Angst, den Platz vor der Universität zu überqueren. Es besteht also eine fundamentale Diskrepanz zwischen der Bedeutung seiner Erfahrung für seinen Organismus und der symbolischen Repräsentation dieser Erfahrung in seinem Bewusstsein. Auf diese Weise geraten seine Erfahrungen und sein Selbstkonzept nicht miteinander in Konflikt. Das Eingeständnis seiner Furcht, unfähig zu sein, würde dem Bild widersprechen, das er von sich selbst hat. Unbegreifliche Ängste einzugestehen, steht nicht im Widerspruch zu seinem Selbstkonzept (Übers. der Verf.).

Vor dem Hintergrund des im vorangegangenen Kapitel explizierten Entwicklungs- und Störungsmodells des Klientenzentrierten Konzepts sagen wir über diesen Studenten: Er erlebt Angst angesichts einer Erfahrung, die er nicht in sein Selbstkonzept integrieren kann: Die Erfahrung der Angst angesichts eines möglichen Versagens. Wenn er früher die Erfahrung machen musste, dass er etwas nicht konnte, hat es ihm an »unconditional positive regard« der zu dieser Erfahrung gehörenden Affekte durch wichtige Bezugspersonen gefehlt.

Heute versetzt ihn die Möglichkeit, dass er etwas nicht können könnte, in Angst vor der Angst vor dem Versagen, d. h., er spürt die Bedrohung für sein Selbstkonzept bzw. seine Selbstachtung, er spürt Inkongruenz.

Da er auch bei früheren Erfahrungen dieser Angst bzw. in seinem Umgang mit dieser Angst vor dem Versagen – ihm war wahrscheinlich danach zumute, einfach wegzulaufen – nicht mit »unconditional positive regard« verstanden worden ist, kann er sie auch heute nicht korrekt symbolisieren, d. h., sie sich in allen Qualitäten des Symbolisierungsprozesses bewusst machen.

Auf der Ebene der Körperempfindungen, die bei Bedrohungen des Selbstkonzepts und der Selbstachtung die gleichen sind wie bei Bedrohungen für das physische Leben, wird die Angst erlebt. Auf der Ebene der Vorstellungen aber bleibt ihre Symbolisierung unvollständig: Es deutet sich Fluchtverhalten an. Allerdings kommt der Student in seinen Vorstellungen gar nicht bis in die Situation, in der er die Angst vor dem Versagen und seinem Umgang damit erleben könnte.

Seine Selbstbehauptungstendenz stellt sich der Selbstaktualisierungstendenz entgegen, die auch diese Erfahrungen zu Selbsterfahrungen machen möchte bzw. das Selbstkonzept weiterentwickeln will.

Der Selbstbehauptungstendenz gelingt aber nicht die vollständige Abwehr der bedrohlichen Erfahrung: Sie wird dem Studenten z. T. bewusst. Er erlebt Symptome: Angst und Fluchtimpulse, Erfahrungen, in denen er sich nicht verstehen und nicht akzeptieren kann.

Sie finden die nächsten Seiten in je zwei Spalten aufgeteilt. In der ersten Spalte der linken Seite befindet sich eine Beschreibung der Phase, der der Innere Bezugsrahmen des Klienten zuzuordnen ist. Die Beschreibung der Phase ist – angelehnt an Rogers' Phasenbeschreibung – nach folgendem Schema gegliedert:

1. Ausmaß an Distanz bzw. Nähe zur lebendigen Erfahrung
2. Ausmaß an Bereitschaft zur Selbstexploration
3. Ausmaß an Kongruenz bzw. Inkongruenz
4. Ausmaß, in dem die kognitiven Funktionen zur Erfassung des Bedeutungsgehaltes der Erfahrung eingesetzt werden
5. Ausmaß an Bereitschaft, sich bezüglich der Selbsterfahrung mitzuteilen
6. Ausmaß an Bereitschaft, Probleme als die eigenen anzusehen und ihr entsprechender Bereitschaft zu persönlicher Veränderung
7. Ausmaß an Beziehungsbereitschaft

In der zweiten Spalte der jeweils linken Seite befinden sich Äußerungen, die der Klient in der jeweiligen Phase machen könnte. Wir haben den Versuch unternommen, Äußerungen zu erfinden, die Beispiele für die verschiedenen Aspekte in den einzelnen Phasen des Therapieprozesses sein könnten. Sie werden sehen, je weiter die Entwicklung des Klienten im Therapieprozess fortschreitet, um so schwieriger wird es, seine Äußerungen diesen Dimensionen der Phasenbeschreibung zuzuordnen.

Beschreibung der 1. Phase	Beispiele für Klientenäußerungen in dieser Phase
In der ersten »Phase« ist der Klient distanziert gegenüber seiner lebendigen Erfahrung.	Der Student wird also sagen: Ich erlebe da täglich eine ganz alberne und durch nichts gerechtfertigte Angst, wenn ich auch nur daran denke, mein Zimmer zu verlassen und hinüber zum Seminar zu gehen.
Die Erfahrensweise ist starr: Der emotionale Bedeutungsgehalt der Erfahrung spielt keine Rolle.	Wenn ich dann die Treppen erreicht habe, kriege ich sogar Herzrasen.
Es besteht Abneigung, sich mitzuteilen. Mitteilungen erfolgen nur in Bezug auf Äußerlichkeiten.	Ich komme mir vor wir ein alter Mann, wenn ich darüber rede. Ich muss mal mein Herz untersuchen lassen.
Gefühle und persönliches Sinnerleben werden nicht anerkannt; man gibt nicht zu, sie zu haben. Persönliche Konstrukte, d. h. die Vorstellungen von der eigenen Person und von der Welt, die man erfährt, sind starr.	Vielleicht habe ich doch zu viel geraucht in den letzten Jahren. Glauben Sie, dass das daher kommen kann?
Enge und kommunikative Beziehungen werden als gefährlich angesehen, also auch die therapeutische Situation.	Sie sind doch auch Mediziner? Oder kann man heutzutage auch Psychotherapeut sein, ohne Medizin studiert zu haben?
Probleme werden in dieser Phase weder erkannt noch wahrgenommen.	Wenn ich doch nur wüsste, wie ich diese Angst loswerden könnte, sonst geht es mir nämlich prima.
Es gibt kein Bedürfnis nach persönlicher Veränderung. Es gibt viele Sperren gegen innere Kommunikation.	Mit schrecklichen Kindheitserfahrungen und Kontaktschwierigkeiten und was sonst noch zu einem anständigen Klienten gehört, kann ich nämlich nicht aufwarten ...
Enge Beziehungen zu anderen werden als gefährlich vermieden.	... leider, da muss ich Sie enttäuschen.

In der ersten Spalte auf der jeweils rechten Seite finden Sie Äußerungen des Therapeuten, die eine angemessene Verbalisierung der emotionalen Erlebnisinhalte des Klienten
sind, aber wenig Bezug zum Inneren Bezugsrahmen des Klienten im Sinne der Prozessqualität des Erlebens aufweisen.
In der zweiten Spalte der rechten Seite finden Sie Vorschläge für Therapeutenäußerungen unter Einbeziehung des Inneren Bezugsrahmens des Klienten.

Beispiele für Therapeutenäußerungen:

ohne Einbeziehung des Bezugs-rahmens	**mit Einbeziehung des Bezugsrahmens**
Sie haben große Angst. Sie spüren sie sogar körperlich.	Dieses Angstgefühl finden Sie albern.
Manchmal fürchten Sie sogar, eine Herzkrankheit zu haben.	Sie haben gar keine rechte Beziehung zu diesem Gefühl, so als wäre es gar nicht Ihr Gefühl. Wenn Sie Ihr Herz spüren, sind Sie fast ein bißchen beleidigt.
Sie machen sich Vorwürfe, dass Sie diese Krankheit haben.	Am liebsten würden Sie das ganze Problem wie eine Sache für Fachleute in die Hände eines anderen legen.
Sie fühlen sich eigentlich ganz wohl, wenn Sie nur diese Angst nicht hätten.	Sie haben den Eindruck, es ist gar nicht so recht Ihr Problem, und so können Sie sich auch nicht recht vorstellen, was wir beide nun mit Ihren Ängsten gemeinsam anfangen sollen.

Beschreibung der 2. Phase	Beispiele für Klientenäußerungen in dieser Phase
Die Ausdrucksweise wird beweglicher hinsichtlich der Themen, die mit dem Selbst nichts zu tun haben.	Der Student wird also sagen: Merkwürdigerweise denke ich in der letzten Zeit häufig an meinen Vater. Er war immer kerngesund.
Man beschreibt Gefühle, als ob man sie nicht selber hätte oder als wären sie vergangene Objekte.	Aber das tut ja nichts zur Sache, das fiel mir nur gerade ein, und da ich hier frei und offen über alles, was mich beschäftigt, reden soll, dachte ich, ich sag Ihnen das mal.
Man zeigt Gefühle, erkennt sie aber als solche nicht an, noch gibt man zu, sie zu haben.	An meiner Phobie hat sich nichts geändert. Gestern habe ich mein Zimmer gar nicht erst verlassen, es gab auch gar keinen richtigen Grund, es zu verlassen.
Erfahrung ist an die Struktur der Vergangenheit gebunden, d. h., man erklärt seine Gefühle mehr, als dass man sie schildert.	Komisch, jetzt habe ich auch noch hier Herzbeschwerden. Gestern habe ich zwanzig Zigaretten geraucht. Das ist eben doch ungesund.
Persönliche Konstrukte sind starr; sie werden als Fakten verkannt.	Allmählich kriege ich auch noch Angst vor dieser Angst, aber das gehört wohl zum Syndrom – habe ich gelesen.
Gefühle und ihre Bedeutungen werden kaum auseinandergehalten.	Manchmal schäme ich mich, dass es mich erwischt hat.
Widersprüche werden zwar ausgedrückt, aber kaum als solche erkannt.	Mein Vater hatte so was sicher nie. Ich glaube, der würde grinsen, wenn er mich so feige auf eine Treppe zugehen sähe. Haben Sie eigentlich Erfahrung in der Behandlung von Phobien?

Beispiele für Therapeutenäußerungen:

ohne Einbeziehung des Bezugs-rahmens	mit Einbeziehung des Bezugsrahmens
Sie fühlen sich in letzter Zeit häufig an Ihren Vater erinnert.	Es wundert Sie, dass Sie jetzt häufiger an Ihren kerngesunden Vater denken.
Sie bemühen sich, offen zu sein.	Sie erzählen mir das, um mir einen Gefallen zu tun, und nicht etwa, weil diese Gedanken für Sie einen Sinn haben?
	Sie empfinden Ihre Ängste wie eine Grippe, die von außen auf Sie zugeflogen ist
Sie machen sich Sorgen, weil es mit Ihnen nicht bergauf geht.	Auch dieser Schmerz kommt Ihnen wie etwas Fremdes vor
Ihre Angst vor der Angst steigt.	
Manchmal schämen Sie sich Ihrer Krankheit.	Ihre Angst wird größer und Sie schämen sich dessen.
Sie fragen sich, ob ich Ihnen helfen kann.	Es wäre schön, wenn Sie mehr Vertrauen in sich und mich haben könnten.

Beschreibung der 3. Phase	Beispiele für Klientenäußerungen in dieser Phase
In der dritten Phase ist das Sprechen über das Selbst – das immer noch als Objekt angesehen wird – flüssiger.	Der Student wird sagen: Es ist mir immer wichtig gewesen, nicht feige zu sein. Ich finde Angsthasen peinlich, schäme mich fast für jeden Feigling.
Es gibt auch Äußerungen über Selbsterfahrungen, d. h. Äußerungen darüber, was von dem, was man erfährt, als zur eigenen Person passend oder zu ihr gehörend erlebt wird.	Ich habe mich noch nie mutlos gefühlt, Mut hatte ich immer, manchmal fast zuviel, so dass ich mich gefragt habe, ob ich nicht nur anderen imponieren wollte, vielleicht ein Angeber bin.
Es ist viel die Rede von Gefühlen und persönlichen Ansichten, sie werden aber beschrieben und sind nicht recht gegenwärtig in der Therapiesituation. Meist handelt es sich natürlich um Mitteilungen über vergangene Gefühle.	Dieses Gefühl jetzt ist aber etwas anderes. Ich weiß ja nicht einmal, wovor ich Angst habe, außer vor diesem entsetzlichen Angstgefühl.
Gefühle werden nur in gewissem Maße akzeptiert – größtenteils werden sie als etwas Schändliches, Schlechtes, Abnormales oder auf andere Weise Unangenehmes aufgezeigt.	Als könnte einem was passieren in dieser überorganisierten Universität, wo jeder Kommilitone seinen Nachbarn in Gedanken auf jedem seiner Wege begleiten kann, wo man für jedes Wehwehchen eine Beratungsstelle hat, wo man seine Ängste sogar als Informationshunger verkaufen kann, seine Feigheit zum psychiatrischen Symptom hochstilisieren kann.
Manchmal werden sie als solche erkannt, wenn sie in der Therapiesituation gezeigt werden.	Es ist mir peinlich, dass ich zu Ihnen komme, auch wenn ich mich bei Ihnen ganz wohl fühle.
Erfahrungen werden als etwas Vergangenes beschrieben.	Ich glaube, das liegt daran, dass ich dazu neige, genau herauszufinden, was Leute von mir wollen, und mich nicht einfach unvoreingenommen auf sie einlasse.
Die persönlichen Konstrukte sind noch immer starr, werden aber hin und wieder als solche erkannt und nicht mit Fakten außerhalb der Person verwechselt. Die Unterscheidung von Gefühlen und Ansichten wird etwas schärfer – Widersprüche in der Erfahrung werden erkannt.	Was Gesprächspsychotherapeuten von ihren Klienten hören wollen, kann man ja glücklicherweise leicht nachlesen, und Sie haben mir das ja auch nochmal erklärt zu Anfang unserer Kontakte. Man kann sich ja auch nicht einfach gehen lassen – wo kämen wir denn da hin.
Persönliche Entscheidungen werden getroffen, aber oft als unwirksam erlebt.	Irgendwie lasse ich mich hier aber doch gehen. Warum rede ich eigentlich soviel? Ich soll doch über meine Gefühle reden.

Beispiele für Therapeutenäußerungen:

ohne Einbeziehung des Bezugs- rahmens	mit Einbeziehung des Bezugsrahmens
Sie sind stolz darauf, dass Sie kein Feigling sind.	
Feiglinge finden Sie unangenehmer als Angeber.	
Ihre Angst jetzt ist etwas anderes als Mutlosigkeit.	Gefühle von Angst haben Sie immer von sich ferngehalten. Sie lehnen solche Gefühle so sehr ab, dass Sie sich sogar für andere Leute schämen, die solche Gefühle haben. Manchmal haben Sie sich gefragt, warum es Ihnen so wichtig ist, solche Gefühle nicht zu haben.
Sie wären gerne unabhängig von der Hilfe anderer.	Sie mokieren sich über sich und Ihre Angst und lassen sie nicht an sich heran.
Sie fühlen sich bei mir ganz wohl und fühlen sich auch sicher, weil Sie wissen, wie Sie sich verhalten sollen.	Sie fühlen sich hier wohl, mögen das aber nicht so recht an sich heranlassen.
Und Sie sind ganz froh darüber, dass Sie glauben können, hier, bei uns beiden, gäbe es feste Regeln.	Ihre Angst wird größer und Sie schämen sich dessen.
Sie fragen sich, ob ich Ihnen helfen kann.	Es wäre schön, wenn Sie mehr Vertrauen in sich und mich haben könnten.
Sie haben Angst, sich fallen zu lassen.	Solche Regeln geben Ihnen einen Schutz vor sich selbst?

113

Beschreibung der 4. Phase	**Beispiele für Klientenäußerungen in dieser Phase**
Der Klient beschreibt intensive Gefühle von der Art »jetzt nicht mehr.« Gefühle werden als gegenwärtige Objekte beschrieben. Gelegentlich werden Gefühle als gegenwärtig geäußert; sie brechen manchmal gegen den Willen des Klienten hervor.	Der Student wird also sagen: Gestern war ich einfach fertig. Gott sei Dank, jetzt geht es mir besser, aber ich spüre richtig, wie es mir den Hals zuschnürt, wenn ich davon erzähle. Mir ist eigentlich zum Heulen zumute.
Man kommt dazu, Gefühle als unmittelbar gegenwärtig zu erleben, und es besteht Mißtrauen und Furcht gegenüber dieser Möglichkeit.	Ich fürchte, ich würde Sie hassen, wenn ich jetzt losheulen müßte. Ich habe noch nie in Gegenwart eines Mannes geheult. Komisch, wie das sitzt! Hatten nicht die alten Griechen eine richtige Kultur im Klagen und Weinen?!
Es gibt kaum ein offenes Akzeptieren der Gefühle, obwohl ein gewisses Akzeptieren gezeigt wird. Die Erfahrung ist weniger an die Struktur der Vergangenheit und weniger an Konstrukte gebunden. Konstrukte werden definitiv als solche erkannt und man beginnt, ihre Gültigkeit in Frage zu stellen.	Nein, wirklich, ich bin richtig verzweifelt, nein, fertig, ängstlich, mehr bedrückt.
Es findet eine zunehmende Differenzierung der Gefühle, Konstrukte und persönlichen Ansichten statt. Dabei zeigt sich eine Neigung, Genauigkeit in der Symbolisierung zu erreichen. Widersprüche und Ungereimtheiten zwischen Selbst und Erfahrung erregen Besorgnis.	Ich hätte nie gedacht, dass mir diese eine mißlungene Klausur so nachhängen würde. Gestern, als ich den Termin für die Wiederholungsprüfung erfuhr, habe ich gemerkt, dass mein ganzes Selbstvertrauen in die Brüche gegangen ist.
Die eigenen Probleme werden vorsichtig als eigene in die Selbstverantwortung genommen; ebenfalls die Gefühle, die in der Beziehung zu anderen Menschen entstehen. Beziehungen werden vorsichtig zugelassen.	Ich habe nicht gewußt, dass ich so abhängig davon bin, dass mir immer alles gelingt.
Enge Beziehungen zu anderen werden als gefährlich vermieden.	Ich habe mir eingebildet, dass mir der Stolz meines Vaters auf mich egal ist – schrecklich wichtig ist er mir!

Beispiele für Therapeutenäußerungen:

ohne Einbeziehung des Bezugs-rahmens	mit Einbeziehung des Bezugsrahmens
Heute geht es Ihnen besser.	Es wäre Ihnen schrecklich, wenn Sie jetzt weinen müssten.
Eigentlich geht es Ihnen noch ganz schlecht, das spüren Sie so richtig. Ihnen ist fast zum Weinen zumute.	Sie kämpfen richtig gegen dieses erdrückende Gefühl an.
Das ist mehr ein Gefühl von Bedrücktsein, das Sie da spüren.	.
Sie fürchten, Ihr Selbstvertrauen ist dahin.	
Sie spüren, wie abhängig Sie vom Erfolg sind.	Beginnen Sie zu spüren, wie wichtig Ihnen Ihr Leistungsvermögen ist?
Es ist Ihnen wichtig, dass Ihr Vater stolz auf Sie sein kann.	Auch in Ihrer Beziehung zum Vater?

Der am Entwicklungsprozess des Klienten orientierte Psychotherapeut, der sich in die Erfahrungen des Klienten, so wie dieser sie in seinem Inneren Bezugsrahmen erlebt, einfühlt, sieht also in den Stellungnahmen des Klienten zu seinen Gefühlen die wesentlichen Inhalte von dessen Erleben, d. h.:

- in den Gefühlen, die die Gefühle machen.

  Er sagt also nicht: »Sie haben große Angst, Sie spüren sie sogar körperlich«, sondern: »Dieses Angstgefühl finden Sie albern, Sie haben gar keine rechte Beziehung zu diesem Gefühl, so als wäre es gar nicht Ihr Gefühl«;

- in der Interpretation dieser Gefühle.

  Er sagt also nicht: »Sie machen sich Vorwürfe, dass Sie diese Krankheit haben«, sondern: »Am liebsten würden Sie das ganze Problem wie eine Sache für Fachleute in die Hände eines anderen legen«

- im Einverständnis oder Nicht-Einverständnis mit diesen Gefühlen.

  Er sagt also nicht: »Sie fühlen sich bei mir ganz wohl, obwohl es Ihnen peinlich ist, in der Patientenrolle zu sein«, sondern: »Sie fühlen sich hier wohl, mögen das aber nicht so recht an sich heranlassen«;

- in der Bereitschaft, die Gefühle mitzuteilen und sich mit ihnen zu befassen.

  Er sagt also nicht: »Manchmal fürchten Sie sogar, eine Herzkrankheit zu haben«, sondern: »Wenn Sie Ihr Herz spüren, sind Sie fast ein bisschen beleidigt«

- und in der Bereitschaft, die die Beziehungen bestimmenden Gefühle, insbesondere die zum Therapeuten, zuzulassen.

  Er sagt also nicht: »Sie fühlen sich eigentlich ganz wohl, wenn Sie nur diese Angst nicht hätten«, sondern: »Sie haben den Eindruck, es ist gar nicht so recht Ihr Problem, und so können Sie sich auch nicht recht vorstellen, was wir beide nun mit Ihren Ängsten gemeinsam anfangen sollen«.

Diese Stellungnahmen zu den Gefühlen sind auch das, was den Klienten in der konkreten Therapiesituation mit dem Therapeuten mehr beschäftigt als die Gefühle selbst – auch daher sind sie die »wesentlichen« emotionalen Erlebnisinhalte.

Rogers vermutet, dass ein Klient nur dann, wenn er in einer früheren Therapiephase erfahren hat, dass er vollständig anerkannt wird, in die nächste Phase gehen kann. Diese Anerkennung besteht darin, den Klienten, so wie er ist und wie er sich mit seiner Erfahrung fühlt, vollständig zu verstehen und anzunehmen und das auch mitzuteilen.

Auch mit der Beschreibung der Prozessphasen wird deutlich, dass es weniger darum geht, welche Erfahrungen ein Klient macht oder gemacht hat, sondern darum, wie er sie bewertet.

Der Therapeut sollte also z. B. nicht nur ansprechen, dass der Klient an seinen Vater denkt, sondern vor allem, dass er das merkwürdig findet.

Auch dann, wenn Klienten direkt ihre Beziehung zum Therapeuten ansprechen, geht es ihnen in der Regel vor allem um die Bewertung ihrer Erfahrung in der Beziehung zum Therapeuten. Wichtig ist z. B. nicht so sehr, dass der Klient offen sein möchte, sondern dass er meint, er gehorchte dem Therapeuten, wenn er ihm gegenüber offen ist.

Symptome von Inkongruenz, z. B. Angst, sind nicht »Gefühle« im engeren gesprächspsychotherapeutischen Sinne, auch wenn sie Gefühle machen oder in der Reaktion auf

Gefühle entstehen. Es bringt den Klienten nicht weiter, wenn der Therapeut feststellt, dass der Klient nun auch noch Angst vor der Angst entwickelt hat, sondern es ist wichtig, zu beachten, welche emotionalen Bewertungen diese Symptome enthalten bzw. im Klienten erfahren; also nicht: »Ihre Angst vor der Angst steigt«, sondern: »Ihre Angst wird größer und Sie schämen sich dessen.«

Besonders beim Umgang mit Erfahrungen, die Symptome von Inkonguenz bzw. der Stagnation des Symbolisierungsprozesses oder der Selbstentwicklung überhaupt sind, ist wichtig, dass sich die unbedingt wertschätzende Empathie des kongruenten Therapeuten auf alle Aspekte der Erfahrungen des Klienten auf einer bestimmten Ebene (Prozessphase) richtet und nicht nur auf Gefühle.

Das lässt sich vielleicht besonders gut am Umgang mit depressiven Gefühlen von Klienten verdeutlichen. Wenn der Klient sagt: »Ich bin so depressiv«, und der Therapeut antwortet: »Sie fühlen sich sehr bedrückt«, und der Klient sagt: »Am liebsten würde ich aus dem Fenster springen«, kann der Therapeut nicht nur sagen: »Am liebsten würden Sie sich umbringen«, denn dann kann der Klient nur noch sagen: »Ja!«, oder er kann gehen oder verstummen. Der Therapeut muss dann schon heraushören und aufgreifen, im Zweifel sogar erfragen, wie der Klient zu seinem depressiven Erleben steht: Ob es dem Klienten so fremd ist, dass er es mit einem Fachwort belegen muss, oder ob es ihn so quält, dass er sich durch Selbstmord davon befreien möchte, oder ob es ihn so wütend macht, dass er etwas kaputt machen möchte, vielleicht sogar sich selbst oder das Kompetenzgefühl des Therapeuten.

Die Empathie ist auf den Erlebensprozess gerichtet, so wie er im Klienten abläuft.

Der Selbstexplorationsprozess soll in einen Selbstaktualisierungsprozess, in die Integration der Erfahrung in das Selbstkonzept einmünden. Es geht um die Erfassung des inneren Kampfes, der inneren Auseinandersetzung des Klienten mit seinen Gefühlen, Konstrukten, Erfahrensweisen, Bedeutungsfindungen.

Zurück zu den Prozessphasen nach Rogers. Wir haben bisher den Umgang mit der Erfahrung in den ersten vier Phasen beschrieben und mit einem Fallbeispiel illustriert.   V. Phase

Die nun folgende fünfte Phase ist dann stärker bestimmt vom unmittelbaren Erleben der Gefühle. Sie werden als gegenwärtig vorhandene frei zum Ausdruck gebracht. Unser Student würde etwa sagen:

»Ich erwarte irgendwie eine enttäuschte Reaktion – das erwarte ich immer – irgendwie erwarte ich das sogar bei Ihnen. Es fällt mir schwer, davon zu sprechen, denn ich möchte so gut wie möglich sein, wenn ich bei Ihnen bin« (Beispiel in Anlehnung an Rogers, 1973 b, S. 144/1961).

Gefühle in Bezug auf den Therapeuten und auf sich selbst in der Beziehung zum Therapeuten, Emotionen, die man oft nur mittelbar aufzeigen kann, werden jetzt offen ausgesprochen. Die Gefühle werden fast vollständig erfahren. Man empfindet Überraschung und Furcht, selten Vergnügen angesichts der Gefühle, die »empor sprudeln« (Rogers). Der Klient erlebt sich zunehmend als Eigentümer seiner Gefühle und möchte sie auch als seine eigenen erleben.

Er entdeckt neue Konstrukte, erkennt sie als solche, ist kritisch mit ihnen und hinterfragt sie. Er unterscheidet genauer zwischen Gefühlen und Ansichten. Die »innere Kommunikation« wird besser, d. h. die Gefühle, wie sie sich anfühlen, ob sie zu einem passen, ob man sie haben will, woher sie wohl kommen und welche Bedeutung sie haben, auch welche Quelle, welche Konsequenz für das unmittelbare Verhalten und vor allem für die Beziehung zu sich selbst und zu anderen Menschen. Das alles wird deutlicher.

Bei Klienten in dieser Phase kann man als Therapeut nicht mehr viel falsch machen. Man kann ihn stören durch Missverstehen, durch nachdrückliches Akzeptieren von neuen Konstrukten, die er eigentlich überwinden möchte – das Überwindenwollen wäre also eigentlich zu verstehen und zu akzeptieren. Der Therapeut kann auch stören durch Offenheit als falsch verstandene Echtheit, indem er den Klienten mit den Gefühlen konfrontiert, die er im Therapeuten auslöst.

Wenn der Therapeut zuhören kann und sich nicht darum kümmern muss, ob ihm passt oder gefällt, was der Klient denkt und fühlt, weil er ihn akzeptieren kann und dabei kongruent bleibt, entwickelt sich der Klient. Und dann ist es nicht schwierig, ihm z. B. zu sagen, dass man sieht, dass er dieses Gefühl gerade jetzt hat oder fast entdeckt, dass ihm dieser Zusammenhang jetzt neu ist, aber plausibel erscheint, dass ihm jene Entdeckung fast einen Schrecken einjagt, weil er immer gedacht hat, so etwas könnte er gar nicht wollen, usw.

Die sechste Phase ist nach Rogers eine sehr ausgeprägte und oft dramatische.

> Eine Empfindung, die bisher »hängen geblieben« ist, die in ihrer Prozessqualität verdrängt worden ist, wird jetzt unmittelbar erfahren. Ein Gefühl kommt zu seinem vollen Resultat. Ein präsentes Gefühl wird unmittelbar und reichhaltig erlebt. Diese Unmittelbarkeit des Erfahrens und das Gefühl, das seinen Inhalt ausmacht, werden akzeptiert. Das ist etwas, das ist – und nicht etwas, das man leugnen, befürchten, bekämpfen muss (a.a.O., S. 149).

Rogers demonstriert das Erleben des Klienten in der sechsten Phase mit einer Klientenäußerung aus einem 80. Gespräch, die unser Student auch gegen Ende seiner Behandlung hätte machen können – nachdem ihm klar geworden war, dass er statt Stolz Fürsorge haben wollte, aber nicht vom Vater und auch nicht vom Therapeuten:

Klient:

> Ich könnte mir es sogar als eine Möglichkeit vorstellen, dass ich eine Art zärtliche Besorgnis um mich selbst haben könnte ... Doch, wie könnte ich zärtlich sein, besorgt sein um mich, wo doch beides eins und dasselbe ist. Aber ich kann es trotzdem so klar fühlen ... Wissen Sie, wie man man für ein Kind sorgt. Man will ihm dieses geben und jenes geben ... Ich kann die Ziele für einen anderen klar sehen ... aber ich kann sie nie sehen in Bezug auf ... mich, dass ich dies für mich tun könnte, wissen Sie. Ist es möglich, dass ich wirklich wünschen kann, für mich zu sorgen? Das zum Hauptzweck meines Lebens machen? Das heißt, dass ich mit der ganzen Welt so umgehen müsste, als wäre ich der Wächter des höchsten und begehrtesten Besitzes; dass dieses Ich zwischen diesem kostbaren Mich, das ich umgeben möchte, und der restlichen Welt wäre ... Es ist beinahe, als wenn ich mich liebte – wissen Sie – das ist seltsam – aber es ist wahr.

Therapeut:

> Es ist anscheinend eine recht seltsame Vorstellung. Es würde bedeuten »Ich würde der Welt entgegentreten, als wenn ein Teil meiner primären Verantwortung die Pflege dieses kostbaren Individuums wäre, das ich bin, das ich liebe«.

Klient:

> Das ich gern habe – dem ich mich so nah fühle. Puh! Das ist auch so merkwürdig.

Therapeut:

> Es erscheint einfach merkwürdig.

Klient:

> Ja. Es trifft ziemlich genau, irgendwie. Die Idee, dass ich mich liebe und für mich sorge. (Seine Augen werden feucht). Das ist etwas sehr Schönes (a.a.O., S. 150).

Mit diesem Beispiel verdeutlicht Rogers: In der sechsten Phase ist das Fühlen unmittelbar als Prozess vorhanden, »das ohne Hemmung bis zu seinem vollen Resultat fließt. Es wird akzeptierend erlebt, ohne den Versuch, es zur Seite zu schieben oder es zu leugnen. Der Klient ist fähig, subjektiv in der Erfahrung zu leben, nicht so sehr Gefühle über sie zu haben ... Das Erfahren in dieser Phase erhält eine reale Prozessqualität ... Eine weitere Eigenschaft dieser Phase des Prozesses ist die physische Auflockerung, die sie begleitet« (a.a.O., S. 150 f.), wie Tränen, Seufzen und Muskelentspannung usw. (Vergleiche: Jeder abgeschlossene Symbolisierungsprozess ist mit einer immer auch körperlich spürbaren Entspannung verbunden, s. Kap. IV).

Zur Kongruenzfähigkeit – der Fähigkeit, sich seines ganzen Empfindens bewusst werden zu können – sagt Rogers in der Beschreibung der sechsten Phase: »Die Inkongruenz zwischen Erfahrung und Bewusstsein wird in dem Maße lebendig erfahren, wie sie sich zu Kongruenz auflöst. Das betreffende persönliche Konstrukt löst sich in diesem Moment des Erfahrens auf, und der Klient fühlt sich aus seinem bisherigen Halt gebenden Rahmen los geschnitten« (a.a.O., S. 152).

Von Bedeutung ist dann das Fühlen selbst; es wird zu einem klaren und definitiven Bezugspunkt. Damit ist der Klient dem Ziel der Therapie schon sehr nahe: Dieses ist ja, die Inkongruenz – und nicht nur das Symptom – zu beseitigen.

Ein Erleben entsprechend der siebten Phase des »Prozesses«, so meint auch Rogers, sieht man in der Regel nicht in Therapiesitzungen. In dieser Phase hat ein Klient die Beziehung zu sich selbst, die der Therapeut ihm in der Therapie angeboten hat. Er akzeptiert sich, ist kongruent und für jede neue Erfahrung offen. Die neuen Erfahrungen werden unmittelbar und in ihrer ganzen Detailfülle erlebt. Sie werden als »Eigentum« akzeptiert und so, wie sie sind, angenommen. Persönliche Konstrukte werden zwar entwickelt, aber an Erfahrungen überprüft. Es gibt neue Worte für neue Empfindungen. Der Klient braucht dann den Therapeuten nicht mehr dazu, sich seine Gefühle überhaupt erlauben zu können. »Der Klient erfährt, dass er tatsächlich die Wahl hat, auf neue Weisen zu leben« (a.a.O., S. 157).

3 Die Berücksichtigung der Bewertung von Erfahrung durch den Therapeuten: Rogers' Gespräch mit Gloria

Im Folgenden finden Sie ein weiteres Beispiel für die Berücksichtigung des Inneren Bezugsrahmens des Klienten durch den Therapeuten. Bei dem Beispiel, das wir bereits an anderer Stelle veröffentlicht haben (Biermann–Ratjen & Eckert, 1985), handelt es sich um die gekürzte, von uns übersetzte Fassung des bekannten Interviews[21] (ein Erstgespräch), das Rogers mit der Klientin Gloria geführt hat. Wir haben in diesem

---

21 Dieses Interview wurde deshalb so bekannt, weil die Klientin Gloria auch von dem Begründer der Gestalttherapie, Fritz Perls, und dem Begründer der Rational-Emotiven Therapie, Albert Ellis, interviewt worden ist und es darüber einen Film gibt (Shostrom, E. (ed.): Three approaches to psychotherapy. A therapeutic interview with Gloria with explanatory comments. Psychological Films, 1965).

Gespräch die Äußerungen des Therapeuten in dreifacher Hinsicht aufgeschlüsselt und interpretiert:
1. Welche emotionalen Erlebnisinhalte nimmt der Therapeut vermutlich wahr?
2. Welche Überlegungen macht er sich vermutlich bezüglich des Inneren Bezugsrahmens der Klientin?
3. Wonach richtet er sich vermutlich bei seiner Entscheidung darüber, was er von dem, was er wahrgenommen und verstanden hat, auch anspricht?

Therapie-Protokoll   **Kommentar**

T   = Therapeut

P   = Patientin

I   = Emotionaler Erlebnisinhalt, den der Therapeut wahrnimmt

B   = Überlegungen des Therapeuten zum Bezugsrahmen

E   = Entscheidung darüber, was der Therapeut anspricht.

T: Ich würde gern von Ihnen erfahren, was Sie beschäftigt.

P: Gut, ich bin jetzt, ich bin jetzt nervös, aber es beruhigt mich, dass Sie mit leiser Stimme sprechen, und ich nicht das Gefühl haben muss, dass Sie so streng mit mir sein werden – aber ...

I: Sie fürchtet sich davor, dass ich streng mit ihr sein könnte.

B: Diese Furcht bestimmt sie jetzt unmittelbar – man hört es an ihrer Stimme.

T: Ich höre, dass Ihre Stimme zittert, so...

E: Ich spreche das unmittelbar vorhandene Erleben an der Stelle an, an der es sich am deutlichsten ausdrückt.

P: Gut. Das, worüber ich vor allem mit Ihnen reden möchte, ist, ich habe mich gerade scheiden lassen, und ich war vorher in einer Therapie, und ich war beruhigt, als ich ging, und plötzlich ist nun das größte Problem, wie ich mit meinem Leben als Alleinstehende fertig werden kann.
Und eine der Angelegenheiten, die mich am meisten aus der Ruhe bringen, ist die Angelegenheit mit Männern, Männer bei mir im Hause zu haben, und was das für die Kinder bedeutet.
Das Belastendste, ich möchte – die Angelegenheit, die mir immer wieder durch den Kopf geht –, was ich Ihnen erzählen möchte ist, dass ich eine Tochter habe, neun Jahre alt, die vor kurzem, das ist mein Eindruck, eine Menge emotionaler Probleme hatte. –
Ich wünschte, ich könnte aufhören zu zittern.

I: Sie spricht jetzt zwar über etwas, was sie selbst belastet, spricht aber mehr über die Gefühle ihrer Tochter. Ihr eigenes Problem scheint zu sein, dass sie ihre Beziehung zu ihrer Tochter damit gefährden könnte, wie sie mit ihren eigenen Problemen umgeht.

120

B: Sie traut sich nicht zu, dieses Problem selbst zu lösen, sieht es auch als ein Problem außerhalb ihres eigenen Erlebens an, als etwas objektiv Gegebenes. Deshalb fragt sie mich.

E: Ich denke, von den Gefühlen, die sie jetzt geäußert hat, ist ihre Sorge um das Verhältnis zu ihrer Tochter das wichtigste und deutlichste.

P: Und ich bin wirklich gewissenhaft (»bewusst«) mit Sachen, die ihr etwas ausmachen. Ich möchte sie nicht aus der Fassung bringen, ich möchte sie nicht erschrecken. Ich wünsche ihr so sehr, dass sie mich akzeptiert. Und wir sind wirklich offen miteinander, vor allem, wenn es um Sex geht.

Und vor ein paar Tagen hat sie ein Mädchen gesehen, das unverheiratet, aber schwanger war, und dann hat sie mich darüber ausgefragt, wie Mädchen schwanger werden können, wenn sie unverheiratet sind.

Und das Gespräch war gut, und ich habe mich dabei überhaupt nicht unwohl gefühlt, bis sie mich gefragt hat, ob ich schon einmal mit einem Mann geschlafen habe, seit ich Papi verlassen habe, und ich sie angelogen habe.

Und seither muss ich immer wieder daran denken, ich fühle mich so schuldig, weil ich sie angelogen habe, denn ich lüge nie, und ich möchte, dass sie Vertrauen zu mir hat.

Und ich möchte fast eine Antwort von Ihnen haben. Ich möchte, dass Sie mir sagen, ob ich ihr etwas antun würde, wenn ich ihr die Wahrheit sagen würde, oder was.

T: Und es ist diese Sorge um sie und die Tatsache, dass Sie wirklich nicht, dass dieses offene Verhältnis, das zwischen Ihnen beiden bestand, dass es Ihnen so vorkommt, als sei das nun dahin.

P: Ja, ich habe das Gefühl, dass ich bezüglich dieser Sache auf der Hut sein muss, denn ich kann mich erinnern, als ich ein kleines Mädchen war und zum ersten Mal mitbekam, dass meine Eltern miteinander schliefen. Ich fand das schmutzig und schrecklich, und ich mochte meine Mutter eine zeitlang nicht mehr. Und ich möchte Pamela weder belügen und – ich weiß nicht.

121

T: Ich wünschte mir wirklich, ich könnte Ihnen die Frage beantworten, was Sie ihr erzählen sollen.

I: Sie besteht darauf, von mir einen Rat zu bekommen. Sie denkt, sie hat das nicht hinreichend begründet, denn was sie sonst noch sagt, ist eine Begründung dafür, wie nötig dieser Rat ist.

B: Dieser Wunsch an mich ist das, was ihr Erleben vorrangig bestimmt. Was sie sonst erlebt, erscheint ihr nicht problematisch. Sie erwähnt da eher unhinterfragte Tatsachen.

E: Ich muss ihr zeigen, dass ich verstehe, dass sie ihren Wunsch wiederholt hat und dass ich ihn akzeptiere.

P: Ich habe befürchtet, dass Sie das sagen würden.

T: Weil Sie wirklich eine Antwort haben möchten.

I: Ich habe die Patientin richtig verstanden.

B: Sie meint also wirklich, diesen Rat zu benötigen.

E: Das will ich ansprechen und Verständnis für die Enttäuschung zeigen, nicht aber die Enttäuschung selbst ansprechen; denn um die Enttäuschung geht es jetzt weniger als darum, dass sie die Dringlichkeit ihres Wunsches wiederholt.

P: Ich möchte vor allen Dingen wissen, ob ich ihr etwas antäte, wenn ich vollständig offen und ehrlich mit ihr wäre, oder ob es ihr etwas antäte, dass ich gelogen habe. Ich habe das Gefühl, dass es sie stark beunruhigen wird, dass ich sie belogen habe.

T: Sie haben das Gefühl, sie wird Verdacht schöpfen oder sie wird wissen, dass etwas nicht in Ordnung ist.

I: Pat. hat Angst um das Vertrauen ihrer Tochter.

B: Eigentlich ist ihr klar, dass sie es am ehesten durch Unehrlichkeit gefährden könnte.

E: Ich werde ihr das anbieten.

P: Ich habe das Gefühl, dass sie mir mit der Zeit misstrauen wird, ja. Und ich habe dann auch gedacht, was wird passieren, wenn sie ein bisschen älter wird und selbst in heikle Situationen gerät? Sie wird mir das wahrscheinlich nicht mitteilen mögen, weil sie denkt, ich bin so gut und lieb. Und darüber hinaus fürchte ich, sie könnte denken, dass ich eigentlich ein Teufel bin. Und ich möchte so schrecklich gern, dass sie mich akzeptiert. Und ich weiß nicht, wieviel eine Neunjährige verkraften kann.

T: Beide Möglichkeiten beunruhigen Sie sehr: dass sie denken könnte, Sie sind so gut oder besser als Sie wirklich sind –

I: Sie fühlt sich verstanden, wiederholt aber den anderen Aspekt ihrer Unsicherheit.

B: Offenbar fürchtet sie vor allem um das Bild, das das Kind von ihr hat.
Geht es vielleicht um ihr eigenes Selbstbild?

E: Ich spreche ihren wiederholten Wunsch an und ihre Unsicherheit in der Beurteilung, die sie erfahren könnte.

P: Ja!

T: oder dass sie denken könnte, dass Sie schlechter sind, als Sie wirklich sind.

P: Nicht schlechter als ich bin. Ich weiß nicht, ob sie mich so, wie ich bin, akzeptieren kann. Ich denke, ich entwerfe da das Bild von mir, dass ich ganz lieb und mütterlich bin. Ich schäme mich auch ein bisschen meiner Unoffenheit.

T: Ich verstehe, das geht ein bisschen tiefer. Wenn sie Sie wirklich kennen würde, könnte sie Sie akzeptieren?

I: Sie hat tatsächlich eine Selbstwertproblematik und schämt sich dieser.

B: Sie äußert das aber so, als sei ihr das nur ein Problem in der Beziehung zu Ihrer Tochter.

E: Ich zeige ihr, dass ich diese tiefsitzende Selbstwertproblematik verstanden habe, respektiere aber auch, dass sie das momentan nur in der Beziehung zur Tochter erlebt.

P: Genau das weiß ich nicht. Ich möchte nicht, dass sie sich von mir abwendet. Ich weiß nicht einmal, welche Gefühle ich in dieser Sache habe, denn es gibt Zeiten, da fühle ich mich so schuldig, wenn ich einen Mann da habe … Und dennoch weiß ich auch, ich habe diese Bedürfnisse.

T: Und so ist es ziemlich deutlich: Das ist nicht nur ein Problem in der Beziehung zwischen Ihnen und Ihrer Tochter, das ist auch ein Problem in Ihnen selbst.

I: Sie wiederholt ihre Selbstwertproblematik in ihrer Beziehung zu Männern. Sie spricht von Schuldgefühlen, betont aber, wie sehr sie dabei von ihrer Beziehung zu ihrem Kind bestimmt ist.

B: Warum erwähnt sie ihre Bedürfnisse? Sind ihr die auch unabhängig von den Kindern ein Problem?

E: Ich versuche, ihr diese Vermutung nahe zu bringen.

P: Ja, und ich mag nicht diese … – Ich würde mich gern wohl fühlen mit allem, was ich tue. Wenn ich mich entschließe, Pamela nicht die Wahrheit zu sagen, dann möchte ich mich damit wohl fühlen, dass sie mit der Wahrheit nicht fertig würde, und ich fühle mich nicht wohl. Ich möchte ehrlich sein, und trotzdem fühle ich, es gibt da einige Gebiete, die nicht einmal ich akzeptiere.

T: Und wenn Sie das bei sich selbst nicht akzeptieren können, wie soll es dann möglich sein, dass Sie sich damit wohl fühlen, wenn Sie ihr davon erzählen?

I: Sie ist auf der Suche nach Möglichkeiten, sich vollständiger akzeptieren zu können.

B: Natürlich kann sie sich nicht vorstellen, dass ihr Kind etwas akzeptiert, was nicht einmal sie selbst akzeptieren kann. Sie spürt wieder, dass es ihr Unbehagen bereitet, dass sie sich nicht akzeptieren kann, und die daraus resultierende Erwartung, durch andere auch nicht akzeptiert zu werden.

E: Ich werde ihr die Zwangsläufigkeit ihrer Angst, sich dem Kind mitzuteilen, verdeutlichen.

P: Richtig, ganz richtig. Nun kapiere ich, was Sie sagen. Ja, dann, dann möchte ich daran arbeiten, mich akzeptieren zu können. Ich möchte daran arbeiten, es in Ordnung zu finden. Das ergibt einen Sinn. Das wird ganz natürlich sein, und ich werde mir keine Gedanken um Pamela machen müssen.
Aber wenn mir etwas so falsch vorkommt und ich habe den Impuls, es zu tun, wie kann ich das akzeptieren?

I: Die Pat. spürt, dass sie große Schwierigkeiten hat, sich selbst zu akzeptieren.

B: Sie hält das »Sich-selbst-Akzeptieren« für eine Leistung, die sie erbringen muss.

E: Ich werde auf den Gedanken eingehen, der ihr Selbstakzeptierung als eine Leistung erscheinen lässt

T: Was Sie möchten ist, dass Sie sich akzeptieren können, wenn Sie etwas tun, das Sie falsch finden. Ist das richtig?

P: Richtig.

T: Das klingt wie eine schwere Aufgabe.

P: Es kommt mir so vor, als wollten Sie sagen: »Also warum denken Sie, dass es falsch ist?« Und ich habe da auch gemischte Gefühle. In der Therapie würde ich sagen: »Also schau mal, ich weiß, es ist natürlich. Frauen empfinden so – klar, wir reden nicht viel darüber in der Öffentlichkeit, aber alle Frauen empfinden so und es ist sehr natürlich«.
Ich hatte in den letzten 11 Jahren sexuelle Erlebnisse, und ich möchte sie natürlich weiterhin haben, aber ich denke dennoch, es ist falsch, wenn du nicht ehrlich verliebt bist in einen Mann, und mein Körper scheint dem nicht zuzustimmen. Und ich weiß nicht, wie ich das akzeptieren soll?

I: Sie empfindet ihre eigenen Bewertungsprozesse als fragwürdig.

B: Sie denkt, sich selbst akzeptieren bedeutet, sich selbst so bewerten, wie man von anderen bewertet wird, meint also, ihre eigenen Bewertungsprozesse in den Hintergrund stellen zu müssen.

E: Ich werde ihr die Spannung zwischen ihren eigenen Bewertungsprozessen und den Meinungen anderer deutlich machen.

T: Das klingt mir wie ein »Sich-im-Kreise-drehen«, nicht wahr? Sie haben den Eindruck, dass ich oder Therapeuten im allgemeinen oder andere Leute sagen: »Es ist in Ordnung, es ist natürlich genug, mach nur«, und ich vermute, dass sich Ihr Körper dieser Betrachtungsweise anschließt. Aber irgendwas in Ihnen sagt: »Aber ich mag das nicht; nicht, wenn es nicht wirklich in Ordnung ist.«

P: Richtig! (Lange Pause)

T: Ich fühle mich hoffnungslos. Ich meine, so fühle ich mich, und ich fühle – nun gut, was nun?

Sie spüren: Das ist der Konflikt. Und er ist einfach unlösbar, darum ist es hoffnungslos, und Sie sehen mich an, und ich scheine Ihnen nicht zu helfen.

P: Richtig. Ich weiß ja, dass Sie nicht für mich antworten können, und ich muss es selbst herausfinden, aber ich möchte, dass Sie mich führen oder mir zeigen, wo ich anfangen kann, oder ... damit es nicht so hoffnungslos aussieht. Ich weiß, ich kann mit dem Konflikt weiterleben, und ich weiß, dass sich die Dinge letztendlich klären werden, aber ich möchte mich mit meinem Lebensstil wohler fühlen – und ich fühle mich nicht wohl!

T: Das eine möchte ich Ihnen sagen: Was würden Sie mich denn gerne sagen hören?

P: Ich wünschte, Sie würden sagen, dass ich ehrlich sein soll und es wagen soll, herauszufinden, ob Pamela mich akzeptiert. Und ich habe den Eindruck, dass, wenn ich es mit Pamela wagen würde, vor allen anderen, dass ich dann sagen könnte: »Dieses kleine Kind kann mich akzeptieren, ich bin in Wirklichkeit gar nicht so schlecht!«
Wenn sie wirklich weiß, was für ein Teufel ich bin, und mich dennoch liebt und akzeptiert, dann wird mir das wahrscheinlich helfen, mich selbst mehr zu akzeptieren – als wenn es in Wirklichkeit nicht so schlimm wäre.
Ich möchte, dass Sie sagen: »Geh und sei ehrlich«, aber ich mag die Verantwortung nicht übernehmen, sie aus der Fassung zu bringen. An dem Punkt möchte ich die Verantwortung nicht übernehmen.

I und B: Die Patientin spürt nun unmittelbar Hoffnungslosigkeit und Wut mir gegenüber. Sie spürt, was es für sie bedeutet, kein Vertrauen in die eigenen Bewertungsprozesse zu haben.

E: Ich werde ansprechen, dass sie mir ihre Hoffnungslosigkeit zeigt und dass sich Ihre Wut gegen mich richtet.

I: Sie richtet ihren Unmut gegen ihre eigene vermeintliche Unfähigkeit, sich wohl zu fühlen.

B: Sie versucht, sich zu bekämpfen, wo sie doch eigentlich befreit werden müsste oder ihre Aufmerksamkeit auf ihre eigenen Möglichkeiten, sich zu befreien, richten sollte.

E: Ich werde versuchen, ihr zu zeigen, dass sie viel besser funktioniert als sie denkt.

I: Die Patientin spürt, dass sie den Wunsch hat, in ihrer Fehlerhaftigkeit akzeptiert zu werden.

B: Diesen Wunsch akzeptiert sie nicht.

E: Ich werde ihr zeigen, dass ich den Wunsch akzeptieren kann.

125

T: Sie wissen sehr gut, was Sie in dieser Beziehung tun möchten. Sie möchten Sie selbst sein, und Sie möchten sie wissen lassen, dass Sie nicht so perfekt sind, Dinge tun, die Sie vielleicht selbst nicht gutheißen, und dass Sie sich selbst zu einem gewissen Grad nicht gutheißen, dass sie Sie aber irgendwo als diese nicht perfekte Person liebt und akzeptiert.

P: Ja, so wie ich denke, wenn meine Mutter offener mit mir gewesen wäre, dann würde ich in Sachen Sexualität nicht so eng denken. Wenn ich hätte denken können, dass sie auch, nicht wahr, ganz schön sexy und gierig und teuflisch sein konnte, wenn ich sie nicht dermaßen als eine liebe Mutter hätte ansehen müssen, gesehen hätte, dass sie auch anders sein konnte. Aber sie hat darüber nicht gesprochen. Vielleicht habe ich deshalb mein Bild. Ich weiß nicht, aber ich möchte, dass Pamela mich als eine vollständige Frau wahrnimmt und mich dennoch akzeptiert.

I: Ihr wird immer klarer, dass sie als ganze Person akzeptiert werden möchte.

B: Sie überlegt, wie es dazu gekommen ist, dass sie ihre eigenen Bewertungsprozesse in Frage stellt.

E: Ich werde die neu gewonnene Sicherheit in der Selbstbewertung ansprechen.

T: Das klingt ganz und gar nicht unentschieden.

P: Tut es nicht? Was meinen Sie damit?

T: Ich meine, dass Sie gerade da gesessen haben und mir genau erzählt haben, was sie in der Beziehung zu Pamela gern täten.

P: Täte – aber ich möchte das Risiko nicht eingehen, bis mir eine Autorität sagt, dass ...

I: Die Pat. fühlt sich nicht vollständig verstanden.

B: Vielleicht ist ihr die eigene Klarheit nicht deutlich genug – vielleicht verboten?

T: Ich denke, ich spüre sehr scharf, dass es unglaublich riskant ist, zu leben – Sie würden Ihrer Beziehung zu Ihrer Tochter eine Chance geben, und Sie würden dem wahrheitsgetreuen Bild Ihrer Tochter von ihrer Mutter eine Chance geben. –

E: Ich werde sie ihr noch einmal vor Augen führen.

P: Aber dann ist da noch ein Konflikt, weil ich wirklich nicht sicher weiß, was ich tun soll. Die Sache mit dem Lügen, ja, aber ich bin nicht sicher, was ich tun will, wenn ich gegen mich selbst angehe. Wenn ich z. B. einen Mann mit nach Hause bringe. Ich weiß nicht genau, ob ich das will. Wenn ich mich anschließend schuldig gefühlt habe, muss ich es nicht wirklich gewollt haben.

I: Die Pat. kommt auf ein anderes Problem zurück. Sie sucht nach einem untrüglichen Indiz dafür, wann sie in Übereinstimmung mit sich selbst handelt und wann nicht.

B: Sie spürt, dass Schuldgefühle eine Stellungnahme zum eigenen Erleben bedeuten.

E: Dieses Phänomen des Stellungnehmens spreche ich an.

T: Mich interessiert, dass Sie sagen – ich weiß nicht genau, welche Worte Sie benutzt haben – aber Sie mögen sich dann nicht und können es nicht gutheißen, wenn Sie etwas gegen sich selbst tun.

Die Patientin führt im Folgenden aus, dass sie sehr wohl die Situation der totalen Übereinstimmung mit sich selbst kennt und sich darin sehr wohlfühlt. Wegen des Wohlgefühls und der Seltenheit dieser Situation nenne sie sie »utopisch«.

T: Ich spüre, dass Sie sich in diesen utopischen Momenten wirklich in einer gewissen Art als Ganzes fühlen. Sie fühlen sich wie aus einem Guss.

P: Ja, es schnürt mir etwas die Kehle zu, wenn Sie das sagen, weil ich das Gefühl nicht so oft habe, wie ich es gerne hätte. Ich mag dieses ganze Gefühl. Es ist mir sehr kostbar.

I: Sie spürt jetzt, dass ich sie genau verstanden habe. Das macht ihr ein ähnliches Wohlgefühl.

B: Sie ist jetzt ganz bestimmt von dem, was sie im Moment spürt

T: Ich denke, keiner von uns hat es so oft, wie er es gerne hätte, aber ich verstehe das wirklich.
Das geht Ihnen richtig nahe, nicht wahr?

E: Er will ihr sagen, dass ich auch das verstehe.

P: Ja, und wissen Sie, was ich noch gerade denke? Ich – so was Dummes! – plötzlich, als ich mit Ihnen redete, dachte ich: »O, wie gut kann ich mit Ihnen sprechen«, und ich möchte, dass Sie mit mir einverstanden sind, und ich empfinde Hochachtung vor Ihnen, aber was mir fehlt ist, dass mein Vater niemals so mit mir sprechen könnte, wie Sie es tun. Ich meine, ich würde gerne sagen: »O, Sie hätte ich gerne zum Vater!« Aber ich weiß nicht einmal, warum mir das eingefallen ist.

I: Jetzt, wo sie einen bestimmten, angestrebten Gefühlszustand erlebt, fällt ihr ein, warum und wo sie ihn vergeblich gesucht hat.

B: Ihr wird ein Stück ihrer Geschichte der Entstehung ihres Selbstkonzepts deutlich.

E: Ich will ihr sagen, in welcher Form sie das heute erlebt.

T: Mir kommen Sie wie eine recht nette Tochter vor. Aber Sie vermissen das wirklich, dass Sie mit ihrem eigenen Vater offen sein können.

P: Ja, ich könnte nicht offen sein, aber ich möchte es ihm nicht zum Vorwurf machen. Ich denke, ich bin offener, als er es mir erlauben würde. Er würde mir niemals zuhören wie Sie und nicht ablehnend sein und erniedrigend. Ich habe kürzlich darüber nachgedacht. Warum muss ich immer so perfekt sein. Ich weiß, warum. Er wollte immer, dass ich perfekt bin. Ich musste immer besser sein und, ja, ich vermisse das.

I: Die Patientin spürt, dass sie nicht perfektionistisch ist, sondern es vermisst, dass sie so fehlerhaft sein darf, wie sie ist.

B: Sie spürt das »falsche« Selbst, dass ihr Selbstkonzept das Erleben des Wunsches nach Angenommenwerden in der eigenen Unvollkommenheit unterbindet.

E: Ich werde die Anstrengung, die das Unterdrücken solcher Wünsche mit sich bringt, ansprechen.

T: Sie haben mit aller Kraft versucht, das Mädchen zu sein, das Sie für ihn sein sollten.

P: Obwohl ich gleichzeitig rebelliert habe.

T: Das ist richtig

127

P: So wie ich mich fast hämisch gefreut habe, als ich ihm kürzlich einen Brief geschrieben habe, in dem ich ihm mitgeteilt habe, dass ich eine Kellnerin bin. Ich denke, er findet das nicht in Ordnung, dass ich nachts ausgehe, und ich habe ihm mit hämischer Freude etwas zurückgezahlt, etwa so, dass ich ihn damit frage: »Na, wie findest Du mich?« Und dennoch: In Wirklichkeit möchte ich, dass er mich akzeptiert und liebt. Ich meine, er liebt mich.

I: Sie spürt nun auch die Wut gegen den ihr Erleben einschränkenden Vater und den Genuss, wenn sie sich dafür rächt.

B: Sie hat den Wunsch, vollständig akzeptiert zu werden, aber nicht vollständig aufgegeben.

E: Ich will ihr ihren Wunsch, der sich in ihrer Wut äußert, verdeutlichen.

T: Sie haben ihm also eine Ohrfeige gegeben, indem Sie gesagt haben: »So bin ich, sieh mich an!«

P: Ja. »Du hast mich erzogen – wie findest Du das Ergebnis?« Aber wissen Sie, was ich denke, was ich von ihm hören möchte? »Ich weiß, das warst Du, immer, mein Schatz, und ich liebe Dich wirklich.«

I: Sie spürt den Wunsch und zugleich die Trauer darüber, dass er vom Vater nicht erfüllt werden wird.

B: Ich verstehe ihre Unsicherheit in ihren Selbstbewertungsprozessen jetzt besser.

T: Es macht Ihnen viel aus, dass Sie denken müssen, es gibt kaum eine Chance, dass er das sagen wird.

E: Ich werde das konkret aufgreifen, was sie jetzt fühlt.

P: Nein, das wird er nicht. Er hört nicht hin. Ich bin vor ungefähr zwei Jahren nach Hause zurückgegangen, ich wollte ihn wirklich wissen lassen, dass ich ihn liebe, obwohl ich mich vor ihm gefürchtet habe.
Aber er hört mich nicht. Er sagt einfach nur weiter Sachen wie: »Schatz, Du weißt, ich liebe Dich. Du weißt, dass ich Dich immer geliebt habe.« Er hört nicht hin.

I: Sie geht der Enttäuschung durch ihren Vater weiter nach.

B: Die Enttäuschung liegt darin, dass er sich für sie als Person nicht interessiert hat, d. h., sie auf dem schweren Weg der Entwicklung ihres Selbstkonzepts nicht begleitet hat durch wirkliches Verstehen und wirkliches Akzeptieren dessen, was er verstanden hat.

T: Er hat Sie nie richtig kennen gelernt und geliebt, und das ist es, was, irgendwie, die Tränen in Ihnen auslöst.

E: Ich will ihr auch diese Quelle ihrer Verzweiflung offenlegen.

P: Ich weiß nicht, was es ist. Wissen Sie, wenn ich darüber rede, das ist schwer zu fassen. Ich sitze einfach eine Minute lang ganz still da, es fühlt sich an wie eine riesengroße Verletzung hier innen. Stattdessen fühle ich mich betrogen.

I: Sie spürt die Angst, sich der eigentlichen Quelle ihrer Verletzung zu nähern. Das Gefühl der Verletzung und der Wut bleibt flüchtig.

B: Es sind also besonders diese beiden Gefühle, die sie nicht als zu ihrem Selbstkonzept passend zu erleben gelernt hat.

T: Es ist viel leichter, es schwer zu fassen zu finden, denn dann müssen Sie nicht diesen großen Klumpen Ihrer Verletzung spüren.

E: Ich werde ihr zeigen, dass ich verstehe, wie schwer sie es mit diesen beiden Empfindungen hat.

4 Die Beziehung des Klienten zu seiner Erfahrung und zum Therapeuten – Fallvignetten

Nachdem wir im zweiten Teil dieses Kapitels die Beziehung eines Klienten zu seinem Erleben in den verschiedenen Phasen seiner Entwicklung im Therapieprozess vorgestellt haben und uns im dritten Teil anhand des Gesprächs, das Rogers mit Gloria geführt hat, Gedanken darüber gemacht haben, was Rogers bezüglich der Bewertungen gedacht haben mag, die Gloria mit ihrem Erleben in ihrem Inneren Bezugsrahmen vornimmt, wollen wir nun Beispiele aus Therapieanfangsgesprächen vorstellen. In ihnen wird jeweils eine Dimension des Inneren Bezugsrahmens, und zwar so, wie sie sich in den frühen Phasen des Therapieprozesses darstellt, besonders deutlich. Die Unterscheidung von Klientenerleben in den Dimensionen: Offenheit für die Erfahrung, Offenheit für die emotionale Bedeutung der Erfahrung, Kongruenz/Inkongruenz usw. hat natürlich, wie gesagt, etwas Künstliches und wird umso schwieriger, je gesünder eine Person ist. Die von Rogers formulierten Dimensionen bzw. Aspekte des Umgangs mit der eigenen Erfahrung schließen sich nicht gegenseitig aus. Es gibt z. B. keine Verfälschung oder Deutung von Erfahrung im Sinne starrer Konstrukte ohne Inkongruenz und Distanz zur lebendigen Erfahrung.

Die Beispiele stammen aus Supervisionssitzungen. Sie sind folgendermaßen aufgebaut:

1. wird vorgestellt, was ein Klient sagt oder tut,
2. wird überlegt, was für eine Beziehung zur eigenen Erfahrung er damit zum Ausdruck bringt,
3. wird überlegt, wie er auf der Grundlage dieser Beziehung zur eigenen Erfahrung mit dem Beziehungsangebot des Therapeuten umgeht,
4. wird berichtet, wie der Therapeut auf den Klienten reagiert,
5. wird untersucht, was der Therapeut vom Umgang des Klienten mit seinen Erfahrungen verstanden hat, wenn er in dieser Weise emotional – und nicht unbedingt wertschätzend – auf den Klienten reagiert,
6. wird ein Vorschlag gemacht, was der Therapeut dem Klienten sagen könnte.

Bei den Beispielen ist uns die Darstellung der emotionalen Interaktion zwischen Therapeut und Klient wichtig. Der Therapeut kann seine eigenen Gefühle in der Reaktion auf den Klienten zum Verstehen des Klienten nutzen. Die Art, wie der Klient mit seiner eigenen Erfahrung umgeht, hat viel Ähnlichkeit damit, wie er mit dem Beziehungsangebot des Therapeuten umgeht: Je mehr der Klient z. B. von seiner Erfahrung distanziert ist, desto weiter muss er das Beziehungsangebot des Therapeuten von sich fernhalten.

Der Umgang des Klienten mit dem Beziehungsangebot des Therapeuten löst in diesem oft Gefühle aus, die eindeutig nicht unbedingte Wertschätzung beinhalten. Wenn der Therapeut diese Gefühle reflektieren und verstehen kann, dann kann er meistens auch den Klienten verstehen und zugleich sehen, wie dessen Beziehung zu seinem Erleben aussieht.

Die Beispiele sollen also nicht eine Übung in der Verbalisierung emotionaler Erlebnisinhalte sein. Sie sollen verdeutlichen, dass nicht nur die Äußerung eines Klienten, sondern auch die emotionalen Reaktionen des Therapeuten darauf durch den Inneren Bezugsrahmen des Klienten bestimmt werden. Die Annahme oder Zurückweisung des Beziehungsangebotes des Therapeuten durch den Klienten wird vom Bezugsrahmen des Klienten bestimmt; die emotionale Reaktion des Therapeuten auf diese Annahme oder Zurückweisung ist eine Reaktion auf den Bezugsrahmen des Klienten. Der Therapeut sollte dem Klienten deshalb nicht die Gefühle mitteilen, die er, der Klient, ihm, dem Therapeuten gemacht hat (vgl. Kap. I), sondern er sollte seine Gefühle benutzen, um zu verstehen, in was für einem Bezugsrahmen der Klient fühlt und erfährt.

1. *Offenheit für die Erfahrung:* Beispiele dafür, dass der Klient gegenüber seinen Erlebnisinhalten sehr distanziert ist, sie behandelt wie Objekte außerhalb seiner Person.
Eine Klientin erzählt Geschichten. Sie schildert dramatische Umstände und Erlebnisse, äußert sich aber mit keinem Wort darüber, wie sie sich dabei gefühlt hat. Zum Therapeuten sagt sie nur: »Und stellen Sie sich vor, da hat doch der …«.
Die Klientin hält ihre Gefühle und den Therapeuten auf Distanz. Sie erwähnt ihre Gefühle mit keinem Wort. Auch das, was sie jetzt sichtlich bewegt, während sie redet, erwähnt sie nicht.
Der Therapeut hat keine Chance, »therapeutisch mit der Klientin umzugehen«. Sie äußert nichts, worauf er »einfühlend, akzeptierend und echt eingehen« könnte. Ihre Selbstexploration ist gleich null. Sie spricht nur über Externales.
Der Therapeut empfindet abwechselnd Mitleid mit der Klientin und Wut gegenüber den Leuten, von denen sie spricht; sie äußert aber keine Wut und auch keine Enttäuschung. Der Therapeut weiß nicht, was er sagen soll. Die Patientin weist ihn mit seinem therapeutischen Beziehungsangebot zurück. Er ist ratlos.
Die Klientin gibt also dem Therapeuten zu verstehen, dass sie ihre Erfahrungen als etwas ansieht, was sich eher außerhalb ihrer Person ereignet. Sie kann Situationen aber so schildern, dass der andere schon fühlt, wie sie sich fühlen würde, wenn sie auch fühlen würde, was sie da erlebt. Sie selbst kann (darf?) ihre Erfahrung aber nicht als emotionale Erlebnisinhalte in Worte fassen.
Genau das sollte der Therapeut ansprechen: »Möchten Sie, dass ich mir genau vorstellen kann, was Sie da erlebt haben und wie Sie sich gefühlt haben, als das passierte?«

Eine andere Patientin sagt, sie spüre, dass »irgendetwas« sie beschäftigt, und zwar sehr, sie habe so etwas wie ein »verknotetes Paket« in sich. Die Patientin möchte näher an eine bestimmte innere Erfahrung herankommen, spüre aber deutlich, dass das nicht gehe.
Dem Therapeuten teilt sie damit unausgesprochen mit, dass er ja ein gern gesehener Zuschauer ist, dass es nur leider unmöglich ist, ihn durch die nächste Tür zu ihrem Erleben zu lassen, da die Schüssel verlegt sind.
Der Therapeut empfindet Ungeduld und ertappt sich dabei, dass er sich überlegt, was wohl in diesem »irgendetwas« verborgen sein könnte, ob er eigentlich darauf angewiesen ist, dass die Klientin es selbst enthüllt, ob er das nicht schon weiß oder ohne sie herauskriegen kann. Der Therapeut reagiert also darauf, dass die Klientin bedauert, dass sie ihn im Moment nicht näher an ein Erleben herankommen lassen will, von dem sie selbst nicht genau weiß, was es beinhaltet.
Der Therapeut sollte also weniger auf die Gefühle von »Unzugänglichkeit« und »Versperrtheit« eingehen, also eher nicht sagen: »Da ist etwas in Ihnen, das Sie nicht erfassen können«, sondern er sollte darauf eingehen, dass hier eine Selbstöffnung verweigert wird, etwa in der Form: »Sie würden gern wissen und mir dann auch sagen, was Sie da bewegt, aber Sie spüren richtig, wie schwierig das ist.«

Eine Patientin schildert sehr anschaulich ihre Probleme, vor allem sexuelle Schwierigkeiten, und betont dabei, dass sie nicht weiß, wie sie sich die erklären soll. Sie möchte die Ursachen dieser Schwierigkeiten wissen, deshalb sei sie auch in die Therapie gekommen.

Die Klientin spricht also über Gefühle und Erlebnisse wie über Gegenstände, von denen sie nicht weiß, wie sie in ihren Besitz gekommen sind.

Der Therapeut weiß natürlich auch nicht, woher diese Probleme kommen; die Patientin fordert ihn zum Nachdenken auf und nicht dazu, sie empathisch zu verstehen. Er entdeckt sich bei intensiver intellektueller Anspannung in dem Versuch, sein Wissen über die Entstehung sexueller Schwierigkeiten zu rekapitulieren. Als er das merkt, wird er wütend auf die Klientin, die ihn offenbar in eine Diskussion ziehen will, statt ihm etwas über ihre Gefühle mitzuteilen. Daraufhin wird er hilflos, weil er sich weder der Diskussion gewachsen fühlt mit seinem mangelhaften Wissen über die Hintergründe sexueller Funktionsstörungen, noch eine Chance sieht, die Klientin zu verstehen.

Der Therapeut hat emotional erfasst, dass der Klientin ihre Erfahrungen und ihre Gefühle im Bereich der Sexualität fremd und unverständlich sind und dass sie befürchtet, sie könnten auch den Therapeuten befremden und auch ihm unverständlich bleiben. Er sollte also nicht etwa behaupten, dass sie sich selbst verstehen möchte, sondern sollte etwa sagen: »Sie erleben das alles als etwas, das gar nicht zu Ihnen gehört.«

2. *Die Erfahrensweise ist starr.* Der Bedeutungsgehalt der Erfahrung wird auf der Grundlage von Konstrukten aus der Vergangenheit gedeutet. Die Konstrukte werden nicht jetzt gebildet und nicht an der unmittelbaren Erfahrung überprüft.

Ein Klient beklagt sich über die negative Wirkung der Therapie auf sein Befinden, ohne die therapeutische Situation als solche anzuzweifeln oder den Therapeuten zu kritisieren: »Also, nach der letzten Stunde habe ich mich entsetzlich schlecht gefühlt. In mir ist noch viel hochgekommen, und ich habe mich schließlich gefragt, ob es nicht besser wäre, nicht wieder herzukommen. Ich habe solche Angst, dass diese entsetzliche Depression wieder in mir hochkommt und ich wieder an den Punkt komme, an dem ich vor ein paar Wochen nicht mehr anders konnte, als diese Tabletten zu schlucken.«

Der Klient betrachtet seine Gefühle als etwas, das er nicht im Griff hat und das sich außerhalb seiner Kontrolle in ihm breit macht. Er interpretiert das anhand des Konstruktes »Depression«, das er bei einer früheren Erfahrung in der Vergangenheit gebildet hat. Genauso geht er mit dem Therapeuten um: Er sieht ihn als jemanden, der außerhalb seiner Kontrolle auf ihn einwirkt und dem er sich höchstens entziehen kann – anders kann er sich gegen ihn nicht wehren.

Der Therapeut wundert sich über den Einfluss, den er angeblich auf den Klienten hat, und bekommt Angst, als der Klient von Suizid spricht, dass sein Einfluss auf den Klienten negativ sein könnte. Er fragt sich, wie er den Einfluss positiv gestalten könnte. Der Therapeut hat also verstanden, dass der Klient fürchtet, keine Kontrolle über die eigenen Gefühle zu haben, und dass er sie deshalb am liebsten gar nicht zulassen würde; und dass er fürchtet, keine Kontrolle über den Therapeuten zu haben, und deswegen den Kontakt mit dem Therapeuten am besten nicht zulassen sollte.

Der Therapeut könnte also sagen: »Sie haben richtige Angst vor dem, was sich da in Ihren Gedanken abgespielt hat.« Oder – wenn z. B. neben der Erwähnung früherer Suizidabsichten neue, gegenwärtige erwähnt werden: »Sie haben solche Angst, zu sehen und zu erleben, was da in Ihnen vor sich geht, dass Sie sogar gedacht haben, Sie werden dieser Dinge nur Herr, indem Sie Ihre ganze Person abschaffen.«

Ein Klient schildert, dass er überhaupt keine Gefühle mehr in sich spürt, wenn seine Frau vor ihm steht und von ihm wissen will, warum er und mit welchen Gefühlen fremdgegangen ist. Er versteht sich dann selbst nicht mehr. Er selbst finde das seltsam, auch unmöglich seiner Frau gegenüber, könne dagegen aber nichts machen.

Der Klient empfindet (bewertet) seine Erfahrung, nicht so zu reagieren, wie seine Frau das von ihm will, als moralisch verwerflich. Er kann sich aufgrund dieses seines Konstruktes zur Bewertung seines Verhaltens, das sicher aus der Vergangenheit stammt, nicht damit befassen, was das Erleben dieser inneren Sperre für ihn bedeutet. Er behandelt den Therapeuten so, als ob der ihn ebenfalls verurteilen wird aufgrund seiner »Unmöglichkeit« (»seltsam«).

Der Therapeut amüsiert sich innerlich über diese gekonnte Bockigkeit des Klienten gegenüber seiner Frau. Er denkt, das könnte er sich auch wünschen, einfach nichts zu fühlen, wenn seine Frau ihm Vorwürfe macht und ihm Gefühle abfordert.

Der Klient hat dem Therapeuten also zu verstehen gegeben, dass er sich in seinem Widerstand gegen seine verurteilende und fordernde Frau schlecht und böse fühlt und sich fragt, ob der Therapeut ihn auch ablehnen wird – oder ihm helfen wird, ein besserer Mensch zu sein.

Der Therapeut könnte sagen:»Sie spüren ganz deutlich, dass Sie das einfach nicht schaffen, Sie kriegen das nicht hin, die Gefühle zu spüren, die Sie Ihrer Frau berichten sollen, obwohl Sie denken, das müßten Sie leisten.«

Eine Klientin erzählt, dass sie ihre Gefühle und Meinungen ganz deutlich zum Ausdruck gebracht habe und dass sie dann von ihren Freunden als besserwisserisch und dominant abgelehnt worden sei. Sie fragt den Therapeuten, ob das wohl das Problem der anderen sei oder ihr eigenes.

Sie verhält sich im Umgang mit ihren Freunden so, wie sie meint, es beim Therapeuten gelernt zu haben. Sie äußert ihre Gefühle. Und sie fordert eine Beurteilung und legt damit den Therapeuten ebenso lahm, wie sie sich selbst in der Situation, von der sie berichtet, lahm gelegt gefühlt hat.

Der Therapeut fühlt sich auch lahm gelegt. Woher soll er denn wissen, ob die Patientin recht hatte oder rechthaberisch war, ob die Freunde der Patientin langweilig und emotional stumpf sind oder ob sie diese mit ihrer Emotionalität dominiert und ob sie überhaupt echte Gefühle geäußert hat. Er wird mürrisch.

Die Klientin hat dem Therapeuten also zu verstehen gegeben, dass ihre Gefühlsprozesse zum Erliegen kommen, wenn sie auf Ablehnung stößt, bzw. dass sie dort, wo diese droht, aus Angst keine Bewegung mehr machen möchte ohne Anweisungen mit dem Versprechen, dass sie nicht abgelehnt wird, wenn sie sich vorschriftsmäßig verhält.

Der Therapeut könnte also sagen: »Wenn Sie fürchten müssen, mit Ihren Gefühlen abgelehnt zu werden, möchten Sie sie am liebsten abschaffen.«

3. *Der Klient befindet sich in einem Zustand von Inkongruenz*. Er wehrt sich dagegen, sich seiner Erfahrungen und seiner Gefühle bewusst zu werden.

Eine Klientin sitzt deutlich verzweifelt da, fast leer vor Mutlosigkeit, fast bewegungslos vor Angst, und klagt sich an, dass sie zu nichts mehr Lust hat, zu nichts mehr Kraft, für ihre Familie und für jeden anderen Menschen eine Last ist.

Sie leidet sehr; sie verachtet sich wegen dieses Zustandes, sie bringt jedem anderen Menschen mehr Verständnis entgegen als sich selbst.

Der Therapeut fühlt sich zurückgewiesen. Die Patientin empfindet sich als eine Last auch für ihn. Wenn er unbefangen bleibt, wird sie seine Ehrlichkeit anzweifeln. Wenn er sich um sie »kümmert«, wird sie das als einen Beweis für ihre Wertlosigkeit und Unfähigkeit ansehen. Der Therapeut fühlt sich sehr stark belastet, er fühlt sich ohnmächtig. Die Patientin wird ihm tatsächlich zur Last. Am liebsten würde er jetzt etwas tun, was die Patientin sofort aus diesem Zustand herausholen könnte. Wenn er nur wüsste, was.

Zu verstehen gibt die Patientin also, dass sie sich Gefühlen ausgesetzt sieht, die sie um keinen Preis haben möchte, die sie ablehnt, von denen sie sich lieber lahm legen lässt, als sie zuzulassen.

Der Therapeut könnte also sagen: »Diese Gefühle, die Sie bewegen, sind sehr stark, so stark, dass Sie davon ganz gelähmt sind, aber Sie finden, das geht einfach nicht, dass Sie so fühlen.«

Ein Klient berichtet empört von Leuten, die nicht zu dem stehen, was sie behaupten zu sein oder vorgeben zu denken. Er spricht darüber, dass ihn so etwas ärgerlich und wütend macht. Immer wenn der Therapeut diese Gefühle aufgreift und anspricht, korrigiert ihn der Klient: »Sehr ärgerlich kann man nicht sagen«, »empört ist nicht das richtige Wort«, »Wut ist dann doch übertrieben« usw.

Der Klient weist den Therapeuten zurück.

Der fühlt sich schon wie ein Schüler, der es seinem Lehrer nicht recht machen kann, und kriegt allmählich die Wut. »Soll der sich doch selbst verstehen.«

Der Therapeut versteht also, wie ungemein der Klient auf ein genaues Verständnis seiner Affekte angewiesen ist, insbesondere, wenn diese aggressiv und ablehnend anderen Menschen gegenüber sind, und wie er sich und andere in diesem Verstehen kontrolliert.

Der Therapeut könnte also sagen: »Sie können das nicht gut aushalten, wenn ich Sie in diesen Gefühlen nicht ganz genau verstehe.«

Eine Klientin hat bereits zwei Therapiegespräche abgesagt. Einmal war sie von ihrem Ehemann geschlagen worden und hatte ein blaues Auge, das andere Mal hatte sie kurz vor Therapiebeginn einen Schwächeanfall. Nun ist sie da, behauptet, eigentlich hätte sie gar nicht kommen können, und redet dann ununterbrochen über das unmögliche Verhalten ihres Mannes. Jedes Mal, wenn der Therapeut ihre Gefühle dem Ehemann gegenüber anspricht, geht sie darauf gar nicht ein, sondern redet noch ausführlicher über ihre unerträgliche häusliche Situation und das, was der Ehemann sagt und tut, und dass sie dagegen nichts ausrichten kann.

Die Klientin hat also offenbar Gefühle, von denen sie annimmt, dass sie sie nicht so einfach haben kann; sie meint, sie begründen zu müssen.

Dem einfühlenden Verstehen des Therapeuten begegnet die Klientin ängstlich, wie ertappt, wie aus einem Zusammenhang gerissen, den sie schnell wieder herstellen möchte.

Der Therapeut ist schon lange sehr wütend auf den Ehemann der Patientin, will von dessen Untaten eigentlich nichts mehr hören; allmählich spürt er seinen Unwillen gegen die Patientin. Nun kann er sich, weiß Gott, genau vorstellen, wie die sich da gegenseitig in die Haare gehen.

Der Therapeut spürt, dass die Klientin möchte, dass er sich genau vorstellen kann, wie ihre Gefühle vermutlich entstehen, dass sie sich nicht gegen sie wehren kann, dass sie ihr durch Einflüsse von außen gemacht werden.

Er könnte also sagen: »Sie möchten mir das alles ganz genau schildern, damit ich begreife, dass Sie gar nicht anders können, als sich so hilflos ausgeliefert zu fühlen.«

4. *Die kognitiven Funktionen stehen im Dienste einer starren Deutung der Erfahrung* und nicht im Dienste der Ordnung unmittelbarer Erfahrung.

Ein Klient erzählt seinem Therapeuten, dass er nicht mehr arbeiten könne. Das gehe so weit, dass er kaum noch in der Lage sei, sein Büro zu betreten. Als Kind habe er nie irgendwelche Aufgaben übertragen bekommen, seine Mutter habe ihn nie unter Druck

133

gesetzt. So sei es auch gekommen, dass er seine Schularbeiten, wenn er sie selbständig machen musste, immer erst in der allerletzten Minute gemacht habe. Er kümmere sich sehr um die Arbeitsstörungen seiner Mitarbeiter. Nur gegen die eigenen Arbeitsstörungen komme er nicht an.

Der Klient erklärt sich also seine Arbeitsstörung als späte Folge des Versagens seiner Mutter.

Er trägt seine Beziehungswünsche an den Therapeuten heran: Er möchte, dass sich der Therapeut für seine Arbeitsfähigkeit verantwortlich fühlt. Er bittet ihn eigentlich, für ihn das zu sein, was seine Mutter nicht für ihn war, was er selbst aber heute für seine Mitarbeiter ist. Er weist damit die Hilfe, die der Therapeut anbietet, nämlich kongruentes wertschätzendes Verstehen der Erfahrung, hilflos arbeitsunfähig zu sein, zurück.

Der Therapeut würde zu gern dem Klienten einen Rat geben und ihm erklären, wie er seine Arbeitsunfähigkeit zu verstehen hat. Erst als er überlegt, ob diesem Klienten nicht besser mit einem Selbstkontrolltraining zu helfen wäre als mit einer Gesprächspsychotherapie, registriert er seine Gefühle von Ohnmacht diesem Klienten gegenüber.

Der Therapeut versteht also, dass der Klient sich mit seinem Latein (seinen Konstrukten) am Ende fühlt, dass er es nicht gut aushalten kann, etwas an sich selbst zu erleben und zu fühlen, das sich nicht dadurch auflöst, dass er es sich erklärt. Das gibt ihm ein Gefühl von Ohnmacht.

Er könnte also zu seinem Klienten sagen: »Es ist schwer für Sie, diese Unfähigkeit auszuhalten. Besonders schwer ist es, dass Sie wissen, woher die kommt, und dass Ihnen dieses Wissen so gar nichts nützt.«

Ein Klient spricht über das, was er erlebt hat und erlebt, und auch über die diese Erfahrungen begleitenden Gefühle. Kaum bezieht sich der Therapeut auf die Gefühle, über die der Klient gerade gesprochen hat, kritisiert ihn der Klient: »Das wäre ja ungeheuerlich!«, »Das ist doch banal!«, »Geht es nicht jedem so?«

Der Klient scheut sich also offenbar, eigene Gefühle zu haben. Das einfühlende Verstehen des Therapeuten weist er zurück – nähme er es an, würde er eigene, persönliche Gefühle zugeben.

Der Therapeut findet die Gefühle des Klienten weder ungeheuerlich noch banal; »vielleicht würde es wirklich jedem so gehen«, denkt er, und überlegt, ob er das dem Klienten sagen soll.

In seinem Zögern, dem Klienten das mitzuteilen, hat der Therapeut verstanden, dass der Klient sich davor fürchtet, einfach nur verstanden zu werden. Er möchte über seine Gefühle diskutieren.

Der Therapeut könnte also sagen: »Wenn ich Ihren Gefühlen einen Namen gebe, werden Sie ganz unsicher. Fragen Sie sich, ob Sie die richtigen Gefühle haben?«

5.   *Es besteht Widerwilligkeit, sich über sich selbst mitzuteilen.*

Ein Klient redet und redet, dabei wechselt er dauernd das Thema. Besonders wenn die Therapeutin etwas zu ihm sagt, geht er darauf nicht ein, lässt das bisherige Thema fallen, zieht ein neues aus der Tasche.

Der Klient vermeidet also, zu den eigenen Erfahrungen eine engere Beziehung aufzunehmen. Ebenso vermeidet er, zur Therapeutin eine Beziehung zuzulassen. Das tut er insbesondere dadurch, dass er ihr Beziehungsangebot nicht annimmt. Er geht einfach darüber hinweg, so als wäre es nicht da.

Die Therapeutin fühlt sich gehetzt. Kaum hat sie den Inhalt der ersten Äußerung des Klienten erfasst, so dass sie etwas dazu sagen könnte, ist er schon beim nächsten. Sie

fängt an, an sich selbst zu zweifeln: Warum geht der Klient nicht auf das ein, was sie sagt? Dann beginnt sie, sich zu fragen, ob Gesprächspsychotherapie wohl das richtige Verfahren zur Behandlung dieses Mannes ist.
Die Therapeutin registriert also, dass der Klient vor ihr und seiner Erfahrung wegläuft. Sie fragt sich, ob es wohl wirklich gut für ihn ist, hinter ihm her zu rennen und zu versuchen, ihn einzufangen.
Die Therapeutin sollte also nicht länger versuchen, den Klienten einzufangen, sondern lieber ansprechen, dass der Klient wegläuft, also etwa sagen: »Verstehe ich Sie richtig, beschäftigen Sie so viele verschiedene Sachen, dass Sie gar nicht dazu kommen, sich mit einer Sache mal intensiver zu befassen?«

Eine Klientin erzählt in der ersten Therapiestunde alle ihre Beschwerden und ihren ganzen Lebenslauf, wie in einem Atemzug. Der Therapeut findet kaum eine Gelegenheit, dazu etwas zu sagen. Die Klientin macht auch deutlich, dass sie nicht so gerne unterbrochen wird, wenn sie spricht. In der nächsten Stunde bittet die Klientin darum, dass der Therapeut sie fragt: »Ich habe Ihnen nun alles erzählt, nun müssen Sie mir Fragen stellen«. Als der Therapeut nur diesen Wunsch anspricht und die Instruktion wiederholt, redet die Klientin über ihr Befinden in der letzten Woche. Beim dritten Kontakt sagt die Klientin, sie könne diese Art von Gesprächen nicht aushalten, zu festgelegter Zeit eine Stunde und nicht länger, wie auf Kommando etwas von sich hergeben, das setze sie unter einen sehr unangenehmen Druck, das könne sie gar nicht aushalten.
Die Klientin erlebt also die Möglichkeit, über sich selbst nachzudenken und dabei von einem verständnisbereiten Menschen begleitet zu werden, als eine Leistungssituation und gar nicht als angenehm. Sie verlangt von sich, die ihr gebotene Chance zu nutzen, und wehrt sich zugleich dagegen.
Das Beziehungsangebot des Therapeuten nimmt sie also nicht an. Sie verwandelt es in eine Forderung und spürt, dass sie dieser Forderung ausweichen möchte.
Der Therapeut findet, dass ihm das Wort im Munde herumgedreht worden ist. Er möchte am liebsten noch einmal die Instruktion wiederholen, um zu betonen, dass er keine Erwartungen hat, dass man auch gemeinsam schweigen kann, dass es ihm nichts ausmacht, wenn die Klientin nichts sagt. Er sagt das alles aber lieber nicht, spürt, dass die Klientin ihm das wieder nicht abnehmen wird. Er spürt auch, dass das ja auch nicht wahr wäre, wenn er das alles nun noch einmal sagen würde, jetzt wäre es nicht mehr wahr, denn wie soll man Therapie machen mit jemandem, der nichts sagt?
Der Therapeut versteht also, dass die Klientin aus einer Mitteilungschance eine Mitteilungsverpflichtung macht, gegen die sie sich innerlich auflehnt. Darauf sollte er eingehen, etwa so: »Sie fühlen sich hier ganz schön unter Druck. Sie finden das gar nicht angenehm, über sich selbst zu reden, so als befürchteten Sie, dass Sie das müssen und vielleicht gar nicht können.«

6. *Es besteht kein Wunsch nach persönlicher Veränderung.*
Eine Klientin ist mehrmals wegen sog. endogener Depressionen behandelt worden. In der ersten Behandlungsstunde spricht sie mit viel Nachdruck über ihre Verstimmungen, Schuldgefühle, Gefühle von Wertlosigkeit usw. Gegen Ende der Stunde sagt sie: »Mir sind ja viele Dinge klar, aber ich weiß ja nicht, wie das zu ändern ist, ich kann ja meine Gefühle nicht abschaffen oder umpolen oder weiß der Teufel was. Ja, jetzt habe ich Ihnen in etwa etwas erzählt. Das ist so ganz an der Peripherie, so eben nur mitgeteilt, aber wie sieht es nun weiter aus, ich meine, die Therapie, wie lange läuft die überhaupt?«

Die Patientin teilt hier mit, dass sie über ihre Gefühle berichtet, aber nicht daran interessiert ist, zu hören, ob und wie sie in ihnen verstanden worden ist. Das Beziehungsangebot der Therapeutin weist sie damit klar zurück.

Die Therapeutin fühlt sich an der Nase herumgeführt: »Die Frau will sich ja gar nicht ändern. Die erzählt von den schrecklichsten Gefühlen und behauptet dann noch stolz, dass sie sie gar nicht fühlt! Solche Gefühle kann man aber auch nicht guten Gewissens jemandem wünschen! Erlebensaktivierende Maßnahmen wären hier fast gemein! Was mache ich bloß?!«

Die Therapeutin sollte vermutlich verstehen, dass sich die Klientin gegen schreckliche Gefühle schützt und Angst davor hat, sich so zu verändern, dass sie Kontakt mit diesen Gefühlen bekommt. Sie könnte sagen: »Sie machen sich Sorgen darüber, was in dieser Therapie mit Ihnen geschehen könnte, aber Sie machen sich auch Sorgen darüber, dass in dieser Therapie nichts mit Ihnen geschehen könnte.«

Ein Klient spricht darüber, was andere von ihm denken könnten, wenn er z. B. in der Wohngemeinschaft Vorschläge macht oder seine Meinung äußert. Wenn der Therapeut diese Befürchtungen anspricht und z. B. sagt: »Sie sind dann traurig, wenn die anderen das nicht annehmen, was Sie vorschlagen«, beeilt sich der Klient zu sagen: »So kann man das nicht sagen«, »so einfach ist das nicht«.

Der Klient wagt offenbar nicht, klare Gefühle zu formulieren.

Er versucht herauszufinden, was er zu fühlen hat, und nicht, was seine Gefühle ihm zu sagen haben.

Den Therapeuten kontrolliert er. Er möchte nicht, dass dieser Gefühle an ihm, dem Klienten entdeckt, deren Angemessenheit in den Augen anderer er noch nicht überprüft hat.

Der Therapeut fühlt sich in seinen Möglichkeiten, den Klienten zu verstehen, von diesem zurückgewiesen. Der Klient benennt seine Gefühle zwar nicht direkt, aber dem Therapeuten wird deutlich, dass er sie hat und um welche es sich handelt. Der Therapeut wird sauer und denkt: »Der soll sich doch nicht einbilden, man könnte gute und schlechte Schauspieler nicht auseinander halten. So einfach ist es nicht, einen Therapeuten zu täuschen!«

Der Therapeut versteht also, dass der Klient seine Gefühle nur haben will, wenn er der Reaktion anderer auf diese Gefühle sicher sein kann, dass er Angst hat, ohne diese Sicherheit etwas zu empfinden, das ihm dann nachgewiesen oder vorgeworfen werden könnte.

Der Therapeut könnte also sagen: »Sie mögen das nicht, wenn man Ihnen Gefühle unterstellt. Das macht Sie unsicher, wenn andere Leute etwas über Sie denken, was Sie nicht selbst mitgeteilt haben?«

7. *Es besteht Angst vor persönlichen Beziehungen.* Sie entspricht der Angst vor einer Beziehung zu den eigenen Problemen, die nicht als solche erkannt werden.

Eine Klientin redet pausenlos darüber, dass sie alles selber machen muss, und gibt der Therapeutin kaum Gelegenheit, etwas zu sagen. Sie fällt der Therapeutin oft ins Wort und erhebt ihre Stimme deutlich, wenn die Therapeutin zu dem Versuch ansetzt, etwas zu sagen.

Die Klientin versucht also, alles selbst zu machen. Offenbar denkt sie, das müsse so sein.

Die Therapeutin wird mit ihrem therapeutischen Beziehungsangebot zurückgewiesen.

Die Therapeutin wird unsicher und fragt sich, ob denn das, was sie der Klientin sagen möchte, wirklich sagenswert ist, wirklich wichtig. Sicher ist es nicht mehr wichtig, wenn sie endlich dazu kommt, es zu sagen.

Die Therapeutin versteht also: Die Klientin hat große Zweifel daran, dass sie aus einer Beziehung zu einem anderen etwas für sich selbst Brauchbares bekommen kann.

Die Therapeutin könnte also sagen: »Sie denken, Sie müssten hier auch alles selber machen. Sie erlauben sich kaum, mir zuzuhören, so als dächten Sie, Sie müssten hier auch ganz selbständig sein.«

Ein Klient spricht über das, was er erlebt hat und wie es ihm dabei ergangen ist. Er verbindet mit diesen Erzählungen keine Frage und auch keine Bitte um Hilfe oder Verständnis vom Therapeuten. Zum Beispiel erläutert er politische Fragen, erklärt dem Therapeuten, dass es ungemein angenehm ist, jemanden zu haben, mit dem man mal klar und offen reden könne.

Der Klient vermittelt also, dass es in seiner Beziehung zur eigenen Person sowie in der Beziehung zum Therapeuten keine Probleme gibt.

Den Therapeuten lässt er damit vor verschlossenen Türen stehen. Dessen Verstehensbereitschaft wird ignoriert. Der Klient ist so sicher, dass der Therapeut ihm schon nicht widersprechen, ihn nicht anzweifeln, ihn nicht in Frage stellen wird, dass der Therapeut sich seine einfühlenden wertschätzenden Äußerungen auch sparen könnte und sich offenbar auch ersparen soll.

Der Therapeut fühlt sich zunächst geschmeichelt, dann überrumpelt, dann ausgeschaltet. Er fragt sich, ob dieser Klient eigentlich eine Therapie braucht. Am liebsten würde er den Klienten fragen: »Sagen Sie mal, warum erzählen Sie mir das eigentlich?«

Der Therapeut erlebt also: Dieser Klient lässt mich und seine Erfahrung in diesem Gespräch nicht zu.

So könnte er sagen: »Es tut Ihnen gut, mit mir über etwas zu sprechen, von dem Sie vermuten, dass es zwischen Ihnen und mir keine Probleme aufwirft, und mit dem Sie selbst auch keine Probleme haben.«

5 Die Abbildung des Inneren Bezugsrahmens im interpersonalen Modell

Wir haben im letzten Abschnitt versucht zu veranschaulichen, wie sich die Abwehr gegen die lebendige Erfahrung in den Dimensionen des Inneren Bezugsrahmens darstellt und wie sie sich auf den Umgang des Klienten mit dem Beziehungsangebot des Therapeuten auswirkt. Wir haben beschrieben, dass sich der Klient, der nicht selbstempathisch und nicht selbstwertschätzend ist, von seinen emotionalen Erfahrungen abwendet und/oder versucht, sie zu kontrollieren. Das gilt auch für die emotionalen Erfahrungen des Klienten, die Reaktionen auf das Beziehungsangebot des Gesprächspsychotherapeuten sind. Wenn der Klient das Beziehungsangebot des Gesprächspsychotherapeuten nicht annehmen kann, ist er ablehnend und/oder versucht, den Therapeuten zu kontrollieren.

Im Folgenden werden wir beschreiben, dass sich der Umgang mit der eigenen Erfahrung dann, wenn er nicht selbstempathisch und nicht unbedingt selbstwertschätzend ist, auch im sog. interpersonalen Modell abbilden lässt.

Wenn man relativ gesunde Menschen, ohne ihnen gezielte Verhaltensanweisungen zu geben, in einer Gruppe zusammensetzt – und das tun wir z. B. mit Studenten als Einführung in ein Seminar über Gruppenpsychotherapie –, dann entwickeln diese sehr schnell eine auch deutlich sichtbare Gespanntheit. Wenn endlich einer gewagt hat, das zunehmend als unerträglich erlebte Schweigen zu durchbrechen, teilen sie sich gegenseitig fast ausschließlich mit, von welchen Ängsten sie hier und jetzt in der Gruppe geplagt werden. Wenn man genau hinhört, stellt man fest, dass sie über die Angst sprechen, von den anderen Gruppenmitgliedern nicht oder falsch verstanden zu werden (vgl. Biermann–Ratjen & Eckert, 1994).

Wenn man also Menschen selbst bestimmen lässt, worüber sie kommunizieren, dann sprechen sie über ihr Bedürfnis nach unconditional positive regard bzw. über das Gefühl, in dem sie es erfahren. Und das ist vor allem die Angst, nicht verstanden und nicht unbedingt wertgeschätzt zu werden.

Die konkreten Vorstellungen davon, in welcher Form die anderen zum Ausdruck bringen könnten, dass sie nicht verstehen und nicht unbedingt wertschätzen, sind bei den einzelnen Gruppenmitgliedern unterschiedlich. Aber alle fürchten, affektiv bewertet zu werden, und lösen genau damit affektive Reaktionen bei den anderen aus.

Die Bemühungen der Psychotherapieforschung, solches interpersonales Verhalten der Menschen, ihre emotionalen Reaktionen aufeinander – die nicht nur in Gruppen- sondern auch in den Übertragungs- und Gegenübertragungsprozessen zu beobachten sind – genauer zu erfassen, haben zur Entwicklung von mehreren Methoden zur Analyse von Interaktionsprozessen geführt. Die meisten Erfinder dieser Methoden nehmen auf die »Interpersonale Theorie der Psychiatrie« von Sullivan (1953/1980) Bezug.

Wie in Kap. IV dargestellt, sieht Sullivan im »Selbstsystem« die »Strukturierung unserer Erfahrung zum Schutz unserer Selbstachtung« (s. S. 93f.)/bei allen unangemessenen und unzulänglichen Lebensweisen gehe es um diesen Schutz der Selbstachtung. Er stehe im Mittelpunkt aller Probleme der Persönlichkeitsstörungen und aller Versuche, sie zu beheben (1953/1980, S. 280). Sullivan nennt das Selbstsystem ein »Anti–Angst–System«. Es sorge für Aktivitäten, die »auf die Aufrechterhaltung eines Gefühls der Sicherheit ausgerichtet sind, das einem in der Achtung von dem jeweiligen Gegenüber widergespiegelt wird«.

Aus den empirischen Analysen von Interaktionsprozessen ergibt sich immer wieder ein zweidimensionales Circumplexmodell, in dem interpersonales Verhalten auf den senkrecht aufeinander stehenden Achsen Affiliation und Interdependenz abgebildet wird. Die Dimension Affiliation hat die Pole Zuwendung und Abwendung, die Dimension Interdependenz ist durch die Pole Dominanz (Kontrollieren) und Unterwerfung (Autonomie gewähren) gekennzeichnet (Leary, 1957; Kiesler, 1983; Benjamin, 1982; Strauß & Hess, 1993). Es lässt sich immer wieder nachweisen (vgl. z. B. Carson, 1969; Wiggins et al., 1989), dass interpersonales Verhalten komplementär bzw. korrespondierend ist: Zuwendung löst Zuwendung aus und Abwendung Ablehnung, während Dominanz den anderen zur Unterwerfung einlädt und Unterwerfung Dominanz provoziert (z. B. Burgmeier-Lohse, 1994).

Für die Beschreibung der Interaktionsprozesse, die sich in Gruppen und in der Übertragung und Gegenübertragung beobachten lassen, eignet sich das interpersonale Kreismodell vorzüglich. Und es mehren sich auch die Versuche, nachzuweisen, dass es sich auch dazu eignen könnte, die herkömmlichen diagnostischen Klassifikationssysteme zu ersetzen, zumindest aber sinnvoll zu ergänzen (z.B. Benjamin, 2001). Bei diesen Versuchen werden die bekannten Krankheitsbilder bezüglich des sie charakterisierenden interaktionellen Verhaltens – mit welchen Emotionen sie ihre Kontaktpartner zu welchen Reaktionen bevorzugt einladen – beschrieben und entsprechend in diesem Kreismodell eingeordnet, was schon Leary (1957), ebenfalls unter Bezugnahme auf Sullivan, vorgeschlagen hat.

Das menschliche Individuum reagiert also auf die affektiven Reaktionen anderer, die nicht »unconditional positive regard« beinhalten, mit korrespondierenden bzw. komplementären Reaktionen.

Vor diesem Hintergrund kann man das klientenzentrierte Beziehungsangebot wie folgt formulieren:

Ich werde mit Dir nicht so interagieren, wie Du es gewohnt bist und erwartest. Ich werde versuchen, auch alle Deine »interpersonalen« Verhaltensweisen als das zu verstehen, was sie sind: Versuche, Deine Angst zu bewältigen, die Angst vor Deinen eigenen Erfahrungen, vor Deiner Selbstbeurteilung und vor Deiner Beurteilung durch andere, auch durch mich, den Therapeuten (vgl. van Kessel, 1976; van Kessel et al., 1993).

Zu sich selbst sagt der klientenzentrierte Psychotherapeut:

»Wann immer ich in der Reaktion auf diesen Klienten und sein Erleben etwas anderes fühle als unbedingte Wertschätzung, reagiere ich auf seine Art des Umgangs mit seiner Erfahrung und damit auch mit mir, und zwar korrespondierend oder komplementär, wie es das interpersonale Modell beschreibt. Das muss ich reflektieren.«

Betrachten Sie doch einmal die Fallvignetten aus Supervisionssitzungen, die wir Ihnen im letzten Abschnitt vorgestellt haben, unter folgenden Fragestellungen:

In welcher Weise versuchen die Klienten, der Bedrohung durch ihre Erfahrung zu »entkommen«?

Mit welchem Beziehungsangebot, interpersonal formuliert, reagieren sie dementsprechend auf den Therapeuten? Wenden sie sich zu oder ab, kontrollieren sie ihn? Dominierend oder sich unterwerfend?

Und vergleichen Sie das mit der Art der Beziehung, die die Klienten zu ihrer Erfahrung aufnehmen: Wenden sie sich ihr zu? Lassen sie sie zu?

Und wie reagiert der jeweilige Therapeut darauf? Welche Reaktion ist in ihm ausgelöst worden, wenn er »interpersonal« und nicht mit unbedingter Wertschätzung reagiert? Und wie er kann er das zum Verstehen des Klienten nutzen?

6 Kapitel-Zusammenfassung

Wir möchten im Folgenden die wichtigsten Gedanken in diesem Kapitel zusammenfassen. Sie sollen eine Hilfe zur Identifizierung der »wesentlichen emotionalen Erlebnisinhalte« sein, die eine Voraussetzung für die »Verbalisierung emotionaler Erlebnisinhalte« ist.

Wir haben ausgeführt, dass, wenn Verstehen bedeutet, sich im Inneren Bezugsrahmen des anderen bewegen zu können – so als wäre man der andere, ohne aber jemals zu vergessen, dass man nicht der andere ist und dass man auch nicht statt seiner handeln kann –, dass dann in die Verbalisierung der emotionalen Erlebnisinhalte des Klienten durch den Therapeuten vorrangig die Inhalte aufgenommen werden müssen, in denen der innere Bezugsrahmen des Klienten aufscheint.

Eine Beschreibung des mehr oder weniger gesunden Inneren Bezugsrahmens unabhängig vom Inhalt der Erfahrung finden wir in den von Rogers analysierten Phasen des psychotherapeutischen Prozesses. Die Entwicklung, die in einem psychotherapeutischen Prozess durchlaufen wird, ist eine Bewegung aus einem starren Bezugsrahmen, der das Bewusstwerden der Erfahrung als persönliche Erfahrung vor allem in ihrer emotionalen Bewertung schwer macht, heraus und hin zu einem flexiblen Bewertungsprozess, in dem sich die Erfahrung lebendig entfalten kann und ihre vor allem emotionale Bedeutung für das Individuum und seine Beziehung zur Umwelt aus sich selbst klarlegt (vgl. Kap. IV).

Wir haben an Beispielen verdeutlicht, dass in einem flexiblen oder gesunden Inneren Bezugsrahmen Selbstempathie, Selbstwertschätzung und Kongruenz die Beziehung des Individuums zu seiner Erfahrung kennzeichnen, während in einem starren, ungesunden Bezugrahmen Bewertungen der Erfahrung vorherrschen, die Selbstempathie gefährlich und Selbstwertschätzung unmöglich machen, d. h. Inkongruenz nahe legen.

An einem Fallbeispiel haben wir verdeutlicht, dass die wesentlichen emotionalen Erlebnisinhalte in der Klientenäußerung regelmäßig Bewertungen der Erfahrung im Inneren Bezugsrahmen beinhalten und dass entsprechend der Bewertung der eigenen Erfahrung auch der Therapeut bewertet wird. Wir haben postuliert und verdeutlicht, dass sich das einfühlende Verstehen des Therapeuten immer auch auf diese Bewertungen richten muss, wenn der Klient durch die Therapie gesünder werden soll.

Am Gespräch, das Rogers mit Gloria geführt hat, haben wir veranschaulicht, wie der Therapeut konkret die emotionalen Erlebensinhalte der Patientin aus der Perspektive ihres Inneren Bezugsrahmens und der Beziehungswünsche ihm gegenüber betrachtet.

In einem nächsten Schritt haben wir verdeutlicht: Je starrer der innere Bezugsrahmen eines Klienten und je schwerer damit der Zugang zur lebendigen Erfahrung und deren kongruenter Wahrnehmung im bewussten Erleben ist, desto eher erlebt der Therapeut Beeinträchtigungen seiner unbedingten Wertschätzung im Kontakt mit dem Klienten.

Wir haben an Beispielen aus Supervisionssitzungen gezeigt, dass der Klient, der nicht selbstempathisch, selbstwertschätzend und kongruent ist, das Beziehungsangebot des Therapeuten zurückweist und den Therapeuten in einer Beziehung zu sich sieht und hält, die der Beziehung, die der Klient zu seiner Erfahrung hat, sehr ähnlich ist. Wenn es dem Therapeuten gelingt, die Gefühle, die er in der Reaktion auf diese Zurückweisungen seines therapeutischen Beziehungsangebots durch den Klienten entwickelt und die regelmäßig mit seinem Bemühen um echte unbedingte Wertschätzung interferieren, so weit zuzulassen, dass er sie verstehen kann, dann wird ihm das helfen, die wesentlichen emotionalen Erlebnisinhalte des Klienten und deren Verformung durch dessen Inneren Bezugsrahmen zu verstehen und zu akzeptieren.

Vor dem Hintergrund des sog. interpersonalen Modells, dessen Entwicklung auf die Interpersonale Theorie der Psychiatrie von Sullivan zurückgeht, haben wir verdeutlicht, dass nicht nur Gruppenprozesse als Interaktionsgeschehen die eigene emotionale Bewertung der Erfahrung und deren Bewertung durch andere zum Inhalt haben. Auch in einzelnen Klient-Therapeut-Interaktionen lässt sich aufzeigen, dass die Prozesse, in denen die eigene Erfahrung bewertet wird, mit den Prozessen übereinstimmen, in denen das Beziehungsangebot, das andere Menschen machen, beantwortet wird. Sie lassen sich im »Interpersonalen Raum« auf den Achsen »Affiliation« und »Kontrolle« abbilden. Das gilt auch für das Beziehungsangebot, das vom Therapeuten erwartet wird.

Kapitel VI Indikation und Prognose

1 Zur Notwendigkeit der Indikationsstellung

Lange Zeit hat die Indikationsfrage in der Gesprächspsychotherapie, wie in der Psychotherapie (-forschung) überhaupt (Grawe, 1978), keine große Rolle gespielt. Sie wurde erst zu Beginn der 70er Jahre Thema. Die Krankenkassen begannen 1967 die Kosten für Psychotherapien zu übernehmen, und vor die Übernahme der Kosten wurde ein Gutachtenverfahren geschaltet, so dass sich niedergelassene und kassenzugelassene Psychotherapeuten zwangsläufig ausführliche Gedanken über Indikation und Prognose machen mussten. Zum Forschungsgegenstand wurden Indikationsfragen und prognostische Fragestellungen sowohl im Zuge der z. T. sehr konkurrierenden vergleichenden Therapieforschung (z. B. Grawe et al., 1990a; 1994) als auch im Zuge der Diskussion über Methodenkombination (z. B. Wild-Missong & Teuwsen, 1977; Zielke, 1979; Seidenstücker, 1984; Schneider, 1990). Etwa ab 1985 wurde die Frage, welche Patienten mit welchen psychischen Störungen mit Gesprächspsychotherapie erfolgreich behandelt werden können, auch von außen an die Gesprächspsychotherapie herangetragen. Das geschah im Zusammenhang mit den Entwürfen zu einem Psychotherapeutengesetz und den Bemühungen der GwG (Gesellschaft für wissenschaftliche Gesprächspsychotherapie e.V.), die Gesprächspsychotherapie als sog. Richtlinienverfahren bei den gesetzlichen Krankenkassen zu etablieren. Auch die Gesetzgebung zur »Qualitätssicherung in der Medizin« (z. B. Kordy, 1992) erwartet Antworten auf Fragen nach der Begründbarkeit von psychotherapeutischen Behandlungen (Indikation) und deren voraussichtlichem Nutzen (Prognose) von den Psychotherapeuten.
Wir möchten zunächst einmal unabhängig von den unterschiedlichen Interessen an der Beantwortung dieser Fragen darlegen, dass wir eine Indikationsstellung für Gesprächspsychotherapie bzw. allgemein für Psychotherapie für nötig halten.
In aller Regel ist für einen Patienten zunächst zu entscheiden, ob überhaupt eine Psychotherapie in Frage kommt, und erst danach, welche Form von Therapie geeignet sein könnte bzw. ob eine Gesprächspsychotherapie eine für diesen Patienten geeignete Hilfe darstellen könnte. Psychotherapieplätze sind selten, Psychotherapien sind teuer, Psychotherapie bedeutet in der Regel einen wesentlichen psychischen und sozialen Eingriff in das Leben eines Menschen mit erheblichen Konsequenzen.
Selbst wenn man davon ausgeht, dass Psychotherapie im eigentlichen Sinne niemandem schaden kann, so kann doch der Umstand, überhaupt Psychotherapiepatient gewesen zu sein, sich ausgesprochen schädlich auswirken, z. B. auf Einstellungs- oder Beschäftigungschancen, auf Sorgerechtsentscheidungen, auf das allgemeine soziale Ansehen überhaupt bzw. auf den Respekt, den andere Menschen einem entgegenbringen. Erst recht kann der Versuch einer Psychotherapie, die den gewünschten Behandlungserfolg nicht nach sich zieht, eine Enttäuschung darstellen, die Krankheitswert bekommen kann (»Ich bin ein unbehandelbarer, psychisch kranker Mensch«).
Es gibt aber auch psychotherapeutische Techniken, die manchen Patienten unmittelbar schaden können, nicht heilend, sondern angreifend, z. B. »aufdeckend« wirken, die also,

auch wenn sie sehr wirkungsvoll sind und manchmal auch dramatisch wirken, damit nicht unbedingt konstruktiv sind. Aus unserer langjährigen Arbeit in psychiatrischen Einrichtungen wissen wir, dass einem Menschen durch die Anwendung einer therapeutischen Technik seine Existenzform in Frage gestellt werden kann, ohne dass ihm zugleich neue Existenzmöglichkeiten zugänglich gemacht werden.[22]

Abgesehen von den möglichen sozialen und persönlichen Beschädigungen, die Psychotherapien ganz allgemein nach sich ziehen können, ist ferner zu bedenken, dass Psychotherapien auch ausgesprochen überflüssig oder fehl am Platz sein können, wenn es um die Lösung bestimmter Probleme geht. Therapeuten, Institutionen, die Therapie vermitteln, und Personen, die Therapie suchen, müssen wissen, dass angesichts der Vielzahl sozialer Beeinflussungstechniken, die sich heute unter dem allgemeinen Namen Psychotherapie anbieten, die Frage, ob eine Psychotherapie indiziert ist oder nicht, nicht abstrakt gestellt werden kann. Vielmehr müssen sie versuchen, sich klar zu machen, was eine Psychotherapie einer bestimmten Art überhaupt ist, was sie leistet und was sie nicht leistet.

Diese Überlegungen gelten natürlich auch für die Gesprächspsychotherapie. Obwohl eine Gesprächspsychotherapie, von einem verantwortlichen und empathischen Therapeuten durchgeführt, wirklich niemandem so richtig schaden« kann, so kann sie dennoch überflüssig sein, unangebracht für die Lösung bestimmter Probleme und damit schädlich, abgesehen von dem Schaden, den sie – wie jede andere Psychotherapie – für die soziale Position eines Individuums anrichten kann.

2   Die Geschichte der Indikationsfrage in der Gesprächspsychotherapie

Im Folgenden werden wir einen kurzen Überblick über die wechselvolle Geschichte der Indikationsfrage innerhalb der Gesprächspsychotherapie geben und diese Entwicklung diskutieren.

Rogers hat in einer grundlegenden Veröffentlichung 1942 acht Kriterien genannt, die erfüllt sein sollten, wenn mit einem Klienten eine beratende Behandlung erfolgreich durchgeführt werden soll (Rogers 1972, S. 76 f.):

1. Das Individuum steht unter einer gewissen Spannung, die sich aus nicht zu vereinbarenden persönlichen Wünschen oder aus dem Konflikt zwischen sozialen und umgebungsbedingten Forderungen und den individuellen Bedürfnissen ergibt. Der Druck und die Spannung, die auf diese Weise entstehen, sind größer als die Belastung, die es für das Individuum bedeutet, seine Gefühle in Bezug auf seine Probleme auszudrücken.

---

22 Vielleicht steckt eine alte Weisheit in der Wahl des Wortes »Therapie« auch für psychologische Behandlungen oder Behandlungen der Psyche. Das Wort kommt aus dem Griechischen und bedeutet soviel wie Dienst im Sinne von Pflege und ist urverwandt mit »tarnen« und »zudecken« (Kluge, 1975). Es gibt offenbar Menschen, denen man ihre Tarnkappen auch deswegen nicht rauben darf, weil sie das einzige sind, was sie als Person überhaupt zusammenhält. Dieselbe Weisheit ist vielleicht in der Wahl des Wortes Person für ein menschliches Individuum wiederzufinden: Person heißt Maske, und Masken abzureißen bedeutet manchmal, die Person zu zerstören (vgl. Hofstätter, 1972, S. 242 ff.).

2. Das Individuum verfügt über einige Kapazität, sich dem Leben zu stellen. Es besitzt in angemessenem Umfang die Fähigkeit und Stabilität, eine gewisse Kontrolle über die Elemente seiner Situation auszuüben. Die Umstände, denen es sich gegenüber sieht, sind nicht so ungünstig oder so unveränderbar, dass es ihm unmöglich ist, sie zu kontrollieren oder zu verändern.

3. Dem Individuum ist Gelegenheit gegeben, seine widerstreitenden Spannungen in geplanten Kontakten mit dem Berater auszudrücken.

4. Es ist imstande, diese Spannungen entweder verbal oder mit Hilfe anderer Medien auszudrücken. Ein bewusstes Verlangen nach Hilfe ist von Vorteil, aber nicht unbedingt erforderlich.

5. Das Individuum ist entweder emotionell oder räumlich in angemessenem Umfang von familiärer Kontrolle unabhängig.

6. Es ist einigermaßen frei von übermäßiger Labilität, besonders von einer solchen organischer Natur.

7. Es besitzt eine angemessene Intelligenz, um es mit seiner Lebenssituation aufnehmen zu können.

8. Es ist von angemessenem Alter – alt genug, um sich einigermaßen mit dem Leben auseinander zu setzen, und jung genug, um noch einige Anpassungs-Elastizität zu besitzen. Dieses Alter liegt ungefähr zwischen dem zehnten und dem sechzigsten Lebensjahr.

Diese Kriterien nimmt Rogers (1973 a / 1951) wieder zurück. Er schreibt:

> Die Liste von Kriterien erwies sich als in keiner Weise hilfreich; nicht so sehr, weil sie falsch war (obwohl die Punkte 5 und 8 fortgesetzt widerlegt wurden), sondern weil sie bei dem in der Ausbildung befindlichen Berater eine wertende, diagnostizierende Geisteshaltung hervorrief, die nicht von Vorteil ist. Eine derartige Ansicht über die Anwendbarkeit muss unsere Erfahrung in Rechnung stellen. Die klientenbezogene Therapie ist bei zweijährigen Kindern und bei fünfundsechzigjährigen Erwachsenen angewandt worden; bei leichten Anpassungsproblemen und bei schwersten Störungen klinisch diagnostizierter Psychopathen; bei »normalen« Individuen und bei Neurotikern; bei abhängigen Individuen und bei Personen mit starker Selbstprägung; bei Menschen aus der Unter-, Mittel- und Oberschicht; bei weniger intelligenten und bei hochintelligenten Personen; bei Gesunden und bei Menschen mit psychosomatischen Leiden, darunter besonders Allergien … Nur für zwei der zahlreichen Klassifizierungen liegt uns kein ausreichendes Material vor – für Personen mit mentalen Defekten und für Verbrecher (S. 213).

Seine Meinung über die Rolle der Indikation in der Gesprächspsychotherapie fasst Rogers (a.a.O., S. 214) in den Satz: »Wir sind der Ansicht, dass der Versuch, der Anwendbarkeit einer solchen Therapie dogmatische Grenzen zu setzen, keinen Vorteil bringt. Wenn es gewisse Arten von Individuen gibt, die nicht empfänglich sind oder für welche die klientenbezogene Therapie kontraindiziert ist, dann werden Erfahrung und Forschung uns zeigen, welche Gruppen das sind«.

Die Überlegungen, auf deren Grundlage sich Rogers gegen eine Indikationsstellung ausspricht, stammen offenbar aus zwei verschiedenen Quellen. Zum einen möchte er einer unerwünschten und mit dem gesprächspsychotherapeutischen Konzept nicht zu vereinbarenden Haltung des Therapeuten vorbeugen; zum anderen zieht er Beobachtungen und empirische Befunde heran, die belegen, dass sich die Indikationsfrage für die Gesprächspsychotherapie nicht anhand von Symptomkategorien oder anderen Klassifizierungen, wie sozialer Herkunft bzw. Schichtzugehörigkeit, entscheiden lässt. Andererseits weiß Rogers, dass es Klienten gibt, für die eine Gesprächspsychotherapie nicht indiziert bzw. kontraindiziert ist. Er versucht diesen Widerspruch dadurch aufzulösen, dass er für die Gesprächspsychotherapie den Anspruch in Frage stellt, »heilen« zu wollen:»Das heißt aber nicht, dass sie (die Gesprächspsychotherapie) jeden psychischen Zustand heilt, und in der Tat ist das Konzept von Heilung dem Ansatz, den wir betrachtet haben, ziemlich fremd.« (Rogers, a.a.O., S. 213). Rogers rechtfertigt seine Entscheidung, keinen Klienten abzuweisen, damit, dass Klienten nur sehr selten aus der Therapie gestörter hervorgehen, als sie es vorher waren. Er vermutet, dass das daran liegt, dass der Klient sich selbst von Themen fernhalte, die ihm zu gefährlich sind oder ihn beunruhigen könnten.

Das klingt zunächst bestechend, da Rogers sein Vertrauen in die Möglichkeiten des Klienten, den für ihn richtigen Weg schon zu finden, auch an diesem kritischen Punkt nicht einschränkt. Man kann aber natürlich auch in die Gegenrichtung fragen: Warum traut Rogers einem Therapeuten nicht zu, eine Indikationsentscheidung zum Wohle des Klienten zu treffen?

Wir möchten betonen: Es gibt Klienten, für die eine Gesprächspsychotherapie nicht indiziert ist. Dieser Umstand kann nicht durch die Behauptung aufgehoben werden, der »gute« Gesprächspsychotherapeut führe in der Regel erfolgreiche Behandlungen durch, im ungünstigen Falle erreiche er keine bedeutsamen konstruktiven Veränderungen, aber er löse nie destruktive Effekte aus. Das einzige, was junge Therapeuten aus diesen Behauptungen lernen, ist, sich unfähig zu fühlen und ein schlechtes Gewissen zu bekommen, wenn ihnen wieder einmal ein Klient »verloren gegangen« ist.

Eine Zeit lang wurde die Indikationsfrage in der gesprächspsychotherapeutischen Literatur überhaupt nicht mehr oder nur noch am Rande erwähnt (z. B. »New Directions in Client-centered Therapy« von Hart & Tomlinson, 1970; »Gesprächspsychotherapie« von Tausch, 1973; »Innovations in Client-centered Therapy« von Wexler & Rice, 1974; »Die klientenzentrierte Psychotherapie. Entwicklung – gegenwärtiger Stand – Fallbeispiele« von Pavel, 1978).

Sie wurde dann wieder in die Diskussion innerhalb der Gesprächspsychotherapie gebracht, und zwar im Zusammenhang mit der Auseinandersetzung mit anderen Therapieverfahren, vor allem mit der Verhaltenstherapie. Im Vordergrund stand dabei die Frage nach der Abgrenzung der Gesprächspsychotherapie von diesen anderen Verfahren.

Zum Beispiel hat Martin (1975) ein Neurosen- und Konfliktmodell vorgestellt, das eine differentielle Indikation von Gesprächspsychotherapie und Verhaltenstherapie ermöglichen soll. Martin unterscheidet die Neurosen auf der Grundlage des Konfliktmodells von Dollard und Miller (1950) sowie Shoben (1949) nach internal und external motivierten Konflikten. Bei Neurosen, die auf internal motivierten Konflikten beruhen, hält er eine Gesprächspsychotherapie, bei Neurosen, die auf external motivierten Konflikten basieren, eine Verhaltenstherapie für die Behandlung der Wahl. Dieser Ansatz hat auch in Deutschland viel Anklang gefunden (z. B. Perrez, 1976; König, 1976; Grunwald, 1976).

Martin (a.a.O., S. 16) äußert sich aber auch zur Frage der Kontraindikation. Er glaubt, dass drei Arten von psychischen Störungen mit einer Gesprächspsychotherapie nicht behandelt werden können:

1. Reaktionen, die auf starken situativen Stress zurückgeführt werden können,
2. psychopathisches oder acting-out Verhalten und
3. Schizophrenie und andere Psychosen.

Er begründet diese Ausgrenzung damit, dass die Gesprächspsychotherapie, so wie er ihre Wirksamkeit theoretisch begründet, ein angstreduzierendes Verfahren sei und dass Angst, die aus Konflikten resultiere, bei diesen Störungen keine Rolle spiele. Innerhalb der Auffassung, die Martin über die Art der Wirksamkeit der Gesprächspsychotherapie vertritt, und in dem von ihm zugrunde gelegten Konfliktmodell ist das schlüssig. Wir meinen jedoch, dass Versuche, die Indikationsfrage mit Hilfe von Modellvorstel-

lungen zu beantworten, die mit dem Klientenzentrierten Konzept nicht kompatibel sind (Konfliktmodell, Problemlösungsansätze), zwangsläufig in einer Sackgasse enden (s. Kap. IV).
Mit methodischen Problemen bei der Indikationsstellung befasst sich Minsel (1974, S. 87 ff.; 1975). Er fragt sich, welcher Zugang zur Indikationsstellung für die Gesprächspsychotherapie geeignet sei. Dabei diskutiert er (1975, S. 188) die drei folgenden Möglichkeiten:

1. Indikation anhand von psychodiagnostischen Kategorien,
2. Indikation anhand des aktuellen Erlebens und Wahrnehmens des psychotherapeutischen Prozessgeschehens durch Klient und Therapeut,
3. Indikation anhand situativer Verhaltensregistrierung im Prozess der Therapie.

Minsel setzt sich mit der Relevanz dieser drei Ansätze auseinander und kommt zu dem Schluss, dass für die Gesprächspsychotherapie vor allem der zweite und der dritte Ansatz von Bedeutung seien. Wir werden auf die Frage nach der Angemessenheit eines bestimmten Indikationsansatzes für die Gesprächspsychotherapie zurückkommen (s. VI.6).

3 Die Indikation für Gesprächspsychotherapie auf der Grundlage des Klientenzentrierten Konzepts

Auch Gesprächspsychotherapeuten (z. B. Minsel, 1974, S. 38 f.) haben in Anlehnung an London (1972) und Kiesler (1969) die Indikationsfrage in der Form gestellt: Bei welchem Patienten mit welcher psychischen Störung ist welche Behandlungsform durch welchen Therapeuten mit welcher Zielsetzung wie wirksam?
Die Bedeutsamkeit dieser im Prinzip möglichen, aber leider in der Utopie verendenden Fragestellung (vgl. Kap. III), liegt allein darin, dass sie fast alle wesentlichen Faktoren, die den psychotherapeutischen Prozess und seine Wirksamkeit ausmachen, aufzählt und ihre Wechselwirkungen in Rechnung stellt:

• die Persönlichkeit des Patienten
• die Art der Störung
• die Art der therapeutischen Intervention
• die Art der Therapieziele
• die Persönlichkeit des Therapeuten

3.1 Die Bedeutung der Art der Störung, der Art der therapeutischen Intervention, der Art der Therapieziele und der Persönlichkeit von Klient und Therapeut für die Indikationsstellung im Rahmen des Klientenzentrierten Konzepts

Wenn wir zunächst einmal das o. g. Modell als Gliederungshilfe übernehmen, stellen wir fest: Das Klientenzentrierte Konzept berücksichtigt explizit drei dieser Faktoren und ihre wechselseitige Bezogenheit, und zwar

1. die Art der Störung, die sie behandelt,
2. die Form, in der sie behandelt, und
3. die Zielsetzung, mit der sie behandelt.

Wir werden im Folgenden diese drei Faktoren mit der Frage, welchen Einfluss sie auf eine Indikationsstellung haben, darstellen.

1. Die Art der Störung

Die Art der Störung, die die Gesprächspsychotherapie behandelt, ist eine psychische, und zwar die Inkongruenz zwischen der gesamtorganismischen Bewertung einer Erfahrung und ihrer Bewertung in Bezug auf das Selbstkonzept.

Wir haben in Kap. IV dargestellt, dass sich in fast jeder der bekannten und benannten psychischen Krankheiten eine Form von Inkongruenz finden lässt. Damit wollen wir aber nicht behaupten, dass alle denkbaren psychischen Störungen, die mit Inkongruenz zu tun haben, auch erfolgreich durch Gesprächspsychotherapie behandelt werden können.

Wie Rogers in seiner Abstraktion der notwendigen und hinreichenden Bedingungen für einen erfolgreichen psychotherapeutischen Prozess definiert hat, darf das Ausmaß an Inkongruenz zwei Grenzwerte nicht überschreiten:

1. Die Wahrnehmung eines Individuums, das von einem gesprächspsychotherapeutischen Prozess profitieren soll, darf nicht so weit gestört sein, dass es nicht mehr imstande ist, das Beziehungsangebot des Therapeuten zumindest in Ansätzen wahrzunehmen.
2. Das Selbst eines Individuums muss so sein, dass das Individuum nicht nur eine Beziehung zum Therapeuten, sondern auch zu sich selbst aufnehmen kann, d. h., vor allem seine Inkongruenz zumindest in Ansätzen erfahren kann.

2. Die Art der Intervention

Die Art, in der Gesprächspsychotherapeuten behandeln, ist in der Definition des gesprächspsychotherapeutischen Beziehungsangebotes beschrieben: Der Therapeut bemüht sich um echte, unbedingt wertschätzende Empathie.

Wir haben die Therapietheorie der Gesprächspsychotherapie im Kap. I und das daraus abgeleitete therapeutische Handeln im Kap. V dieses Buches dargestellt. Ausführlichere Darstellungen des gesprächspsychotherapeutischen Handelns finden sich bei Swildens (1991) und Finke (1994 a).

Wir können davon ausgehen, dass es Klienten gibt, die durch dieses Beziehungsangebot nicht zu erreichen sind. Es ist denkbar, dass auch beim Vorliegen von Inkongruenz, einer hinreichenden Ausprägung der Fähigkeit der Wahrnehmung dieser Inkongruenz sowie der Beziehungsfähigkeit ein Klient nicht in der Lage ist, das Beziehungsangebot des Gesprächspsychotherapeuten in einer für ihn heilsamen Art anzunehmen.

Zum Beispiel ist bei einem Klienten mit einer pathologischen Eifersucht sicher eine Form von Inkongruenz anzunehmen: Er kann das Ausmaß der Lieblosigkeit seiner Frau ihm gegenüber nicht mit seinem Selbstbild vereinbaren. Er besteht deshalb darauf, dass nicht seine Frau ihm gegenüber lieblos ist, sondern dass andere Männer sie ihm wegnehmen wollen. Die Heftigkeit, mit der er sich gegen die Wahrnehmung mangelnder Zuwendung seitens seiner Frau zu wehren versteht, spricht dafür, dass er mit Sicherheit ein klares Selbstkonzept hat und auch eine Ahnung davon, welche Bedeutung die Wahrnehmung der Lieblosigkeit seiner Frau für ihn haben würde. Er kann auch wahrnehmen, dass der Therapeut ihm echt, unbedingt wertschätzend, einfühlend begegnet. Er muss sich aber gegen dieses Angebot sträuben, da er es wiederum für sein Selbstkonzept als zu bedrohlich ansehen würde, jemand zu sein, der Hilfe in seinem Kampf um seine Frau benötigt bzw. einem anderen Einblick in seine Selbst-Verteidigungsmanöver gewähren muss. Sowohl die unbedingte Wertschätzung als auch die Empathie des Therapeuten erlebt dieser Klient als gefährlich, dessen Echtheit als vernichtend. Ein Gesprächspsychotherapeut wird ihm mit seinem definierten Beziehungsangebot nicht nahe kommen können. Selbst wenn es gelingen sollte, diesen Klienten zu einer Selbstexploration bezüglich seiner Reaktion auf dieses Beziehungsangebot zu bewegen, ist es unwahrscheinlich, dass er wiederkommt. Er wird nicht noch einmal erleben wollen, wie vernichtend und gefährlich er die Situation mit dem Therapeuten findet.

Wir werden weiter unten ausführen, dass im Rahmen des Klientenzentrierten Konzepts die an der Patientenpersönlichkeit orientierte Betrachtungsweise der Indikationsfrage, wie in diesem Beispiel, als wenig unterstützenswert gilt, sofern sie die Frage nach den Prozessmerkmalen des Klienten aus dem Auge verliert.

3. Die Art der Therapieziele

Das Ziel einer Gesprächspsychotherapie als heilkundliches Verfahren besteht wie bei anderen Psychotherapieverfahren in »Symptomminimalisierung und / oder Strukturänderung der Persönlichkeit« (vgl. Strotzka, 1975). Über die Entstehung von psychischen Störungen und die Wege zu ihrer Behebung hat die Gesprächspsychotherapie aber Vorstellungen entwickelt, die sich von denen anderer Therapieverfahren unterscheiden. Psychische Störungen sind nach der klientenzentrierten Störungstheorie (vgl. Kap. IV) Ausdruck von Inkongruenz. Entsprechend lautet das Behandlungsziel einer Gesprächspsychotherapie auf diesem Abstraktionsniveau: Verminderung bzw. Behebung von Inkongruenz.

Dieses Ziel wird dadurch erreicht, dass im Klienten ein psychischer Prozess angestoßen wird, der dazu führt, dass bestimmte, bisher nicht zugelassene Erfahrungen so symbolisiert werden können, dass sie in das Selbstbild integriert werden können.

Dementsprechend kann man das Behandlungsziel einer Gesprächspsychotherapie auch Selbstentwicklung nennen.

Der therapeutische Prozess wird nach der klientenzentrierten Therapietheorie dadurch ermöglicht, dass im therapeutischen Kontakt mit dem Klienten bestimmte Bedingungen gegeben sind. Sie sind in der Formulierung des therapeutischen Beziehungsangebotes des Gesprächspsychotherapeuten an den Klienten definiert (vgl. Kap. I).

Diese Zielsetzung und der genannte Weg zur Erreichung des Ziels machen deutlich, dass das Ziel »Symptomminimalisierung« nach dem Klientenzentrierten Konzept stets nur über den Weg einer Strukturänderung der Persönlichkeit erreicht werden kann. Die Gesprächspsychotherapie ist in diesem Punkt der psychoanalytischen Therapietheorie (Freud, 1932, S. 86; vgl. Eckert, 1994) verwandter als den verhaltenstherapeutischen Annahmen.

Schließlich ist darauf hinzuweisen, dass auch die verschiedenen Therapieziele im Klientenzentrierten Konzept auf unterschiedlichen Abstraktionsebenen formuliert worden sind. In der in Kap. III vorgestellten Taxonomie (s. Kap. III, 2.1) sind die aus persönlichkeitstheoretischen Annahmen abgeleiteten Ziele, wie »Wachstum der Persönlichkeit« oder das Ziel der »fully-functioning person«, auf der Abstraktionsebene I anzusiedeln, das Ziel »Verminderung von Inkongruenz« auf der Ebene II und das Ziel »Förderung der Selbstexploration« auf der Ebene III. Auf der Ebene IV können Ziele formuliert werden, die sich aus dem momentanen individuellen Befinden und Erleben des Klienten ergeben, z. B. »Abbau der sich in der Therapiesitzung regelmäßig einstellenden ängstlichen Verspannung«. Die Ziele auf den unteren Ebenen sind immer im Zusammenhang mit den Zielen auf den jeweils höheren Ebenen zu sehen, d. h., sie können nicht unabhängig von ihnen definiert werden (vgl. Reicherts, 1991; Sauer, 1993).

4. Die Bedeutung der Persönlichkeit von Klient und Psychotherapeut für die Indikationsstellung

Nachdem wir die Fragen nach der Art der Störung, der Behandlungsform und den Behandlungszielen in ihrer Bedeutung für eine Indikationsstellung im Rahmen des Klientenzentrierten Konzepts erörtert haben, soll abschließend auch noch Bezug auf die Bedeutung der Persönlichkeit von Therapeut und Klient für die Indikationsstellung genommen werden. Im Klientenzentrierten Konzept wird die Frage der Persönlichkeit niemals losgelöst von der Frage der Störung betrachtet, und die Frage der Störung niemals losgelöst von der Frage der Prozessmerkmale. Die Frage der Persönlichkeit des Therapeuten wird nur unter dem Gesichtspunkt gestellt, wie weit der Therapeut durch seine Persönlichkeit in seinem gesprächspsychotherapeutischen Beziehungsangebot unterstützt oder behindert wird – und das in der Interaktion mit konkreten Ereignissen im unmittelbaren therapeutischen Kontakt mit einem bestimmten Klienten (vgl. Kap. I).

3.2 Die Indikationskriterien für eine Gesprächspsychotherapie

Die Indikation für eine Gesprächspsychotherapie ist also im Rahmen des Klientenzentrierten Konzepts nicht durch die Definition bestimmter Probleme, Verhaltensdefizite, Krankheitsbilder oder gar Symptome zu stellen, auch nicht durch die Erstellung anderer als gesprächspsychotherapieimmanenter Behandlungsziele. Die Indikation für eine Gesprächspsychotherapie ist allein durch die Feststellung von Inkongruenz im Erleben des Klienten zu stellen (vgl. Topf, 1992, S. 146 f.), welche Formen von Behinderungen und Problemen diese Inkongruenz auch nach sich ziehen mag, sowie durch die Prüfung der Möglichkeiten eines Klienten, das Beziehungsangebot des Gesprächspsychotherapeuten nicht nur wahrzunehmen, sondern auch zumindest im Ansatz anzunehmen. Problemquellen wie Intelligenzdefizite, reale Enttäuschungen, Überforderungen, soziale Benachteiligungen, gesundheitliche Benachteiligungen usw., die mit Sicherheit auch nach Verringerung der Inkongruenz bestehen bleiben werden, weil sie nicht auf diese zurückzuführen sind, sind durch eine Gesprächspsychotherapie nicht zum Versiegen zu bringen.

3.3 Zusammenfassung

Zusammenfassend ist zur Indikation für eine Gesprächspsychotherapie anhand des Klientenzentrierten Konzepts zu sagen:
Eine Gesprächspsychotherapie als Heilbehandlung ist dann indiziert, wenn

1. die Störung eine psychische ist, die Inkongruenz zur Grundlage hat,
2. ein Selbstkonzept und ein gewisses Ausmaß von Beziehungsfähigkeit zu sich selbst beim Klienten gegeben sind,
3. der Klient seine Inkongruenz zumindest im Ansatz als solche wahrnimmt und diese Wahrnehmung mit einem Wunsch nach Veränderung verbunden ist,

4. der Klient das gesprächspsychotherapeutische Beziehungsangebot zumindest in Ansätzen wahrnehmen und annehmen kann und

5. in der Aufhebung der Inkongruenz im Erleben des Klienten wenigstens ein erster Schritt zur Behebung seiner psychischen Störung bzw. zur Lösung seiner Probleme gesehen werden kann, und sei es auch nur die Klärung des Problems.

Wir haben am Anfang dieses Abschnitts eine sehr umfassende Form, die Indikationsfrage zu formulieren, vorgestellt. Wir haben die Indikation in Abhängigkeit von der Persönlichkeit des Patienten, von der Art seiner Störung, von der Art der psychotherapeutischen Intervention, von der Persönlichkeit des Therapeuten und von der Art der Therapieziele betrachtet. Nach der Erörterung dieser Einflussgrößen auf die Indikation im Rahmen des Klientenzentrierten Konzepts haben wir die o. g. fünf Kriterien formuliert, die als handlungsleitend (s. Kap, VII) bei einer Indikationsstellung für eine Gesprächspsychotherapie angesehen werden können.

4 Auf der Suche nach empirisch fundierten Merkmalen für Indikation und Prognose

Die Indikationsfrage ist immer eng mit der Frage verbunden: In welcher Weise wird ein Klient mit welcher Wahrscheinlichkeit von einer Therapie profitieren, d. h., die Indikationsfrage ist immer auch eine prognostische Frage. An dieser Stelle möchten wir aber zwischen der Indikationsfrage im engeren Sinne und der Prognosefrage unterscheiden, indem wir definieren: Nach der Prognose fragen wir, wenn uns interessiert, mit welcher Wahrscheinlichkeit eine Gesprächspsychotherapie bei einem bestimmten Klienten einen wie großen Behandlungserfolg bewirken wird. Diese Frage können wir genau genommen erst dann stellen, wenn wir für diesen Klienten die Indikationsfrage im engeren Sinne bereits positiv beantwortet haben, d. h. festgestellt haben, dass er die Kriterien, die ihn für eine Gesprächspsychotherapie erreichbar machen, erfüllt (s. o.).

Wenn also die Frage nach der Prognose gestellt wird, wird aus der qualitativen Frage – indiziert oder nicht- bzw. kontraindiziert – eine quantitative Frage: Mit welcher Wahrscheinlichkeit sind welche Veränderungen bezüglich welcher Variablen in welcher Größenordnung zu erwarten?

Die Unterscheidung zwischen Indikation und Prognose bzw. zwischen Indikationskriterien und prognostischen Kriterien ist insofern wichtig, als sie sich gegenseitig nur ergänzen, nicht aber ersetzen können. (Der positiv indizierte Patient A kann andere und/oder größere bzw. kleinere Veränderungschancen haben als der positiv indizierte Patient B).

Die bisher von der empirischen Forschung gewonnenen prognostischen Kriterien können nur bedingt zur Indikationsstellung herangezogen werden, weil sie auf bereits hoch selektierten Stichproben beruhen, nämlich auf Klienten, die 1. den Weg zum Psychotherapeuten gefunden haben, 2. vom Therapeuten als behandelbar eingestuft worden sind und diese Einschätzung teilten und 3. die Behandlung auch beendet haben, d. h., nicht abgebrochen haben.

Einen aufschlussreichen Einblick in den Umfang solcher Selektionsprozesse geben die Zahlen, die Bolz und Meyer (1981, S. 86) vorlegt haben: Von 214 Patienten, die im Rahmen eines größeren Therapieforschungsprojektes (Meyer, 1981) zu einer Vortestung (Prätest) erschienen, wurden schließlich 68 behandelt, und neun Monate nach der Behandlung (Katamnesezeitpunkt) standen vollständige Daten nur noch von 41 Patienten zur Verfügung. Das bedeutet, dass sich eine Prognose der Langzeiteffekte in dieser Untersuchung auf nur knapp 20 % der ursprünglichen Patienten stützen könnte.

Die entsprechenden Zahlen aus der sog. Berner Therapievergleichsstudie (Grawe et al., 1990 a) sind fast identisch: Bei 98 (= 43 %) von 230 therapiesuchenden Patienten wird eine positive Indikation für Psychotherapie gestellt. 80 (= 35 %) von ihnen nehmen die Behandlung auf, und 63 (= 27 %) beenden sie regulär. Für die 1-Jahres-Katamnese können noch die Daten von 39 Patienten (= 17 %) herangezogen werden.

Wir denken, dass ähnliche Verhältnisse bei vielen Projekten vorgelegen haben, aber häufig nicht darüber berichtet wird, obwohl sie die Übertragbarkeit prognostischer Aussagen auf Indikationsfragen, aber auch Aussagen über die Effizienz einer psychotherapeutischen Methode deutlich einschränken.

4.1 Indikation und Prognose auf der Grundlage von psychopathologischen Klassifikationen

Es ist praktisch nicht möglich, allein auf der Grundlage der Diagnose eine Indikation für Gesprächspsychotherapie verbunden mit einer Aussage über den vermutlichen Erfolg (Prognose) zu stellen.

Diese Erkenntnis gilt für alle nicht-symptomorientierten Therapieverfahren (vgl. z. B. Schneider, 1990; Schneider et al., 1993; Janssen & Schneider, 1994). Aufgrund der den weltweit verbreiteten Klassifikationssystemen ICD-10 (Weltgesundheitsorganisation, 1991) und DSM-IV (American Psychiatric Association, 1994) zugrunde liegenden Konzeptionen besteht auch wenig Aussicht, dass selbst die Weiterentwicklungen von ICD und DSM an diesem Zustand etwas ändern werden (vgl. z. B. Hoffmann, 1993).

Die Prinzipien der psychiatrischen Klassifikations- und Diagnosesysteme ICD und DSM werden aber weiterhin für die Indikationsfrage von Bedeutung sein, z. B. indem sie der Frage nachgehen, ob die Psychopathologie eines Patienten organischen Ursprungs ist (vgl. Eckert, 1994).

Vor allem im Hinblick auf die Möglichkeit, sich mit Nicht-Gesprächspsychotherapeuten über Indikation verständigen zu können, möchten wir erwähnen, dass psychopathologische Klassifikationen zumindest eine grobe Orientierung im Hinblick auf die Prognose einer gesprächspsychotherapeutischen Behandlung ermöglichen. Übersetzt man nämlich die Angaben bezüglich der Art der Störungen der Klienten aus älteren Studien zur Effizienz von Gesprächspsychotherapie in ICD-9–Kategorien (Weltgesundheitsorganisation, 1980) und bezieht die Untersuchungen mit ein, in denen diese Klassifikationen benutzt wurden, dann lässt sich Folgendes feststellen: Behandelt man *alle* Patienten, d. h. ohne weitere Selektion, die um eine Psychotherapie nachsuchen und die unter die ICD-9-Diagnose »Neurose« (ICD-9: 300) fallen, mit Gesprächspsychotherapie, dann werden mindestens zwei Drittel von denen, die die Behandlung auch abschließen, davon ausreichend profitiert haben. Klinische Erfahrungsberichte und einzelne Untersuchungen lassen vermuten, dass eine ähnliche Erfolgsrate auch bei bestimmten Störungen außerhalb von ICD-9 »300« anzunehmen ist, z. B. bei diffusen psychosomatischen Beschwerdebildern und bei Essstörungen, vor allem Bulimie. Bei Patienten, bei denen eine Persönlichkeitsstörung die Hauptdiagnose darstellt, z. B. Borderline-Persönlichkeitsstörungen, liegt die Erfolgsrate vermutlich niedriger, ebenfalls bei den verschiedenen Formen von Abhängigkeitserkrankungen. Die Erfolgsrate variiert nachweislich mit der Erfahrung des Therapeuten, dem Grad der Chronifizierung der Störung und der Therapiedauer. Sie erhöht sich, wenn eine Indikationsstellung erfolgt.

In diesem Zusammenhang möchten wir darauf hinweisen, dass heute bei Publikationen von Studien und Fallberichten die theorieneutrale, weitgehend beschreibende ICD- bzw. DSM-Diagnose der untersuchten Patienten selbstverständlich ist. Sie dient der notwendigen Verständigung zwischen Forschern, Klinikern und Psychotherapeuten, auch wenn sie die Frage nach der Indikation nicht beantwortet.

Welche Art von Diagnostik mit welchen Implikationen aus klientenzentrierter Sicht abzulehnen ist, hat Reisel (1992, S. 161) zusammengefasst. Es gilt aber auch die Abwandlung des von Reisel zitierten Satzes von Auckenthaler: Nicht die Erstellung einer Diagnose hindert den Therapeuten am Verstehen eines Klienten, sondern das zu starke Beeindrucktsein von ihr (vgl. Auckenthaler, 1989, S. 200).

4.2 Indikation und Prognose auf der Grundlage von psychologischen Tests und Ratingverfahren (Fremdeinschätzungen)

Frühere Versuche, den Therapieerfolg mit Hilfe von Tests (z. B. mit dem MMPI, Spreen & Sundberg, 1963, oder mit dem EPI, Eggert, 1971) vor Beginn der eigentlichen Behandlung vorherzusagen, sind ohne Erfolg geblieben. Das stellten nach Durchsicht der Untersuchungen zu diesem Thema im deutschen Sprachraum (z. B. Sander, 1975; Rudolph, 1975) Minsel (1975) und Tausch (1976) übereinstimmend fest.

Einen Überblick über prognostische Untersuchungen mit Hilfe von Tests im angelsächsischen Bereich geben Meltzoff und Kornreich (1970), Bergin und Garfield (1971) und Garfield (1986, S. 235). Die dort zusammengetragenen Befunde entsprechen im Wesentlichen denen der deutschen Untersuchungen.

Die Ursachen für diese Ergebnisse wurden nicht nur darin gesehen, dass die untersuchten Merkmale möglicherweise tatsächlich keinen Einfluss auf das Therapieergebnis haben, sondern auch darin, dass die Forschungsmethodik dem Gegenstand der Fragestellungen nicht gerecht wurde.

Ein wichtiger Kritikpunkt bestand in der Feststellung, dass die meisten Persönlichkeitsmerkmale, die in Prognoseuntersuchungen einbezogen worden sind, keinen Bezug zu den Veränderungen haben, wie sie in (Gesprächs-) Psychotherapien angenommen werden, so dass Vorhersagen des späteren Therapieeffektes auf der Grundlage dieser Persönlichkeitsmerkmale auch nicht zu erwarten sind.

In der Reaktion auf diese Erkenntnis wurden »theorienahe« Messinstrumente entwickelt, z. B. für die Erhebung der »Gefühlskommunikabilität« (Meier & Pionkowski, 1975) oder die Art der »Selbstkommunikation« (Quittmann, Tausch & Tausch, 1974) sowie die »Kieler änderungssensitive Symptomliste – KASSL« (Zielke, 1979), und es stellten sich erste Erfolge ein.

Zielke (1979) fand z. B. in Untersuchungen mit seinem Instrument, dass eine Gesprächspsychotherapie dann mit guter Prognose indiziert sei, wenn eine »*Verstimmungsstörung vorliegt, die dadurch gekennzeichnet ist, dass die erlebnismäßigen Zustände situations- und tätigkeitsunspezifisch auftreten*« (a.a.O, S. 162). Das heißt konkret: Es handelt sich um »Gefühle von Niedergeschlagenheit und Bedrücktsein, Lebensunlust, Unglücklichsein, den Wunsch, oft zu weinen, das Gefühl der Schwermut« (S. 111), also um »überdauernde, fast gleich bleibende, depressive Erlebniszustände, bei denen sich kaum Situationshierarchien von auslösenden Bedingungen entwickeln lassen. Sie sind relativ konsistent (d. h. wenig wechselnd unter wechselnden Bedingungen), also *situationsinvariant*.« Bei dieser Konstellation »depressives, nicht an Situationen gebundenes Erleben« hält der Autor die Anwendung einer Verhaltenstherapie für nicht indiziert, entsprechend dem Umstand, dass Verhaltenstherapie nicht Verhalten direkt, sondern indirekt durch die Veränderung der Bedeutung der das Verhalten auslösenden oder aufrechterhaltenden Situationen (z. B. Reize) verändert.

Dieser Befund kommt der Auffassung von Indikationsstellern, die nicht Gesprächspsychotherapeuten sind, erstaunlich nahe. Blaser (1977) hat untersucht, welche Patienten Ärzte einer psychiatrischen Poliklinik aus welchen Gründen in welche Psychotherapie vermitteln möchten. Es stellte sich heraus, dass vor allem bei Patienten mit mehr *diffusen Lebensproblemen und Unzufriedenheit an* eine Gesprächspsychotherapie gedacht wird.

Einen anderen erfolgreichen Ansatz, eine Hilfe für eine Indikationsstellung durch den Einsatz psychologischer Messmittel zu erhalten, hat Schulz vorgelegt (1980). Schulz benutzte einen gängigen Persönlichkeitsfragebogen, das Freiburger Persönlichkeitsinventar (FPI), und analysierte nicht einzelne Skalen, sondern die Profile über alle Skalen. Er konnte clusteranalytisch fünf Patientengruppen mit unterschiedlichen FPI-Profilen voneinander abgrenzen. Für drei dieser Patientengruppen erwies sich die Gesprächspsychotherapie als eine sehr bis bedingt erfolgreiche Behandlungsmethode, bei den beiden anderen ließ sich kaum ein oder gar kein Erfolg von der Durchführung einer Gesprächspsychotherapie erwarten: bei den sog. »testnormalen« Patienten und bei den »schwer gestörten« Patienten.

Die testnormalen Patienten haben ein FPI-Profil, das dem gesunder Menschen gleicht. In ihrer Selbstwahrnehmung weichen sie in allen Bereichen, die das FPI unterscheidet, nicht von der Norm ab. In der Sprache des Klientenzentrierten Konzepts heißt das: Es handelt sich um Menschen, die ihre Inkongruenz nicht spüren bzw. sie verleugnen. Bei den »schwer gestörten« Patienten handelt es sich um solche, die sich in allen Skalen des FPI als deutlich von der Norm abweichend darstellen.

Aus solchen Ergebnissen lassen sich zwar keine Indikationsregeln für den Individualfall ableiten, aber sie geben zumindest eine Orientierung, auf welche Symptome oder Symptomkonstellationen im Rahmen eines Indikationsgespräches zu achten ist.

Vergleichbares ist vermutlich auch von den Forschungsergebnissen mit den Messinstrumenten zu erwarten, die in jüngerer Zeit im Rahmen der internationalen Psychotherapieforschung entwickelt worden sind und die in ihrer Konzeption dem interpersonalen Charakter von Psychotherapie und der durch Psychotherapie angestrebten Veränderungen gerechter werden als die bisher eingesetzten. Beiträge zur Klärung auch von Fragestellungen im Rahmen des Klientenzentrierten Konzepts sind u. E. vor allem von der »Strukturellen Analyse Sozialen Verhaltens » (SASB) von Benjamin und dem von Horowitz entwickelten Fragebogen »Inventar zur Erfassung interpersonaler Probleme« (IIP) zu erwarten. Beide Verfahren basieren auf dem interpersonalen Modell von Leary (1957) und gehen in ihren persönlichkeitstheoretischen Annahmen zumindest teilweise auf Sullivan (1953) zurück (vgl. Kap. V).

Einen Überblick über die Einsatzmöglichkeiten der SASB in der psychotherapeutischen Forschung, Praxis und Weiterbildung findet sich bei Tress (1993). Die SASB ist ursprünglich als Ratingverfahren entwickelt worden und erfordert in ihrer Anwendung einen sehr hohen personellen und zeitlichen Aufwand. Für die Anwendung in

der psychotherapeutischen Praxis werden deshalb wohl eher die Fragebogenversionen in Frage kommen, der sog. INTREX-Fragebogen (Tscheulin & Glossner, 1993) sowie die INTREX-Kurzform (Davies-Osterkamp et al., 1993).
Das IIP (Deutsches Manual: Horowitz et al., 1994) war von vornherein als Fragebogen konzipiert mit dem Ziel, Art und Ausmaß der interpersonalen Probleme eines Menschen zu erfassen. Einen Überblick über das Konzept und die Anwendungsbereiche des IIP geben Horowitz et al. (1993). Das IIP eignet sich z. B. als Entscheidungshilfe bei der Indikationsstellung für psychodynamische Kurztherapie (Horowitz et al., 1988) und in Kombination mit der Erhebung auch impersonaler Probleme, z. B. mit der Symptomcheckliste SCL-90 von Derogatis (1986/1977), unter bestimmten Bedingungen zur Prognose des Behandlungserfolges bei stationärer Gruppenpsychotherapie (Strauß et al., 1993).
Warum räumen wir der Diagnostik mit Hilfe von Fragebögen und anderen Methoden soviel Raum ein? Wir tun es nicht nur, weil die Anwendung von standardisierten Fragebögen zur Beurteilung des Therapieverlaufes und des Therapieerfolges immer noch ein Bestandteil der Ausbildung von Gesprächspsychotherapeuten ist, sondern auch, weil wir keinen wirklichen Grund dafür sehen, die von Rogers begründete Tradition aufzugeben, das Geschehen Psychotherapie mit allen damit zusammenhängenden Fragestellungen mit wissenschaftlich gesicherten Methoden zu erforschen. Leider haben uns in der Vergangenheit die naturwissenschaftlich-empirischen Methoden bei der Beantwortung unserer Fragen nicht nur oft im Stich gelassen, sondern auch zu einer teilweisen Sinnentleerung klientenzentrierter Konzepte beigetragen (vgl. Kap. III). Das aber sollte uns Gesprächspsychotherapeuten nicht dazu verleiten, alle Forschungsversuche einzustellen bzw. Forschungsergebnisse zu ignorieren. Die Schelte des Psychotherapieforschers Grawe (1992), dass praktizierende Psychotherapeuten Ergebnisse der Psychotherapieforschung nicht wahrnehmen bzw. sie ignorieren, erscheint uns nicht ganz unbegründet.

4.3 Indikation und Prognose auf der Grundlage der Beurteilung des therapeutischen Beziehungsangebotes durch den Klienten

Zur Vorhersage des späteren Therapieerfolges (Prognose) hat sich der Ansatz, die Reaktionen des Klienten auf die spezifische gesprächspsychotherapeutische Therapiesituation mittels eines Fragebogens zu erfassen, als der bisher fruchtbarste erwiesen. Der von uns selbst entwickelte Klienten-Erfahrungsbogen (KEB, s. Abb. 1, s. S. 158) umfasst in seiner ursprünglichen Form 16 Items, von denen sich 15 auf die vom Klienten in der Therapiesitzung gemachten Erfahrungen beziehen.
Das wichtigste Ergebnis der ersten Untersuchung mit diesem Fragebogen (Eckert, 1974; vgl. auch Schwartz & Eckert, 1976; Eckert, Schwartz & Tausch, 1977) bestand darin, dass sich die drei Monate nach dem Beginn einer Gesprächspsychotherapie festgestellten Veränderungen zu einem großen Teil allein aufgrund der KEB-Einschätzungen nach der ersten Therapiesitzung vorhersagen ließen.[23] Die Items des KEB konnten als empirisch gesicherte prognostische Kriterien angesehen werden.[24]

---

23 Bei einer Stichprobengröße von N = 85 betrug der korrigierte Multiple Korrelationskoeffizient auf der Basis von 8 KEB-Items R = .53.
24 Bei der Beurteilung dieses Ergebnisses ist zu berücksichtigen, dass die Klienten den KEB in Kenntnis der Tatsache ausfüllten, dass er nicht vom jeweiligen Therapeuten eingesehen wurde.

Inhaltlich zeigte sich, dass später »gebesserte« Klienten im Vergleich zu später »nicht-gebesserten« Klienten in der gesprächspsychotherapeutischen Situation mit größerer körperlicher Entspannung, mehr innerer Ruhe und weniger Hemmungen dem Therapeuten gegenüber usw. reagieren.

Wir haben dieses Ergebnis auch als Bestätigung der bereits genannten Wirksamkeitsannahmen und den aus diesen abgeleiteten Indikationskriterien für eine Gesprächspsychotherapie (s. Kap. VI.3.) interpretiert: Eine Gesprächspsychotherapie ist dann indiziert, wenn der Klient das gesprächspsychotherapeutische Beziehungsangebot als für sich hilfreich wahrnehmen und annehmen kann.

Bezogen auf den Klienten haben wir den Prädiktor die »Ansprechbarkeit des Klienten für das therapeutische Beziehungsangebot« (Eckert, 1974, S. 233; 1976) genannt. Diese Bezeichnung impliziert die Annahme, dass in der Initialphase einer Psychotherapie der Klient vermutlich stärker auf die Art und Weise reagiert, wie der Therapeut ihm begegnet, welche therapeutischen Mittel er einsetzt, z. B. Verstehensangebote, Deutungen oder Übungsanleitungen, als auf die Person des Therapeuten.

Diese Annahme wurde durch die Ergebnisse von zwei Untersuchungen gestützt, in denen sich der KEB als prognostisch relevant erwies. Die Prognosen wurden nach einem Erstinterview bzw. Indikationsinterview gestellt, und der Erstinterviewer war in keinem Fall mit dem späteren Therapeuten identisch (Eckert, Bolz & Pfuhlmann, 1979; Eckert et al., 1979).

Vor diesem Hintergrund wurde ein ähnlicher Fragebogen für die Gruppenpsychotherapie, der sog. Gruppenerfahrungsbogen (GEB), entwickelt (s. Anhang III). Auch mit diesem Instrument konnte nachgewiesen werden, dass eine positive Reaktion auf die gruppentherapeutische Situation in den ersten Gruppensitzungen mit dem späteren Therapieerfolg zusammenhängt (Eckert & Biermann-Ratjen, 1985, S. 117 ff.).

Durch vergleichende Untersuchungen, in denen der KEB und der GEB eingesetzt wurden, konnte festgestellt werden, dass die Therapeuten mit verschiedenen Therapieverfahren unterschiedliche Beziehungsangebote machen, und worin diese Unterschiede bestehen (z. B. Eckert & Biermann-Ratjen, 1990).

Die zusammenfassende Betrachtung der Ergebnisse dieser empirischen Studien erlaubt eine vorläufige Antwort auf die Frage nach empirisch gesicherten Indikationskriterien für Psychotherapie: Der beste Prädiktor für die Vorhersage des Erfolges einer Psychotherapie ist die »Ansprechbarkeit des Patienten für das spezifische therapeutische Angebot«.

Diese Feststellung wurde inzwischen von anderen Therapieforschern mit auf der Grundlage des KEB entwickelten Methoden der Erhebung der »Ansprechbarkeit« bestätigt. Ambühl und Grawe (1988) sprechen von »Aufnahmebereitschaft«. Rudolf et al. (1988), die andere Erhebungsmethoden benutzt haben, nennen die »Ansprechbarkeit« das »Zueinanderpassen des wechselseitigen Angebotes von Patient und Therapeut« (S. 32).

4.4 Zum Einsatz von Klienten-Erfahrungsbögen in der therapeutischen Praxis

Der KEB ist in der klientenzentrierten Psychotherapieforschung und vor allem in der klientenzentrierten Praxis sehr verbreitet. Er wird häufig in einer weiterentwickelten Form (BIKEB, vgl. Höger, 1986) benutzt.

Obwohl mit Hilfe des KEB nach einem unter gesprächspsychotherapeutischen Gesichtspunkten geführten Erstinterview (vgl. Kap. VII) oder nach ersten Probetherapiesitzungen der spätere Therapieerfolg in einem gewissem Umfang vorhergesagt werden kann, eignet er sich nicht als alleinige Entscheidungsbasis für eine Indikationsstellung im Individualfall. Für eine solche Aufgabe ist er auch nicht konzipiert worden, und die Entscheidung eines Therapeuten, einem bestimmten Klienten eine Behandlung anzubieten, wird auch zukünftig mit guten Gründen von mehr Faktoren abhängig sein, als von der im KEB festgehaltenen Reaktion des Klienten.

Viele praktizierende Gesprächspsychotherapeuten benutzen den KEB zur Verlaufskontrolle, d. h., sie lassen den Bogen nach jeder Behandlungsstunde vom Klienten ausfüllen. Sie benutzen die Einschätzungen des Klienten als Feedback für ihr therapeutisches Handeln. Sie berichten, dass auch die Klienten diese Möglichkeit schätzen, sich nach der Therapiesitzung mit Hilfe des Bogens den Verlauf der Sitzung und die damit verbundenen Erfahrungen vor Augen zu führen bzw. zu reflektieren.

Andere Psychotherapeuten lehnen diese Form der Rückmeldung ab. Sie verweisen z. B. auf ihre Erfahrung, dass der Fragebogen wie ein Fremdkörper in der therapeutischen Beziehung sei, die dadurch an Unmittelbarkeit und Spontaneität verliere. Diese Therapeuten berichten, dass sich viele ihrer Klienten weigern, den Fragebogen auszufüllen.

Zunächst ist bezüglich der ersten Aussage festzustellen, dass der KEB in seiner ursprünglichen Konzeption nicht als eine zusätzliche Kommunikationsmöglichkeit zwischen Klient und Therapeut gedacht war (vgl. Fußnote 23 in diesem Kapitel).

Insbesondere die zweite Aussage veranlasst uns zu der Feststellung, dass die Reaktion des Klienten auf diesen Fragebogen sicherlich auch von der Einstellung des Therapeuten zu einer solchen Form von Therapieverlaufsprotokollierung und -kontrolle mitbestimmt wird. Vergleichbares kennen wir vom Einsatz eines Tonaufnahmegerätes in der Therapie: Therapeuten, die Tonaufnahmen – aus welchen Gründen auch immer – mehr oder weniger bewusst ablehnen, produzieren z. B. häufig Aufnahmen, die nicht zu verstehen sind, oder sie berichten, dass ihr Patient eine Tonaufnahme abgelehnt habe. Therapeuten, die das Erstellen von Tonaufnahmen für sinnvoll und wichtig halten, z. B. für die Supervisionsarbeit, produzieren gute Aufnahmen und werden von ihren Patienten dann, wenn das Aufnahmegerät in der Reparatur ist, auch schon mal gefragt, ob denn heute keine »richtige Therapie« stattfinde (vgl. Kap. III, 1.1).

Für den Einsatz des KEB in der Praxis als Mittel zur Therapieverlaufskontrolle können aus vorliegenden Forschungsergebnissen folgende Hinweise entnommen werden:

1. Sie sollten als Therapeut alarmiert sein, wenn Sie feststellen, dass Ihr Klient die Fragen über eine Reihe von Sitzungen hinweg stets in derselben Weise beantwortet, d. h., die Therapiesitzungen stets gleich oder sehr ähnlich erlebt. Sie sollten diesen Umstand vor allem dann, wenn er sich nicht mit Ihrem eigenen Eindruck deckt, in geeigneter Form mit dem Klienten besprechen.
   Der Grund: Aus empirischen Studien wissen wir, dass Klienten, die keine oder nur eine geringe »Varianz« in ihren Reaktionen auf die Therapiesitzungen aufweisen, häufig auch ein schlechtes Therapieergebnis aufweisen.
2. Sie sollten – vor allem in den Anfangskontakten – Ihrerseits den Klienten und dessen vermutliche Reaktion im KEB einschätzen und Ihre Einschätzung dann mit der des Klienten vergleichen. Der Vergleich sollte Sie als Therapeut dann alarmieren, wenn Sie feststellen, dass Sie die Reaktionen des Klienten deutlich positiver einschätzen als der Klient selbst. Es empfiehlt sich, dieser Diskrepanz in geeigneter Form nachzugehen. Die Ursache dafür kann in Ihnen liegen, z. B. übersehen Sie, wie resigniert, hoffnungslos und depressiv Ihr Klient tatsächlich ist, oder im Klienten, der sich z. B. nicht eingestehen darf, dass es ihm gut tut, ohne Bedingungen akzeptiert zu werden.

E/S

Klientenerfahrungsbogen (KEB)
Code: ....Name:..................................
Insgesamt ....es psychotherapeutisches Gespräch am ....
Psychotherapeut/-in in diesem Gespräch: ....

Bitte beantworten Sie möglichst spontan die folgenden Fragen zum heutigen psychotherapeutischen Gespräch:	3 ja, ganz genau	2 ja	1 eher ja	-1 eher im Gegenteil	-2 im Gegenteil	-3 ganz im Gegenteil
1. Pausen während unseres Gespräches haben mich belastet.	3	2	1	-1	-2	-3
2. Während des Gespräches – und auch jetzt noch – fühlte ich mich körperlich entspannt.	3	2	1	-1	-2	-3
3. Durch die Zurückhaltung des Therapeuten fühlte ich mich verunsichert.	3	2	1	-1	-2	-3
4. Im heutigen Gespräch erschienen mir einige meiner Probleme in neuem Licht.	3	2	1	-1	-2	-3
5. Nach dem heutigen Gespräch bin ich innerlich irgendwie ruhiger geworden.	3	2	1	-1	-2	-3
6. Ich fühlte mich gehemmt, dem Therapeuten alles zu sagen, was mich beschäftigt.	3	2	1	-1	-2	-3
7. Es fiel mir heute schwer, meine Empfindungen und Gedanken in Worte zu fassen.	3	2	1	-1	-2	-3
8. Ich sehe nach dieser Stunde den kommenden Tagen zuversichtlicher entgegen.	3	2	1	-1	-2	-3
9. So, wie das Gespräch heute verlief, hat es mich nicht befriedigt.	3	2	1	-1	-2	-3
10. Nach dieser Stunde bin ich eigentlich optimistischer, was die Lösung meiner Probleme angeht.	3	2	1	-1	-2	-3
11. Unser Gespräch war so intensiv, dass ich mich jetzt erschöpft fühle.	3	2	1	-1	-2	-3
12. Heute sind wir irgendwie weitergekommen.	3	2	1	-1	-2	-3
13. Nach diesem Gespräch fühle ich mich belasteter als in den Stunden vor dem Gespräch.	3	2	1	-1	-2	-3
14. Ich habe durch das Gespräch mehr Vertrauen zu mir selbst gewonnen.	3	2	1	-1	-2	-3
15. Im heutigen Gespräch sind wir auf neue Themen gekommen, die bisher noch keine Rolle spielten.			ja / nein			
16. Letzte Woche gab es außerhalb der Therapie Ereignisse, die mir geholfen haben (falls »ja«, bitte kurz angeben).			ja / nein			

....
....

Abbildung 1: Der Klienten-Erfahrungsbogen (KEB)

Aus empirischen Untersuchungen ist bezüglich der Übereinstimmung von Klienten und Therapeuten im Hinblick auf das Therapieerleben des Klienten Folgendes bekannt: Über die ersten zehn Kontakte betrachtet gibt es bezüglich der Therapieerfahrungen des Klienten eine hohe Übereinstimmung zwischen dem Therapeuten und seinem später erfolgreichen Klienten. Dagegen gibt es keine Übereinstimmung zwischen den später nicht oder nur wenig erfolgreichen Klienten mit ihren Therapeuten. Das ist darauf zurückzuführen, dass der Therapeut die Therapiesituation bzw. die Erfahrung seines Klienten in der Therapiestunde sehr viel positiver bzw. optimistischer einschätzt als der Klient.

Der KEB wurde von Höger (1991, 1993 c) einer gründlichen Revision unterzogen und 1994 in seiner Endform unter dem Namen »Bielefelder Klientenerfahrungsbogen (BIKEB)« veröffentlicht. Der Autor kommt nach seinen Überprüfungen der teststatistischen Gütekriterien zu dem Schluss, dass der BIKEB ein für die Forschung und Praxis brauchbares Instrument zur Erfassung des Klientenerlebens im Sinne des »post session outcome« sei, das zumindest die Aspekte

• »Zurechtkommen mit dem Therapeuten«
• »Zurechtkommen mit sich selbst«
• »Veränderungserleben« und
• »Allgemeine Befindlichkeit«

spezifisch, zuverlässig und inhaltlich konsistent erfasse. Wir empfehlen daher Praktikern und Forschern, zukünftig den BIKEB einzusetzen. Der Fragebogen und die Auswertungsanleitung befinden sich im Anhang (ANHANG II) dieses Buches.

5 Das Indikationsprofil der Gesprächspsychotherapie

In der klinischen Praxis konnten wir beobachten, dass zuweisende Ärzte, z. B. Psychiater einer psychiatrischen Klinik und Poliklinik, dann, wenn sie an Psychotherapie als Behandlung der Wahl für einen Patienten dachten, häufiger eine Gesprächspsychotherapie als eine Verhaltenstherapie oder eine psychoanalytische Psychotherapie oder gar eine Psychoanalyse empfahlen.

Dieser Eindruck bestätigte sich auch in einer Untersuchung, in der Psychiater (überwiegend Stationsärzte einer Psychiatrischen Universitätsklinik) 47% der Patienten, für die sie eine ambulante Behandlung anstelle einer stationären vorschlugen, in eine Gesprächspsychotherapie überweisen wollten. Als andere Behandlungen standen zur Auswahl: psychoanalytische Therapie, Verhaltenstherapie, Alkoholikergruppen und andere Spezialgruppen (Soziotherapie, Altengruppe, Einsamengruppe) (Eckert, Biermann-Ratjen & Speidel, 1977). In einer sehr differenziert angelegten Untersuchung von Blaser (1977, s. o.) lagen einer Gruppe von erfahrenen Psychotherapeuten und Psychiatern weitaus mehr Behandlungsmöglichkeiten zur Auswahl vor. Auch hier lag die Gesprächspsychotherapie mit 21% der Zuweisungen an der Spitze vor den anderen therapeutischen Angeboten. Der Anteil der Patienten in der übergeordneten Indikationskategorie »nicht-analytische Psychotherapie«, zu der auch die Gesprächspsychotherapie zählte, nicht aber die Verhaltenstherapie, betrug 40%. In einer genauen Analyse der diesen Zuweisungen zugrunde liegenden Urteilsprozessen kommt der Autor zu dem

157

Schluss, dass die Zuweisung zur Gesprächspsychotherapie auch davon bestimmt ist, dass klare Indikationsregeln fehlen, so dass »die Indikation (zur Gesprächspsychotherapie) auch als therapeutischer Abfallkorb gesehen werden kann« (Blaser, 1977, S. 167). Wir haben heute den Eindruck, dass viele Psychiater jede Behandlungsform, in deren Zentrum das Gespräch mit dem Patienten steht, Gesprächstherapie nennen.

Aus diesen Befunden lässt sich zweierlei entnehmen: 1. Es wäre gut, wenn die Gesprächspsychotherapie ihre eigenen Indikationskriterien klarer herausstellte. Gesprächspsychotherapeuten liefen dann weniger Gefahr, die von den anderen Therapieverfahren als nicht bzw. nicht so gut psychotherapeutisch behandelbar eingestuften Patienten zugewiesen zu bekommen. Es erhebt sich 2. die Frage, ob die Gesprächspsychotherapie tatsächlich ein im Vergleich mit den anderen Verfahren breiteres Indikationsprofil aufweist oder ob dieses nur in den Köpfen von zuweisenden Nicht-Gesprächspsychotherapeuten existiert.

In der Hamburger Kurzpsychotherapie-Vergleichsstudie (Meyer, 1981), in der Gesprächspsychotherapien mit psychodynamischen Kurzpsychotherapien, jeweils begrenzt auf max. 30 Sitzungen, miteinander verglichen wurden, wurde jeder angemeldete Patient sowohl von einem Psychoanalytiker als auch von einem Gesprächspsychotherapeuten in einem Indikationsgespräch gesehen. Die Erstinterviewer waren in keinem Fall identisch mit den späteren Psychotherapeuten. Beim Vergleich der Indikationseinschätzungen von Psychoanalytikern und Gesprächspsychotherapeuten für die jeweils eigene Therapiemethode ergab sich eine überraschend hohe Übereinstimmung in der Beurteilung: $r = .35$ (bezogen auf drei Prognosekategorien: »positiv«, »mittel« und »negativ«). Der Unterschied lag nicht in der Richtung der Einschätzung, sondern in der Höhe der Schwelle für eine positive Indikation: Gesprächspsychotherapeuten gaben 140 der 177 interviewten Patienten eine positive bis mittelgute Prognose für eine Gesprächspsychotherapie, während Psychoanalytiker nur bei 61 dieser Patienten eine psychodynamische Kurztherapie mit positiver bzw. mittelguter Prognose indiziert sahen. Ob die Gesprächspsychotherapeuten mit ihrem im Vergleich zu den Psychoanalytikern größeren Behandlungsoptimismus richtig lagen, wissen wir nicht, weil nur die Patienten behandelt wurden, bei denen beide Indikationssteller ein positives Votum abgegeben hatten.

In jedem Fall lässt sich jedoch diesem Befund entnehmen, dass die Indikationsschwelle für Gesprächspsychotherapie von Gesprächspsychotherapeuten deutlich niedriger gelegt wurde als für eine psychodynamische Kurzpsychotherapie von Psychoanalytikern.[25]

Die Frage, welche Patienten ambulant von Gesprächspsychotherapeuten behandelt werden, lässt sich anhand einer neueren Erhebung unter 300 Gesprächspsychotherapeuten darstellen, die im Frühjahr 1994 durchgeführt wurde. Das Ergebnis dieser Erhebung (s. Tab. 1) macht deutlich, dass offensichtlich Patienten mit allen Psychotherapie-indikativen Diagnosen ambulant gesprächspsychotherapeutisch (in Einzeltherapie) behandelt werden. Die am häufigsten behandelte Störungsgruppe (48 %) beinhaltet verschiedene neurotische Störungen. Am Ende der Häufigkeitsskala stehen Sexualstörungen und Alkoholismus.

Bei der Durchsicht der klientenzentrierten Literatur findet man Berichte über die erfolgreiche ambulante gesprächspsychotherapeutische Behandlung von Patienten mit allen Diagnosen, bei denen die KBV-Richtlinien (in: Faber & Haarstrick, 1991) eine Psychotherapieindikation für gegeben halten. Einen Überblick dazu gibt Sauer (1993, S. 73 ff.).

---

25 Dabei ist allerdings zu berücksichtigen, dass für die meisten der an diesem Projekt beteiligten Psychoanalytiker die Kurz- bzw. Fokaltherapie ein neues Setting war und sie möglicherweise aus diesen Gründen vorsichtiger, wenn nicht gar ängstlicher waren, positive Indikationen zu stellen.

Aus dem Bereich der stationären Gruppenpsychotherapie in einer psychiatrischen Klinik liegt eine umfangreiche kontrollierte und vergleichende Studie vor (Eckert & Biermann-Ratjen, 1985). Sie belegt durch eine Katamnese nach zwei Jahren die langfristige Wirksamkeit von Gesprächspsychotherapie im Gruppensetting auch für Patienten, die aufgrund der Art und der Schwere ihrer Störungen einer längeren (im Durchschnitt dreimonatigen) stationären Behandlung bedurften. Die stationäre Behandlungsbedürftigkeit ergab sich – unabhängig von der klinischen Diagnose – bei den meisten Patienten aus ihrer Suizidalität: 84 % der Patienten hatten bei der stationären Aufnahme Suizidgedanken angegeben, 37 % hatten einen Suizidversuch in der Vorgeschichte, und bei 35 % dieser Patienten waren es zwei oder mehr Suizidversuche.

Tabelle 1: Diagnostische Klassifikation (ICD-9) von 300 Patienten mit einer ordnungsgemäß* abgeschlossenen Einzel-Gesprächspsychotherapie und durchschnittliche Therapiedauer (Zahl der Sitzungen)

Diagnosen	Gesamt % (N)	Frauen % (N)	Männer % (N)	Durchschn. Therapiedauer (Sitzng.)
Neurosen	48 % (144)	75 % (108)	25 % (36)	72.4
Anpassungsstörungen	13.3 % (40)	75 % (30)	25 % (10)	71.3
Persönlichkeitsstörungen	7.7 % (23)	56.5 % (13)	43.5 % (10)	73.7
Akute Belastungsreaktion	7.7 % (23)	78.3 % (18)	21.7 % (5)	56.4
Psychosomatische Störungen	7.3 % (22)	72.7 % (16)	27.3 % (6)	55.1
Essstörungen	5.3 % (16)	87.5 % (14)	12.5 % (2)	86.5
Posttraumatische Belastungsreaktionen	3.6 % (11)	100 % (11)	0 % (0)	55.4
Identitätsstörungen**	3.0 % (9)	78 % (7)	22 % (2)	45.6
Alkoholabhängigkeit	2.3 % (7)	29 % (2)	71 % (5)	79.6
Sexuelle Störungen	1.6 % (5)	0 % (0)	100 % (5)	58.6
Gesamt	100 % (300)	73 % (219)	27 % (81)	69.2

Anmerkungen:
  * = Patient und Therapeut stimmten darin überein, dass die Behandlung »auf Grund des Erreichten« abgeschlossen werden konnte.
 ** = »Freie« klinische Diagnose, ansonsten: ICD-9–Diagnosen bzw. ICD-10– oder DSM-III-R-Diagnosen, die in ICD-9–Diagnosen transformiert wurden.

Die Wirksamkeit und Anwendbarkeit und auch das konkrete therapeutische Vorgehen bei der gesprächspsychotherapeutischen Behandlung psychiatrischer Erkrankungen (u. a. Schizophrenie, Major-Depression, Paniksyndrom, Borderlinestörung) beschreiben in Kasuistiken z. B. Binder und Binder (1979; 1991), Swildens (1991) und Finke (1994a). Gesprächspsychotherapie scheint für die Behandlung der schweren Persönlichkeitsstörungen besonders geeignet zu sein. Das zeigen die Berichte und Studien zur Behandlung von Borderline-Persönlichkeitsstörungen (u. a. Eckert & Biermann-Ratjen, 1986; de Haas, 1988; Swildens, 1989; Biermann-Ratjen, 1988; Eckert et al. 1990, Eckert & Biermann-Ratjen, 2000).

Diese Vermutung zeigte sich auch sehr deutlich in einer multizentrischen Studie (Strauß et al., 1993), an der sich 11 Kliniken mit einem stationären, überwiegend psychoanalytisch-psychodynamisch orientierten psychotherapeutischen Behandlungsangebot beteiligten. Alle Patienten, für die eine stationäre Psychotherapie als Behandlung vorgesehen war, wurden vor Behandlungsbeginn mit dem »Inventory of Interpersonal Problems« (IIP) (Horowitz et al., 1988, dtsch. Fass. von Horowitz et al., 1994) untersucht, das Art und Ausmaß der vom Patienten wahrgenommenen interpersonalen Probleme erfasst. Die Patienten, die eine gesprächspsychotherapeutische Behandlung bekommen sollten, wiesen im Vergleich zu allen anderen Psychotherapiepatienten dieser Studie das prognostisch ungünstigste interpersonale Persönlichkeitsprofil auf (Wuchner et al., 1993).

Die zitierten Belege für die breite Anwendbarkeit von Gesprächspsychotherapie im Sinne der Heilkunde im ambulanten und stationären Bereich sagen aber noch nichts über die Erfolgsquoten bei den einzelnen Störungen aus. Nachweisbar ist dagegen (s. Tab. 1), dass die Art der Störung die Therapiedauer beeinflusst.

Sicherlich gilt, dass unabhängig von der Therapiedauer die Erfolgsquote sinkt, je chronifizierter und schwerer eine Störung ist. Das zeigt auch das Ergebnis der sog. Wisconsin-Studie (Rogers et al., 1967), in der u. a. zwölf als chronifiziert schizophren diagnostizierte und langjährig hospitalisierte Patienten mit wenig Erfolg behandelt worden sind. Da die Patienten aus Gründen des Forschungsdesigns nach dem Zufallsprinzip der Behandlungs- bzw. Kontrollgruppe zugewiesen worden waren, d. h. auch keine Indikationsstellung erfolgt war, sollte das Ergebnis dieser Studie nicht als Beleg dafür gewertet werden, dass schizophrene Patienten durch Gesprächspsychotherapie therapeutisch nicht erreichbar sind, sondern dafür, dass eine Indikationsstellung um so wichtiger ist, je chronifizierter und schwerer die Störung ist.

Die folgende Feststellung, die im »Forschungsgutachten zu Fragen eines Psychotherapeutengesetzes« (Meyer et al., 1991) bezüglich der Anwendbarkeit von Gesprächspsychotherapie zu lesen ist, ist insofern sicherlich richtig: »... die Wirkung der Gesprächspsychotherapie (scheint) im Vergleich zu Kontrollgruppen bei stationärer Psychotherapie geringer zu sein als bei ambulanter Durchführungsform und anderen Patientengruppen« (S. 82). Diese Feststellung entbehrt des Hinweises, dass sie für alle psychotherapeutischen Verfahren Gültigkeit hat. Wenn diese verkürzte Feststellung mit als Beleg für die zusammenfassende Bewertung herangezogen wird, die Gesprächspsychotherapie verfüge über ein nur »eingeschränktes Indikationsprofil« (Meyer et al., 1991, S. 83 f.), dann müssen wir ihr allerdings (vgl. Eckert, 1993) gestützt durch die Literaturlage und in Kenntnis der gesprächspsychotherapeutischen Praxis entgegenhalten: Die Gesprächspsychotherapie weist im Hinblick auf die Art und Schwere der psychischen Störungen, die durch sie erfolgreich behandelt werden können, ein außerordentlich breites Indikationsprofil auf.

Das ist auch unter theoretischen Gesichtspunkten betrachtet nicht verwunderlich. Die Theorie der Gesprächspsychotherapie stellt unter handlungstheoretischen Gesichtspunkten betrachtet kein Therapieverfahren dar, sondern ein übergreifendes Konzept für Psychotherapie (Höger, 1989, vgl. Kap. III). Es ermöglicht dem – und fordert vom – Gesprächspsychotherapeuten, sich auf der Ebene des konkreten therapeutischen Handelns mit größter Flexibilität auf die Möglichkeiten des Klienten einzustellen, in einen therapeutischen Prozess einzutreten.

6 Indikation für Gesprächspsychotherapie vor dem Hintergrund der sog. Indikationsmodelle

Wir haben bisher die Indikationsfrage aus gesprächspsychotherapeutischer Sicht betrachtet und überlegt, wann eine Gesprächspsychotherapie für einen Klienten angezeigt ist (Indikation) und woran man erkennen kann, welchen Erfolg ein für eine Gesprächspsychotherapie indizierter Klient von der Behandlung erwarten kann (Prognose). Jetzt wollen wir die früher (vgl. Kap. III) dargestellten Überlegungen zu einer differentiellen Therapieforschung wieder aufgreifen. Wir werden nun vor dem Hintergrund unseres Konzepts sowie mit dem Hinweis auf die in der Literatur genannten Vorstellungen von Kriterien für differentielle Indikationsentscheidungen neu diskutieren, welches ein adäquates Indikationsmodell für die Gesprächspsychotherapie sein kann.

In der Diskussion von Indikationsfragen (z. B. Seidenstücker & Baumann, 1979; Zielke, 1979; Baumann, 1981; Seidenstücker, 1984; Schneider, 1990) werden vorwiegend Fragen der differentiellen Indikation behandelt. Dabei wird der Frage, ob und wann eine Psychotherapie überhaupt indiziert ist, so gut wie keine Beachtung gewidmet. Das ganze Gewicht liegt auf den Fragen, ob eine bestimmte Therapie für einen bestimmten Klienten die optimale Behandlungsform ist (selektives bzw. prognostisches Indikationsmodell) bzw. wie die Behandlung für einen gegebenen Klienten optimal gestaltet werden kann (adaptives Indikationsmodell).

Beim selektiven Indikationsmodell wird die Frage nach der Indikation auf die Frage nach der Prognose reduziert. Es wird gefragt: Welcher Erfolg ist von den jeweils gegebenen Behandlungsmöglichkeiten bei gegebenen Patienten-, Störungs-, Therapeuten- und Zielmerkmalen zu erwarten?

Das adaptive Indikationsmodell stellt nicht die Frage nach der Eignung von gegebenen Therapieformen für einen bestimmten Klienten. Es fragt nach den dynamischen Beziehungsverhältnissen zwischen den wesentlichen Komponenten, die zur Gestaltung und zum Effekt eines therapeutischen Prozesses beitragen, um adaptiv den Therapieprozess, orientiert an einem bestimmten Therapieziel, optimieren zu können. Das adaptive Indikationsmodell isoliert aus den gegebenen Therapieformen Behandlungstechniken sowie das innerhalb der Therapiemodelle vorhandene (bzw. darin vermutete) Wissen über die Zusammenhänge zwischen der Anwendung solcher Techniken (Interventionen) und bestimmten Effekten bei bestimmten Problemen.

Sowohl der »prognostische« als auch der »adaptive« Ansatz zur Lösung des Indikationsproblems behandeln die Indikationsfrage als eine Effektivitätsfrage. Fragen nach der Begründung der Effektivitätsannahmen werden beim prognostischen Ansatz als Fragen der Wahrscheinlichkeit behandelt, beim adaptiven Ansatz als Probleme, die noch – und vielleicht auch immer – über Versuch und Irrtum gelöst werden müssen.

Zur adaptiven Betrachtungsweise ist auch ein Vorschlag von Bastine (1976) zu rechnen. Er arbeitet aus den bestehenden therapeutischen »Techniken« neun Interventionsstrategien heraus, von denen einige seines Erachtens auch in der Gesprächspsychotherapie zur Anwendung kommen, z. B. Konfrontation, Rückmelden, Selbstaktivierung. Das Bestechende an diesem Ansatz ist der Anspruch, ein System von Entscheidungsregeln zu entwickeln, welcher Therapeut in welcher Situation bei welchem Klienten durch welche Intervention zu welchem Ziel gelangt. Das Indikationsproblem wird dadurch aber praktisch komplizierter und theoretisch nicht klarer. Neben der praktischen Überlegung, dass es wahrscheinlich niemals zu einem solchen System von überprüften Entscheidungsregeln kommen kann, da sich die unendliche Vielzahl der möglichen Kombinationen von Therapeuten-, Patienten-, Therapieprozess- und Zeitpunktvariablen einer empirischen Erfassung entziehen dürfte, gibt es auch theoretische Einwände gegen solche Ansätze. Wir denken z. B. an den Therapeuten, der mit seinem Klienten nicht »weiterkommt« und aus welchem Grunde auch immer nicht »aufgeben« will. Er kann, durch solche adaptiven Modelle legitimiert, zu immer neuen »Interventionstechniken« oder »Kombinationen von Strategien« greifen oder aber immer neue Ziele für den Klienten oder mit dem Klienten definieren, ohne jemals zu verstehen, was ihn selbst und den Klienten dazu bewegt, auf bestimmte Interventionen wie zu reagieren.

Das adaptive Indikations- und Handlungsmodell verletzt damit ein wesentliches Prinzip des gesprächspsychotherapeutischen Handelns. Der Gesprächspsychotherapeut handelt immer auf der Grundlage seiner Einfühlung in das Erleben des Klienten und kann diese immer erst im konkreten Therapieprozess entwickeln. Adaptive Behandlungsorientierungen gehen von einer anderen Voraussetzung aus: Der Therapeut trifft aufgrund seines Bedingungs- und Änderungswissens (vgl. Kap. II) Entscheidungen darüber, wie der Klient zu behandeln ist.

Der Gesprächspsychotherapeut trifft auch, aber andere Entscheidungen, wenn er z. B. entscheidet, welchen Aspekt der Äußerung des Klienten er anspricht, wie intensiv er auf ein Gefühl des Klienten eingeht, ob er einen Zusammenhang herstellt zwischen dem, was jetzt gesagt wird, und dem, was früher gesagt wurde. Solche Entscheidungen sind aber andere als die über den Einsatz einer bestimmten Intervention.

Das adaptive Indikationsmodell setzt die Bereitschaft des Klienten voraus, sich der Führung des Therapeuten als Experten anzuvertrauen. Die Klärung dieser Bereitschaft des Klienten zur Mitarbeit an der Therapie, Motivationsklärung genannt, ist die einzige eigentliche Indikationsfrage, die im adaptiven Indikationsmodell gestellt wird. Das adaptive Indikationsmodell ist auch für viele Gesprächspsychotherapeuten (z. B. Tausch, 1994) von hoher Attraktivität. Wir möchten darauf hinweisen, dass dieses Denkmodell Zielsetzungen und Interventionstechniken auf den Theorieebenen III und IV der klientenzentrierten Theorie-Taxonomie (s. Kap. III, 2.1) definiert.

Die damit verbundene Problematik wollen wir an folgendem, der Literatur entlehnten Beispiel (Tausch, 1989) verdeutlichen: Ein Klient schweigt regelmäßig zu Beginn der therapeutischen Sitzung. Er ist deutlich ängstlich-verspannt, schwitzt. Der Therapeut muss jedesmal das Schweigen unterbrechen. Auch er gerät unter Anspannung. Als der Klient auf Nachfrage erklärt, dass er zwar seine Angst spüre, sie sich aber nicht erklären könne, schlägt der Therapeut vor, die Sitzungen mit einer Entspannungsübung zu beginnen. Der Klient stimmt diesem Vorschlag sichtbar erleichtert zu. Ab sofort gestaltet sich der Therapiebeginn für beide Beteiligten leichter. In einer Besprechung dieses Vorgehens begründet der Therapeut sein Vorgehen damit, dass er nach dem Prinzip gehandelt habe, den »Klienten dort abzuholen, wo dieser sich befinde«.

Wir können dieses Prinzip, obwohl es sich nicht um ein genuin klientenzentriertes Prinzip handelt, so lange gelten lassen, wie es nicht die klientenzentrierten Prinzipien der Ebenen II und I verletzt. Das tut es dann nicht, wenn die Intervention des Therapeuten, mit der er den Klienten dort abholen will, wo dieser sich befindet, nichts anderes ist, als Ausdruck des Beziehungsangebotes: (»Ich will von Dir nichts als Dich empathisch und unbedingt wertschätzend in Deinem Inneren Bezugsrahmen zu verstehen«.)
Eine Verletzung läge z. B. dann vor, wenn durch das Angebot des Therapeuten vermieden würde, dass der Klient darüber sprechen kann, dass er bestimmte Aspekte seiner Beziehung zum Therapeuten (Ebene II bzw. I) als problematisch erlebt, z. B. über seine Wut darüber, jemand zu sein, der auf die Hilfe eines anderen angewiesen ist und von dem dann auch noch unausgesprochen erwartet wird, dass er die therapeutische Situation aktiv mitgestaltet.
Die Gesprächspsychotherapie kennt keine isolierten Therapieziele, wie den Abbau von Angst in der Therapiesituation. Solche auf den Theorieebenen III und IV angesiedelten Therapieziele werden im Klientenzentrierten Konzept immer im Zusammenhang mit den Therapiezielen auf den Theorieebenen I und II gesehen (s. Kap. III, 2.1). Zielsetzung auf diesen höheren Ebenen ist vor allem die Veränderung der Beziehung des Klienten zu sich selbst. Deshalb interveniert der Gesprächspsychotherapeut im Hinblick auf die Förderung eines therapeutischen Prozesses, der zu diesem Ziel führt. Bezogen auf das Beispiel heißt das konkret: Der Gesprächspsychotherapeut, der sich dem Klientenzentrierten Konzept verpflichtet fühlt, wird in der Regel ohne den Einsatz einer Entspannungsübung mit dem Klienten zusammen versuchen, seine Angst und ihre Bedeutung zu verstehen, auch wenn der Zugang nicht leicht ist und die folgenden Therapiesitzungen so schwierig zu beginnen drohen wie die derzeitige. Der Therapeut wird mit seinen Interventionen versuchen, eine Antwort auf die Frage zu bekommen, welche Bedeutung diese Angst des Klienten für seine Beziehung zu sich selbst und damit auch zu anderen Menschen hat.

7 Differentielle Indikation für Gesprächspsychotherapie

Die differentielle Indikation beschäftigt sich mit der Frage, welcher Patient in welcher Psychotherapie die besten Aussichten auf eine erfolgreiche Behandlung hat. Überlegungen und Forschungen zur differentiellen Indikation gehen davon aus, dass es unterschiedliche Therapiemethoden gibt und dass nicht jeder Patient von jeder Therapiemethode gleich gut profitiert. Aus der Sicht der Gesprächspsychotherapie heißt das, dass es psychotherapieindizierte Patienten gibt, die von einer anderen Behandlung mehr profitieren können als von einer gesprächspsychotherapeutischen, oder dass der Behandlungserfolg mit weniger Behandlungsaufwand erzielt werden kann. Überlegungen zur differentiellen Indikation stützen sich heute auf das folgende, auch empirisch abgesicherte Wissen:

1. In den verschiedenen Therapiemethoden kommen unterschiedliche Wirkfaktoren zum Tragen, die unterschiedliche Therapieprozesse anstoßen (z. B. Tschuschke & Czogalik, 1990; Lang, 1990; Tscheulin, 1992; Grawe et al., 1994).
2. Es gibt keine einzige Störung, für die nur eine bestimmte Behandlungsmethode erfolgversprechend ist. Beispielsweise behandeln nicht nur Verhaltenstherapeuten,

sondern auch Gesprächspsychotherapeuten »schwere« Phobien (z. B. Grawe, 1976; Plog, 1976) erfolgreich. Es gibt mehr Belege dafür, dass die verschiedenen Therapiemethoden bei den meisten Störungen im Mittel gleich erfolgreich sind (Äquivalenz-Paradox, vgl. Meyer, 1990; bzw. das umstrittene Dodo-Bird-Verdikt, Luborsky et al., 2002), als Belege dafür, dass eine Therapiemethode im Vergleich zu allen anderen bei einer bestimmten Störung, z. B. Agoraphobie, eine höhere Erfolgsrate aufweist (vgl. Kap. III). Man kann dieses Ergebnis sprichwörtlich zusammenfassen: Viele Wege führen nach Rom. Aber:

3. Obwohl die Therapieeffekte bei unterschiedlicher Behandlung häufig gleich sind, lassen sich qualitative Unterschiede im Behandlungsverlauf und -ergebnis feststellen (Eckert & Biermann-Ratjen, 1990; Grawe et al., 1990 a). Diese Unterschiede sind offensichtlich das Produkt unterschiedlicher Therapieprozesse (vgl. Pkt. 1).
    Es führen nicht nur viele Wege nach Rom, sondern es führen viele verschiedene Wege nach Rom. Sie sind nicht nur unterschiedlich lang (Therapiedauer), es werden auf ihnen auch sehr unterschiedliche Erfahrungen gemacht. Offenbar ist aber nicht jeder dieser Wege für jeden gleich gut geeignet, denn:

4. Die hohe Anzahl der Therapieabbrüche (meistens über 20 %, Grawe et al., 1994, S. 726) und die zahlreichen erfolglosen Behandlungen (25 % und mehr, Grawe, a.a.O., S. 729), die es bei jeder Therapiemethode gibt, zeigen, dass sich nicht jeder Patient auf jede Therapiemethode einlassen kann.

5. Die Voraussetzung für einen günstigen Therapieverlauf und damit für ein positives Therapieergebnis scheint zu sein, dass der Patient das jeweilige therapeutische Angebot bereits in den Anfangskontakten insoweit wahr- und annehmen kann, dass er sich davon emotional angesprochen fühlt und in der Reaktion darauf eine emotionale und / oder kognitive Veränderung bei sich registriert (Eckert & Biermann-Ratjen, 1990). Wir haben dieses Prozessmerkmal des Patienten die »Ansprechbarkeit des Klienten für das therapeutische Angebot« (s. o.) genannt.

Die Orientierung an der »Ansprechbarkeit des Patienten für das therapeutische Angebot« stellt also eine gute Leitlinie für die Beantwortung der Frage dar, welche Form von Psychotherapie für welchen Patienten geeignet ist.

Das »therapeutische Angebot« umfasst nicht nur alle Charakteristika einer Therapiemethode (Art der Interventionen, angestrebte Gestaltung der therapeutischen Beziehung, theoretische Annahmen über Entstehung, Aufrechterhaltung und Behebung von Störungen, allgemeine und individuelle Therapieziele usw.), sondern auch das Setting (Einzel- oder Gruppentherapie, Behandlung im Sitzen oder im Liegen usw.).

Es ist inzwischen für alle Therapiemethoden vielfach belegt worden, dass der später erfolgreich behandelte Therapiepatient seine Behandlung als für sich richtig wahrnimmt. Beispielsweise entfaltet die verhaltenstherapeutische Methode der Systematischen Desensibilisierung (SD) nur dann die gewünschte Wirksamkeit, wenn diese Technik dem Patienten »plausibel« erscheint (Bozok & Bühler, 1988). Schon sehr viel früher erkannte Frankl, der Begründer der Logotherapie, dass der Einsatz der »Paradoxen Intention« nur dann sinnvoll ist, wenn der Patient Humor hat (z. B. Frankl, 1982). Die psychodynamisch orientierten Therapieforscher haben in vielen empirischen Therapiestudien immer wieder bestätigt gefunden, dass die Qualität der therapeutischen Beziehung – »helping alliance« – der Parameter ist, der den Therapieerfolg am stärksten determiniert (z. B. Marziali et al., 1981; Marziali, 1984; Luborsky et al., 1985). Die Güte der therapeutischen Beziehung wird wesentlich davon mitbestimmt, dass der Patient für das spezifische therapeutische Handeln seines Therapeuten »ansprechbar« bzw. »aufnahmebereit« ist, wie Ambühl und Grawe (1988) das nennen.

Unter Psychotherapeuten ist als klinisches Wissen schon lange bekannt, dass die Träume des Analysanden eines freudianisch ausgerichteten Psychoanalytikers dessen Theorie stützen, während die Träume eines Analysanden, der von einem Jungianer behandelt wird, wiederum dessen Theorie zu bestätigen scheinen. Inzwischen konnte auch empirisch nachgewiesen werden, dass sich der später erfolgreiche Patient nicht nur auf den jeweiligen methodenspezifischen Therapieprozess gut einlassen kann, sondern dass Patient und Therapeut am Ende der Behandlung in ihren Therapiezielen (Strauß & Burgmeier-Lohse, 1994) und in der Sicht der Erkrankung übereinstimmen. Wir selbst haben aufgrund entsprechender Befunde die Vermutung geäußert, dass der erfolgreiche Patient die »Theorie« des Therapeuten übernimmt (Eckert & Biermann-Ratjen, 1985; 1990).

Eine Zusammenschau dieser Zusammenhänge hat Orlinsky (z. B. 1994) innerhalb seines Allgemeinen Modells von Psychotherapie (»generic model of psychotherapy«) vorgenommen. Orlinsky stellt dar (s. Abb. 2, S. 181), dass sich die »therapeutische Beziehung« nur auf der Grundlage einer »Passung zwischen Behandlungsmodell und Erkrankung des Patienten« entwickeln kann. Die therapeutische Beziehung wird dann zu einer guten Arbeitsbeziehung, wenn sie zwei Komponenten erfüllt:

*   Konsens und Kooperation zwischen Patient und Therapeut hinsichtlich der Ziele und Aufgaben und
*   Übereinstimmung von Patient und Therapeut hinsichtlich der Sicht der Erkrankung des Patienten.

Diese Zusammenhänge scheinen geeignet zu sein, alte Vorwürfe gegen bzw. generelle Ängste vor Psychotherapie zu mobilisieren: Psychotherapeuten können nur den Klienten helfen, die ihnen ähnlich sind, die bereit sind, sich auf die Erwartungen und Vorstellungen ihres Psychotherapeuten einzulassen. Kurz: Psychotherapie bewirkt Anpassung an die impliziten und expliziten, die individuellen und gesellschaftlichen Normen und Werte des Psychotherapeuten. Um diesem möglichen Missverständnis entgegen zu wirken, sei nochmals herausgestellt:

1. In der Tat wird kein Psychotherapeut, gleich welcher theoretischen Orientierung, einen Patienten erfolgreich behandeln, den er als Person ablehnt. In der Sprache des klientenzentrierten Modells ausgedrückt heißt das: Der Therapeut muss zumindest in Ansätzen spüren, dass er dem Patienten mit unbedingter Wertschätzung begegnen kann.
    Vor diesem Hintergrund besteht für einen behandlungsuchenden Patienten die Gefahr nicht darin, dass er durch eine Psychotherapie angepasst oder verbogen wird, sondern dass er keinen Behandlungsplatz findet oder die Behandlung vorzeitig abbricht.
2. Es kann immer wieder beobachtet werden, dass sich Patienten nach einer erfolgreichen Psychotherapie auch selbst mehr als Person akzeptieren. Das wirkt sich manchmal auch auf ihre gesellschaftspolitischen Überzeugungen (Einstellungen) sowie ihre religiösen und moralischen Werte und Normen aus.

Bisher gibt es mehr klinische Erfahrungswerte und Hypothesen als empirische Befunde bezüglich der einzelnen Determinanten dieser Übereinstimmung (Passung) der Krankheitsmodelle von Patienten und Therapeut.

Grawe et al. berichten in ihrer umfassenden Übersichtsarbeit nur von einem diesbezüg-
lichen empirischen Befund (1994, S. 729). Er geht auf eine eigene Untersuchung des
Erstautors (Grawe et al., 1990 a) zurück und ist nicht leicht zu interpretieren. Dieser
Untersuchung zufolge profitieren ausgeprägt submissive Patienten eher von einer direktiven Verhaltenstherapie als von einer nicht-direktiven Gesprächspsychotherapie.

Die Aussage basiert auf der Reaktion von vier Klienten, die innerhalb einer Gruppe von
16 Klienten als die submissivsten eingestuft worden waren (Grawe, 1992, S. 150) und
die mit ihrem bzw. ihren Gesprächspsychotherapeuten[26], die sich eng an das Konzept
im Sinne Tausch's (1974; Anmerk.: gemeint ist die 6. Aufl. von Tausch, 1977) halten
sollten, nicht zurechtkamen.

Die praktischen Konsequenzen, die man aus den bisher dargestellten theoretischen Überlegungen und empirischen Forschungsergebnissen zur Frage der Indikation für eine Gesprächspsychotherapie ziehen kann, werden im nachfolgenden Kapitel VII behandelt.
Wie hier deutlich geworden ist, ergibt sich die Indikation für eine Gesprächspsychotherapie nicht aus der Art der Erkrankung oder der Probleme. Die Frage der Indikation einer Gesprächspsychotherapie ist immer nur auf der Grundlage einer Sammlung
von Beobachtungen darüber, wie und womit der Klient auf das Beziehungsangebot
des Gesprächspsychotherapeuten reagiert, zu beantworten. Testdaten insbesondere sind
nur begrenzt zur Prognose des Ausgangs einer konkreten Gesprächspsychotherapie geeignet.

8   Kapitel-Zusammenfassung

Wir haben zu Beginn dieses Kapitels dargelegt, warum eine Indikationsstellung für
eine Gesprächspsychotherapie notwendig ist und auf der Grundlage welcher Kriterien
sie erfolgen sollte.

Daran anschließend haben wir dargestellt, welchen Beitrag klassische psychiatrische
Diagnosen, psychologische Tests und Beurteilungsverfahren zu einer Indikationsstellung und zur Prognose des Therapieerfolges leisten können. Diese Übersicht ergab, dass
das bisher empirisch am besten gesicherte Merkmal zur Vorhersage des Behandlungserfolges die »Ansprechbarkeit des Klienten für das psychotherapeutische Beziehungsangebot« ist. Da dieses Merkmal mit Hilfe eines Fragebogens, des Klienten-Erfah-
rungsbogens (KEB), erhebbar ist, haben wir seinen Einsatz in der Praxis ausführlicher
beschrieben.

Vor allem vor dem Hintergrund der Behauptung einer geringen »Indikationsbreite« der
Gesprächspsychotherapie im »Forschungsgutachten zu Fragen eines Psychotherapeutengesetzes« und anderenorts haben wir dem Thema der Breite des Indikationsspektrums
für Gesprächspsychotherapie einen eigenen Abschnitt gewidmet. Wir sind zu dem Ergebnis gekommen, dass Aussagen über die Indikationsbreite der Gesprächspsychotherapie auf der Grundlage von empirischen Studien zwangsläufig zu einem verzerrten
Bild führen. Deshalb haben wir in unsere Darstellung das Ergebnis einer Umfrage un-

---

26 Es fehlt die Angabe über die Zahl der Therapeuten, die diese vier Patienten behandelt haben.

ter praktizierenden Gesprächspsychotherapeuten und andere Daten aufgenommen, die dieses Bild zurechtrücken: Die Gesprächspsychotherapie verfügt nachweislich über ein außerordentlich breites Indikationsspektrum.

Daran anschließend haben wir die Fragen erörtert, wie kompatibel das sog. adaptive – im Vergleich zum selektiven – Indikationsmodell mit dem Klientenzentrierten Konzept und dem Verfahren Gesprächspsychotherapie ist und ob das Verfahren Gesprächspsychotherapie ein differentielles therapeutisches Vorgehen des Therapeuten zulässt oder nicht. Dabei haben wir festgestellt:

1. Das dem adaptiven Indikationsmodell zugrunde liegende Prinzip ist mit wesentlichen Prinzipien des Klientenzentrierten Konzepts nicht kompatibel.
2. Die Ergebnisse zur differentiellen Indikation sollten auch von Gesprächspsychotherapeuten berücksichtigt werden. Sie besagen u. a., dass der Therapieerfolg eines Klienten wesentlich davon abhängt, ob dieser das jeweilige therapeutische Beziehungsangebot, dazu gehört u. a. auch das Setting, als für sich richtig wahr- und annehmen kann. Offensichtlich gibt es Klienten, die mit einem anderen Beziehungsangebot als dem gesprächspsychotherapeutischen mehr anfangen können.
3. Das Klientenzentrierte Konzept lässt sehr viel mehr differentielleres Handeln zu, als manche Kritiker, aber auch manche Vertreter der Gesprächspsychotherapie, behaupten.

Wie eine Indikationsstellung in der Praxis erfolgen kann, schildert das folgende Kapitel VII.

Kapitel VII Gesprächspsychotherapie in der Praxis

In den vorangehenden Kapiteln haben wir die Gesprächspsychotherapie theoretisch vorgestellt und die theoretischen Annahmen häufig mit Beispielen aus der Therapiepraxis untermauert.

Im vorliegenden Kapitel wird der umgekehrte Weg beschritten: Wir beschreiben Vorgehensweisen in der gesprächspsychotherapeutischen Praxis und versuchen gegebenenfalls, sie mit der Theorie abzugleichen. Dabei werden wir erneut feststellen, dass die auf Rogers zurückgehenden therapie- und störungstheoretischen Annahmen (vgl. Kap. III und IV) sehr abstrakt formuliert und dementsprechend nicht sehr elaboriert sind. Das hat zur Folge, dass bestimmte Praxisbedingungen Realitäten geschaffen haben, deren theoretische Fundierung noch nicht ausformuliert ist.

Ein Beispiel dafür ist die Therapiedauer. Das Behandlungsziel einer heilkundlichen Gesprächspsychotherapie ist theoretisch dann erreicht, wenn bestimmte, bisher nicht zugelassene Erfahrungen symbolisiert in das Selbstkonzept integriert werden können, d. h., wenn die Inkongruenz ausreichend vermindert bzw. aufgehoben werden konnte. Aber wie viel Zeit braucht ein solcher Prozess und bis zu welchem Grad ist eine Aufhebung von Inkongruenz notwendig? Wie die Praxis der Psychotherapie (vgl. z. B. die Falldarstellungen in Eckert et al., 1997) zeigt, variiert die dazu benötigte Zeit enorm: Erfolgreiche Gesprächspsychotherapien umfassen zwischen 5 und 250 Sitzungen. Untersuchungen haben gezeigt, dass vor allem die Art der Störung die Therapiedauer beeinflusst. Patienten mit Suchterkrankungen brauchen z. B. eine höhere Therapiedosis als Patienten mit einer Anpassungsstörung.

Wir haben aber bisher keine Theorie, die einen Zusammenhang zwischen der Art der Störung und der erforderlichen Therapiedosis erklären könnte. Da in der klientenzentrierten Störungslehre (s. Kap. IV) Symptome als Ausdruck von Inkongruenz und das Ausmaß der Inkongruenz als Ausdruck der Stabilität des Selbst bzw. des Selbstkonzepts aufgefasst werden, liegt es nahe, den Grad der Beeinträchtigung nicht primär an der Stärke und Art der Symptomatik zu ermessen, sondern an der Stabilität des Selbst. Eine erprobte, d. h. reliable Möglichkeit, die Stabilität des Selbst zu diagnostizieren, bietet die sog. Strukturachse der OPD (s. u.). Die Frage, ob mit einer solchen Diagnostik auch der erforderliche Therapieaufwand prognostiziert werden kann, lässt sich erst durch zukünftige Forschungen beantworten.

Wir empfehlen, eine Modifikation der Struktur-Achse der OPD (Arbeitskreis OPD, 1996), die im Rahmen des psychoanalytisch/tiefenpsychologischen Modells entwickelt worden ist, zur gesprächspsychotherapeutischen Diagnostik einzusetzen und zwar aus folgenden Gründen:

1. Wir halten die in der OPD vertretene Konzeption des Selbst für kompatibel mit der des Klientenzentrierten Konzepts.
2. Die Übernahme der Strukturachse der OPD in die klientenzentrierte Diagnostik füllt eine Lücke im Klientenzentrierten Konzept, in dem es vergleichbare Konzepte gibt, z. B. die Prozessskala von Rogers (1959), die aber weniger elaboriert ist.
3. Die Übernahme der Diagnostik mit Hilfe der Strukturachse kann dazu beitragen,

die Diagnostik im Rahmen einer Beantragung der Finanzierung einer Gesprächspsychotherapie durch eine Krankenkasse oder andere Kostenträger zu vereinheit-
lichen und damit vergleichbar zu machen.

1 Indikation und Prognose in der Einzeltherapie

Im Folgenden werden zunächst die Praxis des Erstinterviews und dann die Kriterien
und ihre Erhebung für eine Indikationsstellung und für eine Prognose dargestellt. Daran
schließt sich die Darstellung der Kriterien für eine differentielle Indikationsstellung vor
dem Hintergrund des Allgemeinen Modells von Psychotherapie (AMP) an.

1.1 Indikationsstellung: Erstinterview

Ziel eines Erstinterviews bzw. Indikationsgespräches ist es, Antworten auf zwei Fragen
zu finden: Ist eine Psychotherapie die Behandlung der Wahl, und wenn ja, was spricht
dafür, dass eine Gesprächspsychotherapie ein für den Patienten geeignetes (Indikation)
bzw. das am besten geeignete (differentielle Indikation) Verfahren ist?
Im vorangegangenen Kapitel VI haben wir diese beiden Fragen unter verschiedenen
Aspekten detailliert behandelt. Hier soll nun dargestellt werden, wie die für eine Indikationsentscheidung erforderlichen Informationen eingeholt werden können.

1.1.1 Praxis des Erstinterviews

In aller Regel begegnen sich der Patient, der eine Psychotherapie machen möchte, und
der Therapeut bei einem Erstgespräch zum ersten Mal. Und wie bei allen ersten Be-
gegnungen von zwei Menschen stellt der »erste Eindruck« innerhalb weniger Sekunden
die entscheidenden Weichen für den weiteren Kontakt.
Da bekanntlich der erste Eindruck nicht in jedem Fall der »richtige« ist, planen manche
Erstinterviewer von vornherein zwei zeitlich auseinander liegende Erstinterviewtermine
ein. Andere Interviewer beraumen nur bei Bedarf einen zweiten Termin an. In den
Fällen, in denen der Erstinterviewer auch der potentielle Psychotherapeut ist, ist diese
Maßnahme nicht erforderlich, weil er probatorische Sitzungen vereinbaren und seine
Entscheidung für oder gegen eine Therapie an das Ende dieser Sitzungen legen kann.
Damit nicht nur ein möglichst »richtiges« Bild vom Patienten entsteht, sondern auch
ein möglichst vollständiges, sollte der Therapeut die Gesprächssituation so wenig wie
möglich strukturieren, um dem Patienten den Raum zur Verfügung zu stellen, den
dieser braucht, um sich und sein Leid darzustellen.
Die Zurückhaltung bei der Strukturierung beginnt bereits mit der Gestaltung der Be-
grüßung. Der Interviewer sollte den Patienten an der Tür begrüßen und ihm den für
Patienten vorgesehenen Stuhl anbieten. Dieser Stuhl sollte eine Position haben, in der
der Patient nicht irgendwelchen direkten Lichtquellen ausgesetzt ist, während der Therapeut im Schatten sitzt. Es empfiehlt sich, dass Patient und Therapeut an einem Tisch
»über Eck« sitzen. Das ermöglicht dem Patienten, den Blickkontakt zum Therapeuten
dann aufzunehmen, wenn er ihn möchte.

Der Therapeut sollte auch seine einleitenden Worte möglichst so wählen, dass sie die Situation so wenig wie möglich strukturieren. Ein Satz wie »Womit kann ich Ihnen helfen?« ist viel zu strukturierend und enthält zudem ein Versprechen, das möglicherweise nicht einzulösen ist. Manche Therapeuten blicken den Patienten nur einladend an und belassen es bei einem aufmunternden »hm« oder fragen »Was führt Sie zu mir?« Wichtig ist die innere Bereitschaft des Therapeuten, sich dem Patienten emotional zuzuwenden und ihn empathisch in seinem Bezugsrahmen zu erfassen.

Zu einer geringen Strukturierung der Situation, die ein Patient bei einem Erstgespräch vorfinden sollte, gehört auch die Ausstattung des Raumes, in dem es stattfindet. Der Raum sollte zwar wohnlich, aber so schlicht wie möglich eingerichtet sein. Da Patienten in einem Erstgespräch sich selbst zur Sprache bringen sollen, sollte der Therapeut den Raum nicht zur Selbstdarstellung nutzen, z. B. die Ergebnisse einer Sammelleidenschaft ausstellen oder andere unübersehbare Einblicke in seine Privatsphäre geben.

Der Therapeut versucht während des Interviews, das momentane Erleben des Patienten nicht aus dem Auge zu verlieren und es korrekt zu erfassen. Er wird dabei z. B. die Befürchtung des Patienten wahrnehmen, vom Therapeuten abgelehnt zu werden. Bestimmen diese Gefühle das Erleben des Patienten im Hier und Jetzt, sollte der Therapeut sie ansprechen, d. h. die im Augenblick gegebene Therapeut-Patient-Beziehung thematisieren.

Es ist ein prognostisch günstiges Zeichen, wenn der Patient darauf eingehen kann, wenn er sich vielleicht sogar erleichtert fühlt und auf dieses Angebot, über seine Empfindungen dem Therapeuten gegenüber zu sprechen, mit zunehmender Selbstexploration reagiert.

Für eine fundierte Indikationsstellung sowie für einen Antrag auf Finanzierung der Therapie durch eine Krankenkasse benötigt der Interviewer eine Reihe von Informationen.

Erfahrungsgemäß liefern Patienten die meisten dieser Information auch ohne gezielte Exploration. Der Interviewer sollte aber fehlende Information direkt erfragen, wenn sich zwischen ihm und dem Patienten ein positiver emotionaler Kontakt entwickelt hat.

Für einen Antrag auf Kostenübernahme der Behandlung durch die Krankenkasse sind Angaben zu folgenden Bereichen erforderlich:

1. Person des Patienten
2. Frühere Behandlungen
3. Anlass des Behandlungswunsches aus der Sicht des Patienten (beklagte Beschwerden)
4. Überweisungskontext
5. Befunde
5.1 Medizinische Befunde
5.2 Psychischer Befund
5.3 Diagnose nach ICD-10 (bzw. DSM-IV)
6. Anamnese
6.1 Vorgeschichte/Lebensgeschichte
6.2 Aktuelle Situation
7. Überlegungen zur Genese der Krankheit und zur auslösenden Situation
8. Indikation
9. Planung der Behandlung: formal und inhaltlich
10. Prognose

Wir empfehlen eine Zweiteilung des Erstgespräches. Sie ist vor allem dann sinnvoll, wenn der Erstinterviewer nicht der spätere Therapeut ist, sondern dem Patienten nur eine Behandlungsempfehlung aussprechen oder eine Überweisung in eine psychotherapeutische Behandlung bei einem anderen Therapeuten vornehmen will.

Der erste Teil dient der Kontaktaufnahme, und daran schließt sich die ergänzende Exploration zu den o. g. Bereichen 1. bis 6. an. Die mit den Bereichen 7. bis 10. zusammenhängenden Fragen können in der Regel erst nach dem zweiten Teil des Erstgesprächs hinreichend sicher beantwortet werden, der in Form einer Probetherapie durchgeführt wird. Ist der Interviewer auch der potentielle Behandler des Patienten, wird er versuchen, die Antworten darauf nach den probatorischen Sitzungen zu finden.

1.1.2 Indikationsstellung

Die Indikation und Prognose für eine Gesprächspsychotherapie erfolgt auf der Grundlage von fünf Kriterien (vgl. Kap. VI, 3.2). Eine Gesprächspsychotherapie ist dann indiziert, wenn die ersten vier der fünf Kriterien hinreichend erfüllt sind. Das fünfte Kriterium erlaubt zusätzlich eine Prognose des Behandlungsergebnisses.

1. Die Störung ist eine psychische, die eine Inkongruenz zur Grundlage hat.
2. In der Aufhebung der Inkongruenz im Erleben des Klienten kann wenigstens ein erster Schritt zur Behebung seiner psychischen Störung bzw. zur Lösung seiner Probleme gesehen werden, und sei es auch nur die Klärung des Problems.
3. Der Patient nimmt seine Inkongruenz zumindest im Ansatz als solche wahr, und diese Wahrnehmung ist mit einem Wunsch nach Veränderung verbunden.
4. Es sind ein Selbstkonzept und ein gewisses Ausmass an Beziehungsfähigkeit zu sich selbst beim Patienten gegeben.
5. Der Patient kann das gesprächspsychotherapeutische Beziehungsangebot wahrnehmen und annehmen.

Wie lassen sich diese Kriterien in der Praxis bestimmen?

ad 1: Liegt eine Inkongruenz vor?
Die erste Frage zur Indikation, die wir uns stellen müssen, wenn ein Patient sich an uns wendet, lautet: Liegt der Störung, die behandelt werden soll, eine behandlungsbedürftige Inkongruenz zu Grunde?

Es empfiehlt sich bereits bei dem Versuch, diese Frage zu klären, möglichst gesprächspsychotherapeutisch vorzugehen. Das heißt nicht, dass man mit jedem Rat- oder Beratungsuchenden sofort eine Gesprächspsychotherapie beginnt. Es heißt aber, dass wir uns von Anfang an und immer um empathisches, kongruentes, unbedingt wertschätzendes Verstehen bemühen, wenn wir mit dem Patienten besprechen, was ihn zu uns führt, was er sich von uns wünscht und was er braucht. Teilt der Patient das nicht spontan mit, sollten wir ihn danach fragen.

Dabei kann sich herausstellen, dass gar nicht er, sondern irgend jemand anderer eine Veränderung seiner Person wünscht, für erforderlich oder für möglich hält. Zum Beispiel benötigt ein Jugendlicher, der zum Entsetzen seiner Mutter seinem Vater immer ähnlicher wird, nicht unbedingt eine Psychotherapie: Ihm genügt vielleicht die Erlaubnis, so zu werden, wie er ist, und sich von der Mutter, z. B. räumlich, zu trennen, wenn sie ihn so nicht aushalten kann.

Auch die verlassene Ehefrau, die sich chronisch erschöpft und überanstrengt fühlt durch ihre wiederaufgenommene Erwerbstätigkeit neben Haushalt, vier Kindern und Alleinverantwortlichkeit für alle finanziellen und sonstigen Verwaltungsaufgaben für sich und ihre Familie, braucht nicht unbedingt therapeutische Hilfe. Es kann sein, dass ein Anwalt, eine Haushaltshilfe oder eine finanzielle Unterstützung ihren Problemen eher Abhilfe schaffen können als eine Psychotherapie.

Und der Lehrling, der sich nicht konzentrieren kann und von seiner besorgten Mutter wegen seiner »Verhaltensstörung« zum Arzt geschickt wird, braucht möglicherweise weniger eine Psychotherapie als Verständnis dafür, dass man in einer Lehre, die weder den eigenen Wünschen noch der eigenen Begabung entspricht, auch nichts leisten kann. Eine Berufsberatung und ein Gespräch mit der Mutter könnten hier sinnvoller sein.

ad 2: Wann ist Psychotherapie nicht die Behandlung der Wahl?

Wir grenzen die Bedingung »Inkongruenz« noch von einer anderen Seite ein: Kommen wir in einem ersten Gespräch mit einem Patienten zu dem Schluss, dass der Schlüssel für die Lösung seiner Probleme in ihm selbst liegt, dann ist prinzipiell eine Behandlung seiner Person angezeigt. Diese Behandlung muss aber nicht unbedingt eine Psychotherapie sein, und zwar immer dann nicht, wenn die Ursache nicht eine Inkongruenz ist.

Einem legasthenischen Hafenarbeiter, der sich selbst als Taxiunternehmer verwirklichen will, aber an seiner Unfähigkeit, sich schnell in einem Straßenverzeichnis zu orientieren, zu scheitern droht, ist sicher nicht mit einer Psychotherapie zu helfen, vielleicht aber mit einem Training im Lesen von Stadtplänen.

Der Geschäftsfrau in den Wechseljahren, die ihre körperliche Veränderung vorwiegend in periodisch auftretenden Zuständen von Gereiztheit und Hektik erlebt, ist oft besser durch aufklärende und beruhigende Information in Verbindung mit einem leichten Beruhigungsmittel geholfen als mit einer Psychotherapie.

Auch der selbstunsichere Student, der in dem von ihm gewählten Studienfach an die Grenzen seiner Leistungsfähigkeit gekommen ist und trotz ausgezeichneter Arbeitstechniken nicht die Leistungen erbringt, die er von sich verlangt, ist besser bedient mit einer Studienberatung als mit einer Psychotherapie.

ad 3: Nimmt der Patient seine Inkongruenz wahr und ist sie mit einem Veränderungswunsch
  verbunden?

Die Indikation für eine Psychotherapie ist nicht identisch mit der Indikation für eine Gesprächspsychotherapie. Insbesondere zwei Bedingungen müssen erfüllt sein, wenn eine Gesprächspsychotherapie indiziert sein soll:

1. Der Patient muss an einer Inkongruenz in seinem Erleben leiden, d. h., er muss einem Teil seiner Erfahrungen ablehnend oder abwehrend, z. B. verleugnend oder verzerrend gegenüberstehen, da er diesen Teil nicht als zu seinem Selbst passend erleben und/oder akzeptieren kann. Die Inkongruenz darf nicht so groß sein, dass sie eine Beziehungsaufnahme des Patienten zum Therapeuten unmöglich macht, und sie darf nicht so groß sein, dass sie eine Beziehungsaufnahme des Patienten zu seinem eigenen Erleben unmöglich macht. Das heißt konkret: Der Patient muss Kontakt zum Therapeuten aufnehmen und reagieren und zumindest Ansätze von Selbstexploration zeigen.
2. Der Patient muss das gesprächspsychotherapeutische Beziehungsangebot (s. u.) zumindest in Ansätzen wahr- und annehmen können.

Selbst wenn Inkongruenz, Beziehungsaufnahmefähigkeit und Selbstexploration gegeben sind, ist nicht unbedingt gesichert, dass der Patient die Art, wie der Gesprächspsychotherapeut damit umgeht, auch annehmen kann. Wo unbedingt wertschätzende Empathie z. B. ausschließlich mit ängstlicher Ablehnung, rigidem Verharren in rationalistischen Konstrukten (z. B.: »Sie können mir nicht ausreden, dass ich einen Defekt im Gehirn habe«) oder kontraphobischer Arroganz (»Es ist ja ganz angenehm, dass Sie mich verstehen und nett zu mir sind, aber was hilft mir das bei meiner Angst vor dem Autofahren, mir wird dann eben immer schlecht«) beantwortet werden, wird man mit Gesprächspsychotherapie nur sehr schwer etwas erreichen können. Manche Patienten fühlen sich durch die Verbalisierung ihrer emotionalen Erlebnisinhalte durch den Therapeuten nicht verstanden, sondern bedroht, wie das folgende Beispiel zeigt: In einer Gruppentherapiesitzung reagierte ein Patient mit einer Borderline-Persönlichkeitsstörung auf einen anderen Patienten, der sich entwertend geäußert hatte, für alle Beteiligten sichtbar wütend, schwieg aber verbissen. Nach längerem Schweigen wandte sich die Therapeutin an den Borderline-Patienten und sagte – durchaus verständnisvoll und nicht wertend – »die Aussage von Herrn X hat sie ziemlich getroffen und wütend gemacht.« Darauf reagiert der Angesprochene wie aus der Pistole geschossen: »Ich weiß ja, dass ihr mich alle für ein Schwein haltet.« Bei manchen Patienten ist diese Reaktion besprechbar und damit therapeutisch aufzulösen. Bei anderen Patienten gelingt das jedoch nicht.

Auch wenn der Patient das Beziehungsangebot des Therapeuten annimmt und mit zunehmender Selbstexploration beantwortet, bleibt manchmal zu fragen, ob die vom Patienten »angebotene Selbstexploration« seine Kernprobleme wirklich lösen hilft. Es gibt Patienten, die das Beziehungsangebot des Therapeuten um seiner selbst willen suchen. Viele Gesprächspsychotherapeuten haben die Erfahrung gemacht, dass sie von einigen ihrer Patienten sehr bald in die Rolle des Hausarztes, Seelsorgers oder Hausfreundes genommen werden. Das passiert immer dann, wenn das, was wie Selbstexploration aussieht, vom Patienten weniger zur Entdeckung eigener Problemlösungsmöglichkeiten benutzt wird, als vielmehr als Vehikel zur Erhaltung des Kontaktes zum Therapeuten. Man beobachtet das häufig dann, wenn ein Patient im Zuge der Selbstexploration auf Probleme stößt, die er nicht lösen kann, sondern aushalten muss. Ein Beispiel wäre die wenig attraktive, aber kluge und sensible Studentin, die in ihrem Therapeuten einen Mann sieht, wie sie sich ihn zum Partner wünscht. Wenn sie sich nur bezüglich ihrer Schüchternheit exploriert und verleugnet, dass der Therapeut ihr eben nicht wie ein Partner ihre Attraktivität bestätigt, sondern nur ihre Klugheit und Sensibilität wertschätzt, wird ihr das nicht viel helfen.

ad 4: Stabilität des Selbstkonzepts und Beziehungsfähigkeit
Ein für eine beziehungsorientierte Therapie zu labiles Selbstkonzept und eine damit einhergehende zu geringe Beziehungsfähigkeit findet man bei Patienten, die dann, wenn sie akut psychisch erkranken, psychotisch werden. Hinweise darauf ergeben sich aus der Anamnese, der ICD-10-Diagnostik und der an der OPD (1996) angelehnten Strukturdiagnostik (s. u.), aber natürlich auch durch die Probetherapie. Patienten mit einem fragilen Selbst fühlen sich häufig durch den Versuch des Therapeuten, ihr Erleben empathisch zu erfassen, bedroht. Sie verstummen, ziehen sich emotional zurück, werden sozusagen unerreichbar.
Eine klassische Gesprächspsychotherapie ist beim Vorliegen eines instabilen Selbst kontraindiziert. Für solche Patienten sind Modifikationen des therapeutischen Vorge-

Tabelle 2: Strukturmerkmale des Selbst*

	gut integriert	mäßig integriert	gering integriert	desintegriert
Allgemeine Charakteristik Struktur des Selbst in Beziehung zum Anderen; Verfügbarkeit über intrapsychisch und interpersonell regulierende Funktionen zur Erhaltung von Autonomie und Beziehungsfähigkeit	Weitgehend autonomes Selbst; regulierende Funktionen verfügbar; psychischer Binnenraum strukturiert (intrapsychische Konflikte möglich); *strenges, aber integriertes Gewissen*	Verfügbarkeit über regulierende Funktionen herabgesetzt; intrapsychische Konflikte sind destruktiver, *archaischer; strenges Gewissen*, evtl. externalisiert; Ich-Ideal überzogen	Seelischer Binnenraum und psychische Substrukturen wenig entwickelt; regulierende Funktionen deutlich reduziert; Konflikte sind interpersonell statt intrapsychisch	Kein kohäsives Selbst ausgebildet; daher bei Belastung Gefahr von Desintegration oder Fragmentierung; dem psychotischen Zusammenbruch kann psychotische Restituierung folgen
Selbstwahrnehmung Fähigkeit zur Selbstreflexion, zur Gewinnung von Selbstbild und Identität, zur Introspektion und Differenzierung eigener Affekte	Selbstreflexive Fähigkeiten und Identitätsgefühl grundsätzlich vorhanden, u. U. durch innerpsychische Konflikte eingeschränkt **Leitaffekte:** Freude, Angst, Schuld, Scham, Trauer	Schwierigkeit, Selbstbild zu gewinnen; Affekte zu differenzieren; Identität unsicher **Leitaffekte:** Angst, Wut, Enttäuschung; Selbstentwertung, Ambivalenz	Selbstreflexive Funktionen fehlen weitgehend, Identitätsdiffusion; **Leitaffekte:** Chronische Angst, Wut, Depression, Leere, Entfremdung	Selbstreflexive Fähigkeiten fehlend; weitgehend fehlende soziale und sexuelle Identität (Schizophrenie) oder Überidentifizierung mit sozialen Rollen (manisch-depressive Psychose)
Selbststeuerung Fähigkeit, mit eigenen Bedürfnissen, Affekten und Selbstwertgefühlen steuernd umzugehen; Toleranz für Ambivalenzen und negative Affekte	Steuerungsfähigkeit für Impulse, Affekte und Selbstwert grundsätzlich vorhanden, u. U. eingeschränkt	Übersteuerung oder Impulsdurchbrüche; emotionale Flexibilität eingeschränkt; selbst-entwertende, auto-aggressive Tendenzen; Selbstwertregulierung schwierig; Kränkbarkeit	Impulsives Verhalten, selbstbestrafende Tendenzen, Intoleranz für negative Affekte; fragile Selbstwertregulation (große Kränkbarkeit, Größenvorstellungen)	Unzureichende Vorstellung von der Urheberschaft eigenen Handelns, u.U. massive Störungen der Selbststeuerung (*Impulskontrollverluste* bis zur psychotischen Erregung)
Abwehr Fähigkeit, seelisches Gleichgewicht in inneren und äußeren Konflikten durch bestimmte Abwehrmechanismen aufrecht zu erhalten oder wiederherzustellen	Abwehr stabil, effektiv; gegen *inadäquate Wunschvorstellungen* und Affekte gerichtet	Abwehr eingeschränkt flexibel, überschießend oder versagend; *selektive Wahrnehmung, Wahrnehmungsverleugnung und -verzerrung*	Abwehr erfolgt durch Veränderung *der Repräsentanzen des Selbst und der anderen; Idealisierung und Entwertung der eigenen und anderen Personen* (»Spaltung«)	Abwehr instabil, unflexibel; *es findet keine bzw. keine konstante Beziehungaufnahme statt*

Fortsetzung Tabelle 2: Strukturmerkmale des Selbst

	gut integriert	mäßig integriert	gering integriert	desintegriert
Objektwahrnehmung Fähigkeit, zwischen innerer und äußerer Realität sicher zu unterscheiden, *andere Personen ganzheitlich, kohärent, mit eigenen Rechten und Absichten wahrzunehmen; Empathiefähigkeit*	Das Bild des Gegenübers wird differenziert wahrgenommen; kann jedoch konflikthaft gefärbt sein; Empathiefähigkeit vorhanden; objektbezogene Affekte sind möglich (Sorge, Anteilnahme, Schuld, Trauer, Scham)	Wenig Empathiefähigkeit; konfliktgefärbte Wahrnehmung des Anderen; in Konflikten wirkt der Andere ängstigend oder droht verloren zu gehen	Fehlende Empathiefähigkeit; dem Anderen *werden* keine eigenen Rechte und Absichten zugestanden; *der Andere wird als bedürfnisbefriedigend oder verfolgend oder unvollständig wahrgenommen*	Psychotische Konfusion von Selbstbild und Bildern vom Anderen; selektive Wahrnehmung; einzelne Eigenschaften des Anderen stehen für die ganze Person
Kommunikation Fähigkeit, sich auf andere auszurichten und sich ihnen mitzuteilen, affektive Signale des Anderen zu verstehen	Kommunikationsbereitschaft grundsätzlich vorhanden; Kommunikationsbedürfnis u. U. konflikthaft eingeschränkt oder gesteigert	Kommunikationsfähigkeit störbar; Kommunikationsbereitschaft durch gekränkte, aggressive, bedürftige etc. Haltung beeinträchtigt	Kommunikationsfähigkeit beeinträchtigt; Schwierigkeiten im Verstehen affektiver Signale des Anderen; Kommunikationsabrisse; Verwirrung, Missverständnisse	Fehlinterpretation affektiver Signale; alles kann kommunikative Bedeutung gewinnen
Bindung Fähigkeit, innere Repräsentanzen des Anderen zu errichten und längerfristig affektiv zu besetzen (Objektinternalisierung, Objektkonstanz); variable Bindungen; Wechsel von Bindung und Lösung; Interaktionsregeln zum Schutz der Bindung entwickeln	*Es gibt »gute« innere Bilder von anderen Personen;* unterschiedliche innere Bilder von anderen Personen erlauben grundsätzlich triadische Beziehungen; u. U. Schwierigkeit, Bindung zu verschiedenen Personen zu integrieren **Zentrale Angst:** Zuneigung *des wichtigen Anderen zu verlieren*	Es sind nur wenige »gute« innere Bilder von Anderen vorhanden. Die inneren Bilder beschränken sich auf wenige Muster; wunschgeleitete und dyadische Beziehungen sind vorherrschend **Zentrale Angst:** *Den wichtigen Anderen zu verlieren*	Es sind wenige »gute« innere Bilder von Anderen internalisiert; sie sind strafend, entwertend; Abhängigkeit von realen Bezugspersonen. **Zentrale Angst:** *Vernichtung der eigenen Person durch die bösen Anderen oder durch den Verlust des wichtigen Anderen*	Zum Schutz vor gefürchteter Verschmelzung werden inneren Bindungen u. U. bis zur autistischen Isolation vermieden; auf regressivem Niveau können stabile Bindungen aufrechterhalten werden

* In enger Anlehnung an Achse IV – Struktur der OPD: Operationalisierte Psychodynamische Diagnostik. OPD, 1996, S. 241. Vom Original abweichende Formulierungen sind *kursiv* geschrieben.

hens erforderlich. Solche Modifikationen haben z. B. Prouty (1998) für psychotische Patienten (»Prä-Therapie«) und Eckert und Biermann-Ratjen (2000, vgl. auch Eckert 2000) für Patienten mit Borderline-Persönlichkeitsstörungen entwickelt (vgl. Warner, 2002).

Zur Objektivierung der Beurteilung der Stabilität des Selbstkonzepts empfehlen wir die Kriterien der Strukturachse der Operationalisierten Psychodynamischen Diagnostik (OPD, s. o.) heranzuziehen (Arbeitskreis OPD, 1996). Für Patienten, die in den sechs Dimensionen überwiegend als »gering integriert« oder »desintegriert« eingestuft werden (s. Tab. 2), ist eine klassische Gesprächspsychotherapie in der Regel kontraindiziert.

Diese Patienten fühlen sich rasch überfordert und bedroht. Das soll ein Beispiel aus einer Gruppentherapie verdeutlichen:

> Eine Patientin mit einer paranoid-halluzinatorischen psychotischen Episode in der Vorgeschichte schweigt nach ihrem Eintritt in eine stationäre Gruppe über mehrere Sitzungen. Ganz gegen ihre sonstige Gewohnheit geht die Gruppe damit gewährend um. Alle spüren, dass dieses Schweigen Ausdruck einer besonderen Art von Widerstand ist. Dann richtet in einer der folgenden Sitzungen ein Gruppenmitglied doch das Wort an die schweigende Mitpatientin und fragt sie, ob sie das richtig wahrnehme, dass sie den Wunsch habe, sich zu dem Thema, das gerade in der Gruppe besprochen wird, zu äußern.
> Die Patientin bestätigt zunächst die Feststellung der anderen Patientin, um unmittelbar danach festzustellen: »Bevor du mich gefragt hast, war ich sicher, dass ich den Wunsch habe, mich zu dem Thema zu äußern. Jetzt aber, nachdem du mich gefragt hast, ist dieser Wunsch nicht mehr da. Wenn ich mich jetzt äußere, dann nur, weil ich denke, ihr erwartet von mir, dass ich mich endlich ›einbringe‹«.

Patienten, für die jeder engere Kontakt bedrohlich wird, weil die Grenzen zwischen Innen und Außen und von Ich und Du instabil bzw. durchlässig sind, sind von einer klassischen Gesprächspsychotherapie überfordert.

Das fünfte Indikationskriterium hat auch prognostische Bedeutung und wird deshalb im nächsten Abschnitt (1.1.3) in einem eigenen Unterkapitel behandelt.

1.1.3   Prognose

ad 5:   Der Patient kann das gesprächspsychotherapeutische Beziehungsangebot zumindest in Ansätzen wahrnehmen und annehmen.

Die »Ansprechbarkeit« eines Patienten für den gesprächspsychotherapeutischen Prozess ist die beste Leitlinie für Indikation und Prognose in der Gesprächspsychotherapie. Patienten, die auf ein Erstinterview, insbesondere aber auf dessen gesprächspsychotherapeutische Anteile (Probetherapie), mit körperlicher Anspannung oder Entspannung, emotionaler Anspannung oder Entspannung, emotionaler und verbaler Mitteilungsbereitschaft reagieren, können mit einer Gesprächspsychotherapie mit hoher Wahrscheinlichkeit etwas anfangen. Wenn sie gar Vorstellungen darüber äußern, dass Gespräche solcher Art etwas bei ihnen bewirken, ihnen z. B. die Hoffnung geben, dass es ihnen irgendwann noch einmal besser gehen wird, und wenn sie sich durch die Äußerungen des Therapeuten angeregt fühlen zu weiteren Mitteilungen, Erinnerungen oder auch Entdeckungen von Zusammenhängen in ihrem Erleben, die ihnen irgendwie neu vorkommen, dann kann man sogar mit Sicherheit davon ausgehen, dass ihnen eine Gesprächspsychotherapie weiterhelfen wird. Die beste Prognosemethode ist also mit der Therapiesituation selbst gegeben.

1.1.4 Die Erfassung der »Ansprechbarkeit für eine Gesprächspsychotherapie«

Wichtige Indikatoren für diese Ansprechbarkeit für das gesprächspsychotherapeutische Beziehungsangebot sind:

1. Das Ausmaß der Selbstexploration
Das Ausmaß der Selbstexploration kann auf der Selbstexplorationskala (s. Kap. I, S. 21) eingeschätzt werden. Wenn die Selbstexploration des Patienten in der Probetherapie auf dieser Skala auf Stufe 5 oder höher liegt, ist die Prognose für den Behandlungserfolg gut.

2. Die direkte Beurteilung der Probetherapie durch den Patienten
Der Patient kann die Probesitzung und ihren Verlauf mit dem Bielefelder Klientenerfahrungsbogen (BIKEB, s. Kap. VI, 4.4) selbst beurteilen. Der Patient ist ansprechbar für das gesprächspsychotherapeutische Beziehungsangebot, wenn die Beurteilung überwiegend positiv ist und der Patient auch mit dem Sitzungsverlauf eher zufrieden (Item 1) ist.

3. Emotionale Reaktion des Patienten
Es ist prognostisch günstig, wenn ein Patient auf das gesprächspsychotherapeutische Beziehungsangebot mit körperlicher An- oder Entspannung reagiert, wenn er sich emotional berührt zeigt, dem jeweiligen Thema entsprechende Stimmungsveränderungen – sowohl positive als auch negative – sichtbar und auch ansprechbar werden (vgl. oben: 1.1.3).

4. Die unbedingte Wertschätzung des Therapeuten
Registriert der Therapeut im Erstinterviewkontakt bei sich keine deutlichen Abweichungen von der unbedingten Wertschätzung, sondern spürt er im Gegenteil Sympathie, so ist das ebenfalls prognostisch günstig.

1.2 Differentielle Indikation in der Praxis

Nachdem wir oben dargestellt haben, nach welchen Kriterien entschieden werden kann, ob eine Gesprächspsychotherapie die Behandlung der Wahl ist, wenden wir uns jetzt der Frage zu, woran wir erkennen können, ob eine andere Therapie für einen bestimmten Patienten geeigneter ist als eine Gesprächspsychotherapie.
Die differentielle Indikation spielt in der Praxis eine große Rolle.
Obwohl es weder theoretisch noch empirisch ausreichend fundierte Kriterien dafür gibt, welche Art von Psychotherapie in welchem Setting für welchen Patienten die geeignetste ist, wird darüber täglich in Hunderten von Fällen entschieden. Zum Beispiel wird jährlich mehrmals für je ca. 10 000 Patienten – der Anzahl der Betten in psychosomatisch-psychotherapeutischen Fachkliniken in der BRD entsprechend – entschieden, dass eine stationäre Psychotherapie die für sie geeignetste Behandlung ist. Dabei wird auch noch darüber befunden, ob diese Behandlung z. B. in einer verhaltenstherapeutisch, psychoanalytisch, gesprächspsychotherapeutisch oder gestalttherapeutisch orientierten Einrichtung erfolgen soll.
Die Zuweisung eines Patienten in eine bestimmte stationäre Einrichtung erfolgt nicht nur unter fachlichen Gesichtspunkten. Sie hängt auch davon ab, welche Art von psychotherapeutisch-psychosomatischen Kliniken der jeweilige Kostenträger (z. B. Krankenkassen, Landesversicherungsanstalten, Bundesversicherungsanstalt für Angestellte)

betreibt bzw. belegt und wie die jeweilige »Bettenlage« ist. Diese sog. Rahmenbedingungen steuern die Zuweisung von Patienten zu einer bestimmten Art der psychotherapeutischen Behandlung vermutlich stärker als fachliche Überlegungen. Das gilt auch für den psychotherapieindizierten Patienten, der in einer mittelgroßen Kreisstadt wohnt, in der zwei Therapeuten, eine Frau und ein Mann, mit derselben psychotherapeutischen Orientierung niedergelassen sind. In einem solchen Fall erfolgt die Therapeutenwahl ausschließlich im Hinblick auf die beiden Personen bzw. ihr Geschlecht.

Es gibt auch noch andere Rahmenbedingungen für die Indikation. Die Bereitschaft, sich ausführliche Gedanken über eine differentielle Indikationsstellung zu machen, ist bei einem niedergelassenen Psychotherapeuten, der freie Behandlungsplätze hat, sicherlich als eher gering einzuschätzen, wenn sich ein Patient mit einem dezidierten Behandlungswunsch an ihn wendet und er sich mit der Behandlung der Symptome des Patienten auskennt und den Patienten selbst ganz sympathisch findet. Vermutlich wird er dem Patienten außer dem Erstgespräch auch noch mindestens die von der Krankenkasse finanzierten probatorischen Sitzungen anbieten.

Wenn man davon absieht, dass die sog. Rahmenbedingungen die Zuweisungen zu bestimmten psychotherapeutischen Behandlungen in hohem Maße mitbestimmen, bleiben für den Fall, dass mehrere Therapeuten unterschiedlicher therapeutischer Orientierung als potentielle Behandler zur Verfügung stehen, neben der Frage nach der geeigneten Therapieform noch viele weitere Fragen. Eine dieser Fragen stellen Patienten häufig selbst: Sollte die Therapie bei einer Frau oder bei einem Mann stattfinden? Manche Patienten stellen dazu eigene Indikationsüberlegungen an. Zum Beispiel begründete ein männlicher Patient seinen Wunsch nach einer Therapeutin damit, dass er Probleme mit Frauen habe, die er mit der Hilfe einer Frau besser als mit der eines Mannes zu lösen hoffe. Ein anderer männlicher Patient, der ebenfalls eines seiner Probleme in seinen Beziehungen zu Frauen sah, wollte lieber an einen männlichen Therapeuten überwiesen werden, weil er sich nicht vorstellen konnte, dass eine Frau ihn in seinen Problemen mit Frauen verstehen und akzeptieren könnte.

Die Forschung hat bisher noch keine endgültigen Antworten auf diese Frage gefunden. Und fragt man Psychotherapeuten, nach welchen Gesichtspunkten sie die Frage »männlicher oder weiblicher Therapeut?« entscheiden, bekommt man ähnlich widersprüchliche Begründungen zu hören, wie sie von den beiden Patienten gegeben wurden.

1.2.1   Die Passung Therapiemodell des Therapeuten und therapiebezogene und personale Merkmale des Patienten

Vor dem Hintergrund unserer klinischen Erfahrung und gestützt auf einige empirische Befunde möchten wir in Anlehnung an Mahoney (1980) die »Erfahrungsbereitschaften« eines Patienten als Leitlinie für eine differentielle Indikationsstellung in der Praxis vorschlagen (vgl. Biermann-Ratjen & Eckert, 1982).

Die Ansprechbarkeit eines Patienten für ein bestimmtes therapeutisches Behandlungsangebot scheint abhängig von der Art und Weise zu sein, in der ein Patient sich und die Realität bisher erfahren, beurteilt und bewältigt bzw. nicht bewältigt hat. Wir gehen von folgendem Zusammenhang aus: *Je weniger* widersprüchlich die Erfahrungsbereitschaften des Patienten und das konkrete therapeutische Beziehungsangebot sind, umso wahrscheinlicher ist ein erfolgreicher Therapieverlauf.

Diese Annahme soll im Folgenden anhand der drei Therapieverfahren Psychoanalyse, Gesprächspsychotherapie und Verhaltenstherapie durch kurze Beispiele illustriert werden. Bei der Darstellung der Unterschiede in den therapeutischen Beziehungsangeboten beschränken wir uns auf einen einzigen Aspekt dieser Beziehung, nämlich auf die Aufmerksamkeitszentrierung.

Ein Psychoanalytiker könnte seinem Patienten bezüglich seiner Aufmerksamkeitszentrierung sagen: Ich richte mein Augenmerk auf deine Inszenierungen, vor allem auf das, was du mit mir (in der Übertragung) in Szene setzt, und ich entschlüssele dir deren unbewussten Sinn.

Der Gesprächspsychotherapeut könnte zu seinem Patienten sagen: Ich richte mein Augenmerk auf dich und deine Gefühle und versuche dich und sie zu verstehen und das, was ich verstanden habe, ohne Bedingungen zu akzeptieren.

Ein Verhaltenstherapeut könnte zu seinem Patienten sagen: Ich richte mein Augenmerk vor allem auf deine Symptome und dein problematisches Verhalten und kümmere mich um die Bedingungen, unter denen du sie erworben hast und die sie aufrechterhalten.

Diesen unterschiedlichen Beziehungsangeboten stellen wir als Beispiel drei Patienten mit unterschiedlichen Erfahrungsbereitschaften gegenüber.

Ein Patient, dessen Erfahrungsbereitschaft vor allem darin besteht, dass er immer und überall etwas wahrnimmt, erlebt oder vermutet, das zu dem ausgeprägten Bedürfnis in ihm führt, sich und andere zu kontrollieren, wie es z. B. bei vielen Zwangskranken der Fall ist, wird vermutlich bei einem Verhaltenstherapeuten besser aufgehoben sein als auf der Couch eines Analytikers.

Ein Patient, der seine Erfahrungen und ihre Bewertung fast ausschließlich in der Ausbildung psychosomatischer Symptome und Beschwerden symbolisiert bzw. bewusst werden lässt und der kaum über Möglichkeiten verfügt, sich auch der emotionalen Anteile seiner Erfahrungen bewusst zu werden, wird es bei einem Gefühle verbalisierenden Gesprächspsychotherapeuten wahrscheinlich schwerer haben als bei einem Psychoanalytiker, der in den Körpersymptomen den Ausdruck oder die Abwehr von übertragenen Wünschen zu sehen bereit ist.

Ein Patient, z. B. mit einer Borderline-Persönlichkeitsstörung, dessen Erfahrungsbereitschaft vor allem darin besteht, sich von anderen missbraucht zu sehen, und der glaubt, durch Anpassung, Bravsein und Sich-Anstrengen seine Angst erfolgreich überwinden zu können, ist bei einem Gesprächspsychotherapeuten, der von ihm nichts will, als ihn zu verstehen, vermutlich besser aufgehoben als bei einem Verhaltenstherapeuten, da er sich bei diesem zum Objekt eines fähigen Therapeuten gemacht fühlen könnte.

Therapieverfahren und Therapiesetting sollten für einen Patienten unter dem Gesichtspunkt ausgewählt werden, dass eine möglichst hohe Wahrscheinlichkeit dafür besteht, dass seine jeweiligen Erfahrungsbereitschaften sichtbar und erlebbar und zum Gegenstand der therapeutischen Arbeit werden können.

Bisher ist nur die »Anprechbarkeit des Patienten für das therapeutische Angebot« mit Hilfe der Klientenerfahrungsbögen (BIKEB und GEB, s. o.) operationalisiert und messbar gemacht worden. Operationale Definitionen des therapeutischen Angebots sind mehrfach versucht worden, meistens jedoch nur im Hinblick auf einige wenige Dimensionen, z. B. Lenkung (direktiv vs. nicht-direktiv). Auch Operationalisierungen des globalen Konzepts der »Erfahrungsbereitschaft« fehlen unseres Wissens noch. Denkbar ist, dass der Faktor »Selbstaufmerksamkeit« des Patienten im Allgemeinen Modell von Psychotherapie (Orlinsky, 1994) einen Teil des Konzepts repräsentiert. Die Ergebnisse der Untersuchungen von Tscheulin (1992) legen diese Vermutung nahe (vgl. Kap. III: Aktionsbezogene Klienten profitieren mehr als selbstbezogene davon, dass der Therapeut sie mit ihrem Verhalten konfrontiert). Sehr bedeutend erscheint uns im Hinblick auf eine Konzeptualisierung der Erfahrungsbereitschaften von Patienten der Versuch von Höger, die Beziehungserwartungen von Patienten an ihren Therapeuten und ihre Beziehungsgestaltung in Zusammenhang mit den Bindungsstilen i. S. Bowlbys (Höger, 1993 b) zu sehen. Der Bindungsstil entspricht der inneren Repräsentation (»Inneres Arbeitsmodell«) der Bindungserfahrungen in der Kindheit. Das Konzept der Erfahrungsbereitschaft ist dem Konzept des inneren Arbeitsmodells sehr ähnlich.

Wir sind noch weit von empirisch überprüften Kriterien für eine differentielle Indikation entfernt. Umso wichtiger sind daher für die Praxis psychologisch sinnvolle Konzepte, die uns zumindest eine Leitlinie für unser psychotherapeutisches Denken und Handeln an die Hand geben. Wir brauchen sie vor allem dann, wenn wir feststellen müssen, dass ein Patient auf unser Behandlungsangebot nicht anspricht oder die Behandlung abbricht. Das tun etwa 40% der Psychotherapiepatienten (Grawe et al., 1994, S. 726 und 729; vgl. Märtens & Petzold, 2002).

Solche Leitlinien stellt auch das Allgemeine Modell von Psychotherapie (AMP) zur Verfügung, auf das wir abschließend kurz hinweisen möchten.

1.2.2   Das Allgemeine Modell von Psychotherapie (AMP)

Das AMP ist von Orlinsky und Howard (1987; vgl. auch Orlinsky, 1994) auf der Grundlage von vielen hundert empirischen Prozess-Outcome-Studien entwickelt worden.

Es wird versucht, die verschiedenen bestehenden psychotherapeutischen Behandlungsmodelle in eines zu integrieren. Es stellt zugleich einen weiteren Schritt in die Richtung einer Systematisierung des Bedingungsgefüges dar, innerhalb dessen die einzelnen therapeutischen Faktoren (Prozessmerkmale) ihre Wirkung entfalten. Das AMP zeigt, welche Merkmale des psychotherapeutischen Prozesses nachgewiesenermaßen miteinander interagieren und dass der Therapieerfolg davon abhängt, ob diese Interaktionen therapeutisch günstig sind oder nicht. Diese therapeutisch wichtigen Wechselwirkungen werden anschaulich als »Passungen« bezeichnet. Die Abb. 2 zeigt die vier für den Therapieerfolg wichtigen Zusammenhänge:

Die Abbildung zeigt vier »Passungen«:
1. Die Passung Therapeut <—> Patient
2. Die Passung Therapeut <—> Erkrankung des Patienten
3. Die Passung Patient <—> Behandlungsmodell des Therapeuten
4. Die Passung Behandlungsmodell <—> Erkrankung des Patienten.

Ein Therapieerfolg stellt sich mit hoher Wahrscheinlichkeit dann ein, wenn diese vier Passungen »gut« sind. Ausdruck der Güte der Passungen sind z. B. ein Konsens hinsichtlich der Therapieziele und übereinstimmende Annahmen von Therapeut und Patient bezüglich der Ursachen der Erkrankung. Diese Übereinstimmungen bilden die Grundlage für eine förderliche therapeutische Beziehung (Arbeitsbündnis, »helping alliance«).

Die Auswertung von Erstinterviews und probatorischen Sitzungen unter dem Aspekt, in welchem therapeutischen Verfahren und bei welchem Therapeuten die vier Passungen am ehesten zur Deckung gebracht werden könnten, stellt eine praktische Hilfe bei der differentiellen Indikationsstellung dar.

Wir möchten die Ausführungen zur differentiellen Indikationsstellung mit einem praktischen Beispiel abschließen, indem wir nochmals auf die Überlegungen der beiden oben zitierten männlichen Patienten zurückkommen, warum sie lieber von einer Therapeutin bzw. einem Therapeuten behandelt werden möchten. Vor dem Hintergrund der bisherigen Ausführungen und des AMP würden wir dazu folgende Überlegungen anstellen und

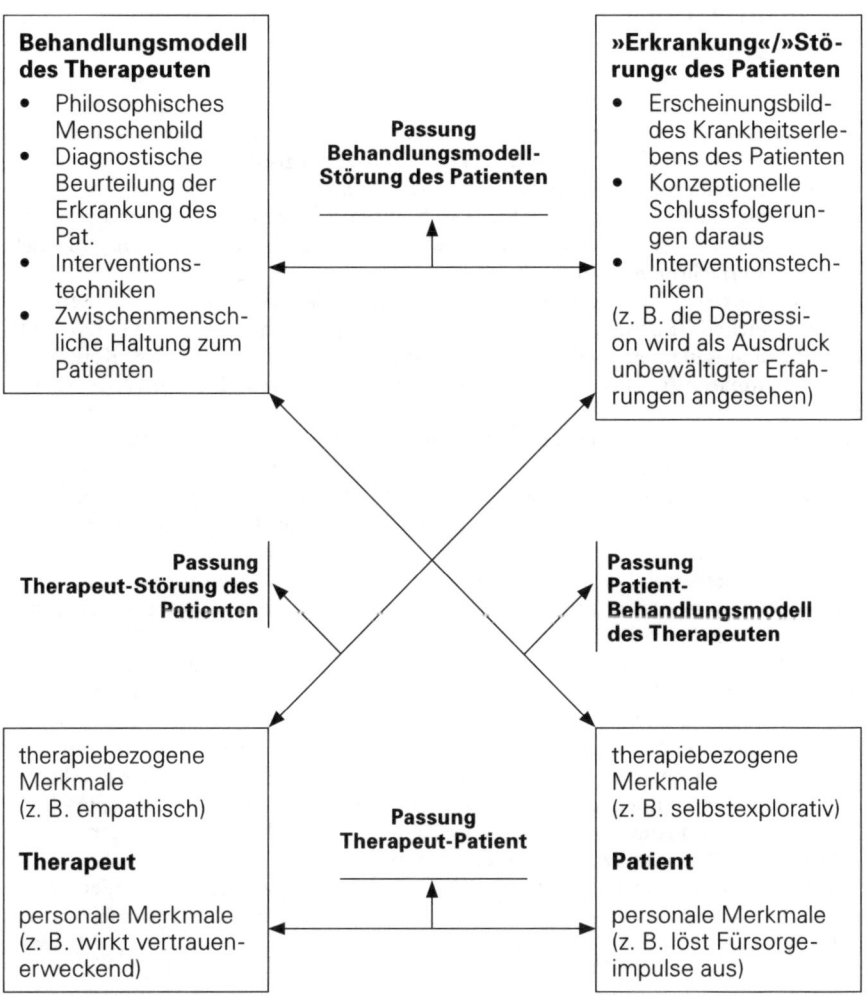

Abbildung 2: Die vier aufeinander abzustimmenden Passungen für eine erfolgreiche Psychotherapie im Allgemeinen Modell von Psychotherapie von Orlinsky & Howard (1988)

Empfehlungen aussprechen: Wenn sich Anzeichen dafür finden lassen, dass der männliche Patient seine Beziehungsprobleme mit Frauen im Kontakt mit einer Psychotherapeutin zwar mehr oder weniger ausgeprägt wiedererleben wird, sie aber besprechbar bleiben, d. h., unter therapeutischen Gesichtspunkten reflektiert werden können, würden wir ihm zu einer Behandlung bei einer Frau raten. Wenn sich jedoch Anzeichen dafür finden lassen, dass der Patient seine Beziehungsprobleme mit Frauen im Kontakt mit einer Psychotherapeutin nicht zur Sprache bringen kann, oder wenn droht, dass er diese Konflikte nur austrägt, d. h., einer therapeutischen Reflexion nicht zur Verfügung stellen kann, dann würden wir ihm nicht zu einer Behandlung bei einer Frau raten.

181

2   Wahl des therapeutischen Settings: Einzel-, Gruppen- oder Paartherapie?

Die Indikationsstellung für eine Gesprächspsychotherapie nach den oben aufgeführten fünf Kriterien erlaubt keine Aussage darüber, welches das geeignete Behandlungssetting sein könnte. Hier hinkt die Theorie hinter der Praxis her.

Bei dem folgenden Versuch, diese Frage zu beantworten, beschränken wir uns auf den Bereich der Erwachsenentherapie und beziehen deshalb auch die Familientherapie nicht in unsere Betrachtungen ein.

Klientenzentrierte Gruppentherapie hat eine lange Tradition sowohl in außerklinischen Bereichen (»Encountergruppen«, z. B. Rogers, 1974; Schmid, 1994; 1996, 2001) als auch in ambulanten (s. Eckert & Biermann-Ratjen, 2001; Lietaer & Keil, 2002) sowie stationären (s. Eckert & Biermann-Ratjen, 1985; Teusch & Finke, 2002) klinischen Bereichen.

Das Setting Paartherapie als Thema taucht in der deutschen klientenzentrierten Literatur seit der Monografie von Auckenthaler (1983) nur noch selten auf. Eine der Ausnahmen bildet der Beitrag von Linster (2000), der erneut der Frage nach einer angemessenen Konzeption von Paartherapie im Rahmen des Klientenzentrierten Konzeptes nachgeht.

Im anglo-amerikanischen Raum, vor allem in Kanada, wurden unter dem Einfluss von Greenberg neue Konzepte von klientenzentrierter Paartherapie entwickelt und ihre Wirksamkeit erfolgreich empirisch überprüft. Ein herausragendes Beispiel dafür ist die »Emotionally Focused Couples Therapy (EFT)« (Greenberg & Johnson, 1988; Johnson, 1996; vgl. Johnson & Boisvert, 2001), eine Kurztherapie, die neuere emotionspsychologische und systemische Konzepte integriert.

In der Praxis der Psychotherapie spielt noch eine Form von »Paartherapie« eine wichtige Rolle, die in der Forschung u. W. gar nicht und in den Lehrbüchern der Psychotherapie selten (vgl. Reimer, 2000) auftaucht: Die systematisch geplante oder sporadische Einbeziehung von Angehörigen in die Psychotherapie, die häufig der Partner bzw. die Partnerin der Patientin bzw. des Patienten sind.

Bei der Wahl des Settings sind vor allem zwei Aspekte zu berücksichtigen: 1. die theoretisch optimale Indikation und 2. die Ansprechbarkeit des Patienten für das Setting.

2.1 Problemaktivierung als Kriterium für die Wahl des Settings

Das Setting sollte im Hinblick darauf gewählt werden, ob es der am besten geeignete Ort für die Darstellung bzw. das Sichtbarwerden der Symptome, Probleme und Konflikte des Patienten erscheint, d. h., es soll für einen Patienten das Setting gewählt werden, das die stärkste problemaktivierende Wirkung entfaltet (Biermann-Ratjen & Eckert, 1982; Grawe, 1995).

2.1.1 Klientenzentrierte Gruppenpsychotherapie

Als allgemein anerkannte klinische Regel gilt – unabhängig von Diagnosen, vorherrschender Symptomatik oder jeweiliger Therapieschulenorientierung –, Gruppentherapie den Patienten zu empfehlen, für die eine Gruppe eine im Vergleich zu einer dyadischen Beziehung bessere Möglichkeit ist, sich und ihre Probleme zur Darstellung zu bringen. Das gilt in der Regel für Patienten mit Konflikten, die ihren Ursprung nicht in der dyadischen Frühbeziehung haben, z. B. bei »Rivalitäts-, Rangordnungs- und Autoritätskonflikten« (Rüger 1993, S. 447).

Yalom (1996) weist auf bestimmte Formen symptomatischen Verhaltens hin, die in einer Gruppentherapie besser als in einer Einzeltherapie zu behandeln seien: »Manche Kliniker meinen, dass impulsive Patienten, die das Bedürfnis, jederzeit ihren Gefühlen entsprechend zu handeln, schwer beherrschen können, in der Gruppentherapie viel besser zu behandeln sind als in der Einzeltherapie. In der Arbeit mit diesen Patienten fällt es dem Einzeltherapeuten oft schwer, sowohl Teilnehmer als auch Beobachter zu bleiben; in der Gruppe verteilen sich diese Rollen auf die Mitglieder ...« (1996, S. 256).

Beim Vorliegen der folgenden interpersonalen Probleme wird eine Gruppentherapie als indiziert angesehen (Yalom, 1996, S. 256):

- Soziales Rückzugsverhalten und (unfreiwillige) Einsamkeit
- Schüchternheit und Gehemmtheit
- Unfähigkeit zu Nähe und Liebe
- Unangemessenes Konkurrenzverhalten
- Autoritätsprobleme
- Übertriebene Aggressivität und Streitsucht bzw. chronisch provozierendes Verhalten
- Übertriebenes Misstrauen
- Narzissmus, einschließlich der Unfähigkeit, zu teilen und sich einzufühlen oder Kritik zu akzeptieren sowie mit einem ständigen Bedürfnis nach Bewunderung
- Angst, sich durchzusetzen
- Unterwürfigkeit und Abhängigkeit
- Angst, in dem Bedürfnis, Liebe zu geben, ausgenutzt zu werden.

Diese Indikationsliste wurde mit Hilfe der Skalen des Fragebogens zur Erfassung Interpersonaler Probleme (IIP, Horowitz et al., 1994) auch empirisch bestätigt: Patienten, die von den Interviewern als ausgeprägt streitsüchtig/konkurrierend und kalt/abweisend erlebt werden, wird eher zu einer Gruppenbehandlung als zu einer Einzeltherapie geraten. Patienten, die im Vergleich zu den gruppenindizierten Patienten als deutlich ausnutzbarer/nachgiebiger eingeschätzt werden, wird eher zu einer Einzeltherapie geraten (Eckert et al., 1997).

2.1.2 Paartherapie

Auch für die Paartherapie gilt die o. g. allgemeine Regel, dass sie Patienten empfohlen werden sollte, deren Probleme am wahrscheinlichsten in diesem Setting sichtbar und dann auch bearbeitbar werden. Das ist in der Regel dann der Fall, wenn die psychischen Beeinträchtigungen eines Patienten als Ausdruck der Probleme in seiner Partnerschaft aufgefasst werden können, wobei es zunächst ohne Belang ist, ob die Partnerschaft ursächlich oder auslösend wirkt.

Paartherapie setzt anders als Einzel- und Gruppentherapie zusätzlich voraus, dass nicht nur der »Indexpatient« diesem Setting zustimmt, sondern auch der jeweilige Partner bzw. die jeweilige Partnerin. Nicht selten ist die Indikation für eine Paartherapie das Ergebnis einer längeren Einzeltherapie.

2.2 Das Kriterium der Ansprechbarkeit für das therapeutische Setting

Auch bei der Wahl des therapeutischen Settings hat sich in der Praxis die Orientierung an der Ansprechbarkeit des Patienten für das therapeutische Beziehungsangebot bewährt.

Unabhängig von der jeweiligen therapeutischen Schule kommen in den Settings Einzeltherapie, Gruppe und Paartherapie unterschiedliche Wirkfaktoren bzw. die gleichen Wirkfaktoren mit unterschiedlichem Gewicht zum Tragen.

Auch bei der Wahl des Settings gilt die Regel: Nicht jeder Patient kann sich auf jedes Setting und seine spezifischen Therapieprozesse gleich gut einlassen.

2.2.1 Gruppenpsychotherapie

Generell, d. h. unabhängig von dem jeweiligen therapeutischen Konzept, gilt, dass das wichtigste Kriterium für die Indikation zu einer Gruppenbehandlung darin besteht, dass der Patient dafür auch motiviert ist, und zwar mindestens in dem Ausmaß wie für eine Einzelpsychotherapie. Besser ist jedoch, wenn der Patient eine Gruppenbehandlung einer Einzeltherapie vorzieht.

Die Motivation sollte im Hinblick auf die dem Therapiekonzept immanenten Ziele möglichst konkret abgeklärt werden. Die Ziele eines Teilnehmers an einer klientenzentrierten Gruppentherapie sollten mit folgenden Therapieprozesszielen übereinstimmen:

Angestrebt wird in einer klientenzentrierten Gruppenpsychotherapie die Erfahrung

- einer gewissen Nähe und Vertrautheit der Teilnehmer miteinander,
- eines selbstreflexiven Umgangs mit sich und
- eines verstehenden Umgangs mit den anderen Gruppenteilnehmern,
- von interpersonaler Aufrichtigkeit.

Die Ansprechbarkeit für das gesamte Setting und die konkrete Gruppenarbeit lässt sich, wie in der Einzeltherapie, am eindeutigsten nach einer Reihe von Probetherapiesitzungen feststellen. Zur Objektivierung der Einschätzung der Ansprechbarkeit empfiehlt es sich, den Gruppenerfahrungsbogen (GEB, s. Anhang III in diesem Buch) einzusetzen.

2.2.2 Paartherapie

Die Indikation für eine Paartherapie ist für den Therapeuten ungleich schwerer zu stellen, da die Indikationsstellung den Partner mit einschließt, der sich häufig nicht als psychotherapiebedürftig ansieht. Hier sind Probetherapiesitzungen zur Feststellung der Ansprechbarkeit des Paares auf das therapeutische Angebot unverzichtbar.

Gerade bei einer Paartherapie ist eine Abstimmung zwischen dem Paar und dem Therapeuten bzw. dem Therapeutenpaar über die Behandlungsziele von außerordentlicher Wichtigkeit. Das gilt vor allem im Hinblick darauf, dass das Schicksal der Paarbeziehung – Trennung oder Fortführung – nicht ein vorgegebenes Therapieziel, sondern nur das Ergebnis einer klientenzentrierten Paartherapie sein kann.

3 Dauer und Frequenz von Gesprächspsychotherapie

In den Anfängen wurde klientenzentrierte Psychotherapie als eine kurze Therapie mit einem mittleren Behandlungsbedarf von rund 30 Sitzungen praktiziert (z.B. Rogers & Diamond, 1954). Heute beträgt der durchschnittliche Behandlungsaufwand knapp 70 Sitzungen in einem mittleren Zeitraum von 2 Jahren.

[handschriftliche Notiz am Rand: ↗ 70 Sitzungen ≈ Jahr]

Im Folgenden werden zunächst die Umstände dargestellt, die sich auf den Behandlungsumfang und den Zeitbedarf auswirken: Der Behandlungsbedarf des Patienten, der sich vor allem aus der Art und dem Ausmaß seiner Störung ergibt, die Therapieziele, die Art des psychotherapeutischen Prozesses, der Zeitrahmen des Therapeuten und die äußeren Rahmenbedingungen, wie die Regelungen des maximalen Behandlungsumfanges durch die Krankenkassen.

Dann wird dargestellt, dass sich bezüglich des benötigten Zeitrahmens von Gesprächspsychotherapien vier Settings unterscheiden lassen.

Abschließend wird vom flexiblen Umgang von Gesprächspsychotherapeuten mit der Therapiefrequenz berichtet mit der Folge, dass sich der mittlere Behandlungsumfang von rund 70 Therapiesitzungen über einen mittleren Behandlungszeitraum von knapp 2 Jahren (100 Wochen) erstreckt.

3.1 Behandlungsumfang (Anzahl der Therapiesitzungen)

Nach einer Erhebung (Eckert & Wuchner, 1994) bei 300 Gesprächspsychotherapeuten sind 50% der erfolgreich verlaufenden Therapien nach 61 Sitzungen (Median) abgeschlossen. Der Behandlungsbedarf erstreckt sich aber von min. 8 Sitzungen bis max. 275 Sitzungen. D. h., es ist sinnvoll, das gesprächspsychotherapeutische Setting im Hinblick auf den erforderlichen Behandlungsumfang differenziert zu betrachten. Wie bereits anderenorts dargestellt (Eckert, 2002), lassen sich nach Durchsicht der Literatur sowie aufgrund von Beobachtungen der Praxis der klientenzentrierten Psychotherapie vier zeitlich unterschiedliche Durchführungsformen von Gesprächspsychotherapie unterscheiden:
1. Klientenzentrierte Kurzzeitpsychotherapie
2. Gesprächspsychotherapie mit dem zeitlich üblichen Behandlungsaufwand von durchschnittlich rund 70 Sitzungen (Normalfall)
3. Klientenzentrierte Langzeittherapie
4. Fraktionierte Gesprächspsychotherapie

3.1.1 Klientenzentrierte Kurzzeitpsychotherapie

Von klientenzentrierter Kurzzeitpsychotherapie (vgl. auch Linster & Rückert, 1998) sollte gesprochen werden, wenn folgende Bedingungen vorliegen:
1. Patient und Therapeut vereinbaren vor der Aufnahme der Behandlung eine limitierte Stundenzahl von 30 Sitzungen oder weniger.
2. Patient und Therapeut einigen sich auf ein umschriebenes Therapieziel, das innerhalb des gesteckten Behandlungsrahmens mit großer Wahrscheinlichkeit auch zu erreichen ist.

Gesprächspsychotherapien, die ohne diese Vereinbarungen mit einem Behandlungsaufwand von weniger als 30 Stunden auskommen, sollten als kurze Gesprächspsychotherapien, nicht jedoch als klientenzentrierte Kurzzeitpsychotherapien verbucht werden.

185

Wann ist nun eine Kurzzeitpsychotherapie indiziert? Im folgenden Schema wird versucht, diese Frage anhand der Quellen zu beantworten, die zum Zeitbedarf einer Psychotherapie beitragen:

Voraussetzungen für klientenzentrierte Kurztherapie

Quelle des Zeitbedarfs		Beispiele
Patient	Art und Dauer der Störung	Es sollte sich nicht um eine Persönlichkeitsstörung handeln, sondern um eine »Achse-I-Störung« (DSM-IV), deren erstes Auftreten nicht länger als ein Jahr zurückliegt. Gute Erfahrungen liegen z. B. vor bei Belastungs- und Anpassungsstörungen, sexuellen Störungen sowie bei einer Reihe von Patienten mit Depressionen, Angststörungen und psychosomatischen Störungen.
	Äußere Gründe	Ein Patient möchte eine kurze Behandlung, weil er weiß, dass er aus beruflichen Gründen in einem halben Jahr in eine andere Stadt ziehen muss. Hier ist zu prüfen, ob anstelle einer Kurzzeitpsychotherapie nicht eine Krisenintervention angemessener ist.
Therapieziele und Therapiezielvereinbarungen		Das Therapieziel sollte umschrieben sein, z. B. Behebung eines akuten Symptoms, z. B. der nach einer Trennung aufgetretenen Essstörung, oder von Arbeitsstörungen im Zusammenhang mit der Vorbereitung auf ein wichtiges Examen. Das Therapieziel sollte – ebenso wie die Therapiedauer – zwischen Therapeut und Patient (schriftlich) vereinbart werden. Ein begrenztes Therapieziel könnte, z. B. bei einer zeitlich begrenzten stationären Psychotherapie, darin bestehen, einen Patienten für eine Psychotherapie als Behandlung der Wahl zu motivieren.
Therapiekonzept		Die Inkongruenz zwischen Erfahrung und Selbstkonzept ist begrenzt auf den symptomatischen Bereich. Der Patient ist sozial integriert, und er hat keine längeren psychischen Erkrankungen in der Vorgeschichte. Er verfügt über ein hohes Ausmaß an Selbstreflexion bzw. Selbstexploration. Er zeigt eine hohe Ansprechbarkeit für das gesprächspsychotherapeutische Beziehungsangebot.
Therapeut	Persönliche Gründe	Der Therapeut selbst sollte keine Probleme damit haben, dass er den Patienten nur eine begrenzte Zeit lang begleitet, dass er nicht erst dann seine Berufsrolle gut ausfüllt, wenn er »tiefer gehen kann« und »im Leben seiner Patienten eine größere Rolle spielen« (Yalom, 2000, S. 81) möchte. Er muss vielmehr von Anfang an die bevorstehende Trennung im Auge haben und sie vorbereiten können.
Äußere Rahmenbedingugen		Bei stationärer Psychotherapie im Rahmen einer Rehabilitationsmaßnahme stehen heute häufig nur noch drei bis max. sechs Wochen Behandlungszeit zur Verfügung. Für einen Teil der Patienten ist das ausreichend für eine auf diesen Zeitraum abgestimmte Kurzzeitpsychotherapie. Viele Patienten sind jedoch darauf angewiesen, die unter diesen zeitlichen Bedingungen begonnene Therapie ambulant fortzusetzen.

3.1.2 Gesprächspsychotherapie (Normalfall)

Die Indikationkriterien für den Normalfall einer Gesprächspsychotherapie sind bereits ausführlich dargestellt worden (Kap. VI und Abschnitt 1 dieses Kapitels). Für die meisten der psychotherapieindikativen Störungen ist der Normalfall einer Gesprächspsychotherapie indiziert. Beim Vorliegen einer Persönlichkeitsstörung oder einer chronifizierten »Achse-I-Störung« – dazu gehören in der Regel auch die Essstörungen – ist es häufig sinnvoll, von vornherein eine Langzeitpsychotherapie zu planen.

3.1.3 Klientenzentrierte Langzeitpsychotherapie

Eine klientenzentrierte Langzeitpsychotherapie (s. S. 188) unterscheidet sich von einer üblichen Gesprächspsychotherapie formal nur dadurch, dass Patient und Therapeut auf Grund der Störung des Patienten bereits zu Behandlungsbeginn wissen, dass der zeitliche Rahmen einer durchschnittlich langen Gesprächspsychotherapie mit großer Wahrscheinlichkeit nicht ausreicht, und sie treffen eine entsprechende Vereinbarung, die auch die Finanzierung einschließt.

Gesprächspsychotherapien, die ohne diese Vereinbarung länger als 2 Jahre dauern und mehr als 100 Stunden umfassen, sollten als überdurchschnittlich lange Gesprächspsychotherapien verbucht werden. In Analogie zu den Angaben zur klientenzentrierten Kurzzeittherapie werden auf der folgenden Seite tabellarisch die Kriterien aufgeführt, die für die Planung einer Langzeittherapie sprechen.

3.1.4 Fraktionierte Gesprächspsychotherapie

Von einer fraktionierten Gesprächspsychotherapie sprechen wir dann, wenn es zu mindestens zwei zeitlich deutlich voneinander getrennten kürzeren Behandlungsepisoden kommt, die jeweils in sich abgeschlossen erscheinen, weil der Patient die ihm wichtigen Therapieziele, die auch Anlass für die Behandlungsaufnahme gewesen waren, erreicht hat. Dieser zeitliche Behandlungsmodus unterscheidet sich von einer Gesprächspsychotherapie mit anschließender Krisenintervention dadurch, dass bereits die erste Behandlung vom zeitlichen Aufwand her gesehen eher eine Kurztherapie ist und der zeitliche Aufwand für die nachfolgenden Behandlungen größer ist als der bei einer Krisenintervention.

Vereinbarungen zwischen Patient und Therapeut über einen fraktionierten Therapieverlauf scheinen in der Praxis eher selten zu sein. Abgesehen von einer eigenen Fallvignette ist uns auch keine klientenzentrierte Literatur zu dieser Form der Gestaltung des Zeitrahmens bekannt. In dem geschilderten Fall (Eckert, 2002) wurden (bisher) 69 Sitzungen verteilt auf 5 Behandlungsepisoden in 16 Jahren bei demselben Therapeuten durchgeführt. Allerdings wurde diese zeitliche Gestaltung des therapeutischen Settings nicht vom Therapeuten geplant, sondern sie resultierte aus den Wünschen des Patienten.

Wir erwähnen diese Form des zeitlichen Settings, weil sie sich als eine durchaus sinnvolle Alternative zu dem Lehrbuchideal erwiesen hat, mit einer einzigen Behandlung eine lebenslange Stabilität zu erreichen, so dass keine weiteren Behandlungen mehr erforderlich sind. Dass dieses Ideal nicht der Realität entspricht, ist durch Erhebungen in den Praxen niedergelassener Psychotherapeuten seit längerem bekannt: Rund ein Drittel der ambulanten Psychotherapiepatienten ist bereits einmal oder mehrmals psychotherapeutisch behandelt worden, und: Diese Quote gilt für alle Therapieverfahren.

Voraussetzungen für klientenzentrierte Langzeitpsychotherapie

Quelle des Zeitbedarfs		Beispiele
Patient	Art und Dauer der Störung	Die Störung ist entweder als schwer und/oder chronifiziert anzusehen. Beispiele sind Persönlichkeitsstörungen oder Störungen, die ein instabiles Selbstkonzept zur Grundlage haben, die sog. psychosenahen Persönlichkeitsstörungen. Nicht selten finden Patienten mit Störungen, die meistens mit Schamgefühlen einhergehen, wie Bulimie oder Alkoholabhängigkeit, erst dann den Weg zum Psychotherapeuten, wenn die Störung bereits chronifiziert ist.
Therapieziele und Therapiezielvereinbarungen		Die Therapieziele der Patienten sind bei einer Langzeittherapie in der Regel umfassender als in der Kurzzeit- und Normalzeittherapie, z. B. »Symptomfreiheit und langfristige Stabilisierung« oder »fähig zu werden, ein ›normales‹ Leben zu führen«. Häufig empfiehlt es sich jedoch, auch umschriebenere Ziele zu vereinbaren, die u. a. dazu dienen, die therapeutische Beziehung nicht zu gefährden, z. B. Absprachen zu treffen, die den Umgang mit Suizidabsichten regeln oder zum Ziel haben, selbstverletzendes Verhalten einzugrenzen bzw. aufzuheben. In der Regel ist es auch erforderlich, im Laufe der Behandlung die bisher verabredeten Therapieziele auf ihre Aktualität hin zu überprüfen und evtl. mit dem Patienten neue Ziele zu vereinbaren.
Therapiekonzept		In einer Langzeittherapie liegt der Schwerpunkt der therapeutischen Arbeit nicht so sehr auf der Verringerung bzw. Aufhebung umschriebener Inkongruenzerfahrungen, sondern eher auf der Stabilisierung eines instabilen Selbst. Es sind also in der Psychotherapie alle Prozesse zu fördern, die die Entwicklung des Selbstkonzepts begünstigen.
Therapeut	Persönliche Gründe	Der Therapeut schätzt es, einen Patienten eine längere Wegstrecke in dessen Leben zu begleiten. Er ist in seiner therapeutischen Arbeit so erfahren und gefestigt, dass er nicht mehr auf rasche und deutlich erkennbare Therapieerfolge angewiesen ist. Vielmehr rechnet er mit Rückschritten und/oder Phasen des Stillstandes. Auch die Aussicht, dass der Therapieerfolg sich in Grenzen hält oder gar gänzlich ausbleibt, schreckt ihn nicht.
Äußere Rahmenbedingungen		Es ist damit zu rechnen, dass bei einer kassenfinanzierten Langzeitpsychotherapie das vorgesehene Stundenkontingent nicht ausreicht. Es ist daher dafür Sorge zu tragen, dass es aus diesem Grund nicht zu einem Therapieabbruch kommt. Häufig praktizieren Therapeuten eine zeitliche Therapieverlängerung durch Absenkung der Therapiefrequenz (s. 3.2).

3.1.5 Zusammenfassung

Abschließend sollen die beiden nicht so bekannten Varianten der klassischen Gesprächspsychotherapie, die klientenzentrierte Kurzzeitpsychotherapietherapie und die Langzeittherapie einander gegenübergestellt werden (s. Tab. 3).

Tabelle 3: Charakteristische Unterschiede von klientenzentrierter Langzeit- und Kurzzeitpsychotherapie (aus: Keil & Stumm, S. 464)

	Kurzzeitpsychotherapie	Langzeitpsychotherapie
Therapieziele	• eher eng umschriebene Therapieziele, z. B. ein bestimmtes Symptom oder Problem	• häufig mehr als ein Therapieziel • häufig globale Ziele (»beziehungsfähig« werden) • häufig ist das Ziel nicht die Veränderung eines bestimmten Zustandes, sondern die Entwicklung von Strategien zu seiner Bewältigung
Therapieprozessziele	• Eher aufgabenorientiert bzw. symptomzentriert • das Therapieziel und seine Erreichung bleiben durchgängiges Thema	• stärker beziehungsorientiert • der Therapieprozss steht mehr im Vordergrund als das Erreichen bestimmter Therapieziele (Verstehen, nicht verändern wollen) • das Therapieziel selbst wird Gegenstand der Therapie, d.h. zur Disposition gestellt • es werden u. U. neue Therapieziele formuliert
Spezifische therapeutische Aufgaben	• das Therapieziel nicht aus dem Auge verlieren und Abweichungen als Ausdruck von Vermeidungsverhalten verhindern • das nahende Behandlungsende immer wieder zum Therapiethema machen	• den Patienten in der Therapie halten, d. h., einen vorzeitigen Abbruch verhindern • die Therapiemotivation erhalten und fördern • ggf. gezielte Vorbereitung auf den therapeutischen Prozss • bei Selbstdefiziten Zeit und Gelegenheiten zum »Nachreifen« einräumen • das Behandlungsende aktiv mit gestalten, weil die Trennungsprobleme z. T. erheblich sind • variables Setting, z. B. bei Krisen
Störungsspezifische Indikationen	• indiziert in der Regel nur bei Störungen, die als Ausdruck einer sekundären Inkongruenz anzusehen sind (Linster & Rückert 1998, S. 231)	• indiziert vor allem bei Patienten, deren Störung sich auf ein nicht ausreichend stabiles Selbstkonzept zurückführen lässt

189

3.2 Frequenz und Dauer von Gesprächspsychotherapien

Betrachten wir als nächstes die Frequenz von Gesprächspsychotherapien, die sich natürlich auf die Gesamtdauer der Behandlung auswirkt.
In den Lehrbüchern zur Gesprächspsychotherapie wird eine Behandlungsfrequenz von einer Sitzung pro Woche empfohlen, jedoch nicht vorgeschrieben.

Die Tabelle 4 zeigt, dass über die Hälfte der Gesprächspsychotherapeuten dieser Empfehlung folgen und mit einer Frequenz von einer Sitzung pro Woche behandeln. Andere, davon abweichende konstante Frequenzen sind selten, aber ein Drittel der Gesprächspsychotherapeuten arbeitet vor allem gegen Behandlungsende mit variablen Behandlungsfrequenzen. Dabei wird die Behandlungsfrequenz gegen Behandlungsende abgesenkt. Die Patienten kommen z. B. nur noch alle vier Wochen zur Therapie. Ein solches Vorgehen führt zu einer Verlängerung der Therapiezeit. Es ist auch therapeutisch sinnvoll, wenn die größeren Zeitabstände zwischen den Sitzungen es dem Patienten ermöglichen, sich an die Zeit ohne regelmäßige therapeutische Hilfe zu gewöhnen.

Tabelle 4: Häufigkeit von gesprächspsychotherapeutischen Sitzungen (Sitzungsfrequenz).
Nach: Eckert & Wuchner (1994, S. 19)

Sitzungsfrequenz:	Fallzahl	Hfkt in %
alle 2 oder mehr Wochen	30	10
1 Sitzung pro Woche	166	55,5
2 Sitzungen pro Woche	3	1
3 oder mehr Sitzungen pro Woche	1	0,3
variabler Sitzungsabstand	99	33,1

Kapitel VIII Das Klientenzentrierte Konzept in der sozialen Arbeit (Beratung)

Wir haben bisher das Klientenzentrierte Konzept in seiner Anwendungsform Gesprächspsychotherapie vorgestellt. Der Anwendungsbereich des Klientenzentrierten Konzepts geht aber über den Bereich der Psychotherapie hinaus. In der Pädagogik, in der Sozialarbeit und der Sozialpädagogik, in der Seelsorge, ja sogar im Management, also fast überall, wo es um den Umgang mit Menschen geht, wird versucht, sich die wesentlichen Elemente dieses Konzepts nutzbar zu machen.

Wir konzentrieren uns in diesem Kapitel auf die Anwendung des Klientenzentrierten Konzepts im Bereich der sozialen Arbeit. Wir gehen dabei davon aus, dass nicht nur jeder Sozialarbeiter, sondern genauso jeder Arzt, jeder Psychiater, auch jeder Psychotherapeut, Lehrer und Seelsorger soziale Arbeit leistet und zu leisten hat.

Soziale Arbeit ist die Arbeit mit Menschen, die Schwierigkeiten haben oder sich in Situationen befinden, die in der Folgezeit mit einiger Wahrscheinlichkeit Schwierigkeiten erwarten lassen, die sie nicht ohne Hilfe bewältigen können. Mit anderen Worten: Soziale Arbeit ist immer dann zu leisten, wenn Einzelne, Gruppen und Teile des Gemeinwesens nicht in der Weise funktionieren, wie sie selbst, andere oder die Gesellschaft es von ihnen erwarten. Und die Sozialarbeit nimmt ihre Funktion wahr, ob die Schwierigkeiten nun materieller, sozialer oder psychischer Art sind bzw. wo auch immer der Grund für diese Schwierigkeiten zu suchen ist. Damit steht die Sozialarbeit vor einer Vielzahl verschiedenster Aufgaben, die vom Einzelnen nur in den Teilen zu bewältigen ist, für die er sich kompetent gemacht hat. So ist von einem Sozialarbeiter, der sich im Sozialamt erfolgreich um die Bereitstellung materieller Hilfen bemüht, nicht zu erwarten, dass er mit gleicher Kompetenz und Wirksamkeit bei Interaktionsproblemen in einer Familie helfen kann. Umgekehrt mag es einem Lehrer gelingen, ein Kind von seinen Verhaltensauffälligkeiten in der Klasse zu »befreien«, aber er wird passen müssen bei der Beurteilung der Frage, ob die Eltern dieses Kindes Anspruch auf Wohngeld haben. Angesichts der Problemvielfalt und der Kompetenzverteilung auf verschiedene Personen und Berufsgruppen muss der erste Schritt in der so verstandenen Sozialarbeit immer die Frage des sozial Arbeitenden an sich selbst sein, ob das Problem, das Symptom, das Anliegen, mit dem ein Mensch sich an ihn wendet, eines ist, für das er entsprechend seinem Auftrag und seiner Kompetenz und entsprechend seiner Verfügungsgewalt über Hilfemöglichkeiten zuständig ist oder nicht.

Wir meinen, dass das Klientenzentrierte Konzept diese Frage beantworten hilft, ob der Sozialarbeiter in einer bestimmten Situation kompetent ist oder nicht. Es stellt nämlich eine spezifische Form von Selbst- und Fremdwahrnehmung zur Verfügung.

Es ist aber weder erforderlich noch verantwortlich, mit jedem Klienten der Sozialarbeit eine Gesprächspsychotherapie zu versuchen.

Bevor wir uns mit den Möglichkeiten, die das Klientenzentrierte Konzept für die Sozialarbeit bereitstellt, ausführlicher beschäftigen, wollen wir der Frage nachgehen, warum dieses Konzept trotz der Begrenztheit der Bedeutung von Gesprächspsychotherapie für die Sozialarbeit so große Verbreitung in ihr gefunden hat. Daran anschließend diskutieren wir die Unterschiede zwischen dem, was wir Psychotherapie nennen, und den Hilfsangeboten, die – als nicht-psychotherapeutische – im weitesten Sinne als Beratung verstanden werden.

1   Die Attraktivität des Klientenzentrierten Konzepts für Sozialarbeiter und Sozialpädagogen

Im Vergleich zum Jahr der Erstauflage dieses Buches (1979) hat sich das Fortbildungsangebot für Sozialarbeiter erheblich verändert. Immer mehr Fortbildungsträger bieten ein immer weiteres Spektrum von Seminaren an, in denen die sozial Arbeitenden Hilfe zur Bewältigung ihres beruflichen Alltags erhalten sollen. Gleichzeitig hat sich die Bedeutung »klassischer« therapeutischer Konzepte in der sozialen Arbeit deutlich verringert: Die Sozialarbeit tritt zum einen zunehmend als wissenschaftliche Disziplin auf, die in theoretischer Begründung wie in methodischer Orientierung Eigenständigkeit anstrebt. Zum anderen haben »neue« – z. T. wiederum als Therapien verstandene – Ansätze in der Sozialarbeit an Bedeutung gewonnen, wie etwa lösungsorientierte oder systemische Verfahren. Dessen ungeachtet besteht weiterhin eine starke Nachfrage nach Fortbildungsmöglichkeiten gerade in der klientenzentrierten Gesprächsführung alter Form, eine Nachfrage, die z. B. auch in der hohen Auflagenzahl der wohl gängigsten »Lern- und Praxisanleitung für helfende Berufe« in klientenzentrierter Gesprächsführung zum Ausdruck kommt (Weinberger, 1998, 8. Aufl.).
Generell gilt: Wenn Studierende und Praktiker der Sozialarbeit die Notwendigkeit einer Ausbildung in Gesprächsführung betonen, dann haben sie im Blick, dass das Gespräch das zentrale Medium ihrer Arbeit ist. Wenn sie die von ihnen selbst oder von ihren Klienten angestrebten (oder von ihren Auftraggebern vorgegebenen) Ziele erreichen wollen, dann müssen sie sich damit beschäftigen, wie dieses Medium zu gestalten ist, wie »richtige« und »gute« Gesprächsführung aussieht. Es gibt dementsprechend eine Fülle von Anregungen und Hilfestellungen in der Fachliteratur, unter denen die Hinweise auf eine klientenzentrierte Gesprächsführung herausragen, die nicht einfach eine Sammlung probater Regeln und Techniken ist, sondern ein eigenes theoretisches Konzept beinhaltet, das die Beurteilung der Angemessenheit des eigenen Verhaltens ermöglicht. Weitere Gründe für die Attraktivität des Klientenzentrierten Konzepts für Sozialarbeiter sollen in der Form von Thesen zusammengefasst werden:

Gründe, die vorwiegend beim Berater liegen:

• Das Konzept der Klientenzentrierten Gesprächsführung entspricht mit seiner Annahme einer prinzipiellen Gleichheit aller Menschen in Bezug auf die Möglichkeit, sich zu entwickeln, und dem Hinweis auf die Eigenverantwortlichkeit des Individuums dem Menschenbild einer sich als demokratisch verstehenden Gesellschaft (vgl. Kiernan, 1976).

• Es reduziert Angst, dass man den anderen manipulieren, sich unrechtmäßig in dessen Leben einmischen könnte.

- Es beschreibt die Grenzen der Verantwortung des Beraters und nimmt ihm damit den Druck, sich in nicht zu verkraftendem Maße engagieren zu müssen.
- Es ist als Grundmodell der Gesprächsführung weitgehend akzeptiert, auch von Verhaltenstherapeuten und Psychoanalytikern (vgl. z. B. Junker, 1977, S. 295; Junker, 1973, S. 29; Schumann, 1974, S. 31).
- Es hilft Nicht-Psychologen bei Statusproblemen, indem es ihnen ermöglicht, dieselbe Arbeit zu tun wie Psychotherapeuten (vgl. Eberhard, 1977, S. 177).
- Es bietet im Wirrwarr der Methodendiskussion und der daraus resultierenden Verunsicherung im konkreten Handeln ein scheinbar leicht zu erlernendes, übergreifendes Handlungsmodell; damit entlastet es von diagnostischen Überlegungen, die nicht nur als überfordernd, sondern oft auch als unmoralisch angesehen werden.
- Es ermöglicht, die eigene Hilflosigkeit gegenüber der Problemvielfalt von Klienten mit dem Hinweis auf deren Eigenverantwortlichkeit zu überwinden oder zumindest leichter zu ertragen.
- Es bietet eine Grundlage, die Qualität des eigenen Beraterverhaltens anhand der dem Konzept immanenten Gütekriterien (vor allem der Unbedingten Wertschätzung) auch ohne eingetretenen Erfolg einzuschätzen.
- Es bietet dem Sozialarbeiter ein Handlungsmodell, während andere Konzepte in erster Linie Erklärungsmodelle für problematisches Verhalten zur Verfügung stellen.
- Es kennt keine grundsätzliche Unterscheidung von normalen und gestörten Individuen; damit hat es auch außerhalb des klinischen Bereichs Daseinsberechtigung.

Gründe, die stärker das Interesse des Klienten berücksichtigen:

- Das Klientenzentrierte Konzept der Gesprächsführung kommt den Autonomiebestrebungen von Menschen entgegen.
- Es ist hilfreich und befriedigend, sein eigenes Erleben genauer kennen zu lernen.
- Das Gespräch lässt ein Gefühl für das eigene Selbst entstehen.
- Es macht angstfreier dem eigenen Erleben gegenüber.
- Es hält durch Nicht-Rat-Geben eine Spannung aufrecht, die fruchtbar ist.
- Es hilft, Abhängigkeiten zu vermeiden.
- Es baut für den Berater eine Schranke auf, seine Werte und Lösungen für allein angemessen zu halten.
- Die Klientenzentrierte Gesprächsführung vermittelt das angenehme Gefühl, »verstanden zu werden«.
- Es kann eine »Ruhepause« bedeuten, endlich einmal nicht das Selbstverständnis gegen Angriffe von innen und außen verteidigen zu müssen.

Es lässt sich also nachvollziehen, dass das Klientenzentrierte Konzept bei Sozialarbeitern und Sozialpädagogen Anklang findet.

2   Zur Unterscheidung von Beratung und Psychotherapie

Man kann den Kompetenzbereich von Sozialarbeitern im weitesten Sinne als Kompetenz für Beratung[27] bezeichnen. Das Klientenzentrierte Konzept ist aber in Deutschland als Psychotherapieverfahren vorgestellt worden. Sozialarbeiter und Sozialpädagogen machen in der Regel keine Psychotherapie mit ihren Klienten. Wenn sie es nach einer entsprechenden (Zusatz-)Ausbildung versuchen, scheitern sie bei den Klienten der Sozialarbeit häufig. Bevor wir nun näher auf den Nutzen des Klientenzentrierten Konzepts für die Sozialarbeit eingehen, müssen wir uns mit den spezifischen Unterschieden zwischen Psychotherapie und Beratung beschäftigen. Das Problem ihrer Abgrenzung hat eine Reihe von Autoren beschäftigt, ohne dass bisher eine als allgemein gültig akzeptierte Lösung vorliegt.

Im Rahmen des Klientenzentrierten Konzepts ist – wie übrigens auch in der Verhaltenstherapie – neben dem Therapiekonzept Gesprächspsychotherapie ursprünglich kein besonderes Beratungskonzept entwickelt worden. Rogers suchte zunächst nach allgemeinen Gesetzmäßigkeiten der Veränderung menschlichen Verhaltens in Richtung größerer Angemessenheit und unterschied dabei nicht zwischen Beratung und Psychotherapie. So nennt Rogers (1972/1942) eines seiner Bücher »Counseling and Psychotherapy«.

In Deutschland hat der Gesetzgeber dazu beigetragen, dass zwischen Beratung und (heilkundlicher) Psychotherapie klar unterschieden wird. Über den Stand der Konzeptbildungen im Bereich Beratung, insbesondere für Beratung im Rahmen des Klientenzentrierten Konzepts, informiert z. B. das Buch »Grundlagen klientenzentrierter Beratung« von Alterhoff (1994, 2. Aufl.).

In der Regel wird zwischen Beratung und Psychotherapie anhand der folgenden vier Kriterien unterschieden:

1. Art und Schwere der Störung: Nach weit verbreiteter Auffassung ist Psychotherapie bei »schwereren« psychischen Störungen angezeigt, während Beratung bei »leichteren« aktuellen Problemen als angemessen betrachtet wird (vgl. Houben, 1975). Damit eng zusammenhängend werden
2. Ziele der Beeinflussung durch Beratung und Psychotherapie unterschieden: So unterscheidet Houben (1975, S. 116) zwischen einer Wiederherstellung »der vollen Funktionstüchtigkeit der synthetischen Ich-Funktionen« (also z. B. Wahrnehmung, Denken, Unterscheiden, Erinnern, Selbst- und Realitätskontrolle) durch Psychotherapie und einer spezifischen Stärkung des Ich unmittelbar für schwierige Entscheidungsprozesse in Krisensituationen durch Beratung (S. 123 f). Gelegentlich wird Beratung auch als Ersatz für eine eigentlich notwendige Psychotherapie angesehen. Ihr Ziel ist dann nicht die völlige Wiederherstellung der Funktionsfähigkeit bzw. die Umstrukturierung der Persönlichkeit des Klienten, sondern eine – unter Umständen vorübergehende – Erleichterung der derzeitigen Situation. Beratung in diesem Sinne ist also vergleichbar mit dem Versuch, durch medikamentöse Behand-

---

27 Auch wenn wir hier den Begriff Beratung verwenden, sind wir uns bewusst, dass soziale Arbeit nicht mit Beratung gleichzusetzen ist. Wir unterscheiden uns darin zum Beispiel von Lüssi (1991), der diese Gleichsetzung (und damit Reduzierung) aus pragmatischen Gründen vornimmt.

lung eine eigentlich notwendige Operation aufzuschieben bzw. eine nicht mehr mögliche Operation zu ersetzen.

3. Qualität der therapeutischen Beeinflussung: Selbst wenn davon ausgegangen wird, dass in Beratung und Psychotherapie dieselben oder ähnliche Prinzipien wirksam sind, wird zwischen den beiden Hilfsangeboten unterschieden. Es wird dabei angenommen, dass sie unterschiedliche Qualifikationen voraussetzen. So meint Bierkens (1973, S. 22): »Psychotherapie hat eine spezifische Zielsetzung und setzt eine spezielle Sachkenntnis voraus. Das ist bei der Gesprächsführung ... in viel geringerem Maße der Fall!«

4. Art des Vorgehens und Merkmale der äußeren Situation: Tatsächlich sind in dieser Hinsicht die offensichtlichsten Unterschiede zwischen Psychotherapie und Beratung zu beobachten. Einige sollen aufgeführt werden, ohne die zum Teil darin enthaltenen theoretischen Implikationen zu hinterfragen:

Psychotherapie	Beratung
dauert länger	erstreckt sich oft über nur kurze Zeiträume
setzt starke Motivation des Klienten voraus	muss oft ohne hinreichende Motivation des Klienten auskommen
findet regelmäßig statt	findet oft nur sporadisch, »bei Bedarf«, statt
arbeitet wesentlich mit unbewusstem Material	verzichtet auf die gezielte Einbeziehung unbewusster Elemente
ist eher nicht-lenkend	beinhaltet eher lenkende Vorgehensweisen
basiert auf freier Übereinkunft zwischen Klient und Therapeut	wird oft in institutionellem Auftrag vorgenommen
arbeitet mit enger Beziehung unter Einbeziehung von Übertragung und Gegenübertragung	hält die Beziehung distanzierter; Übertragung und Gegenübertragung werden nicht gezielt angegangen

Wir möchten diesen Möglichkeiten der Unterscheidung zwischen Psychotherapie und Beratung eine andere entgegenstellen, die sich aus unserem Verständnis von (Gesprächs-)Psychotherapie herleitet:
Wir verstehen unter »Beratung« alle – nicht-psychotherapeutischen – Maßnahmen berufsmäßig vollzogener Hilfe bei der Lösung menschlicher Probleme. Zur so verstandenen Beratung gehört eine Vielzahl von Maßnahmen, z. B. pädagogische und übende Verfahren ebenso wie Pflege und andere stützende Hilfen. Sie sind alle dadurch gekennzeichnet, dass dem Klienten mit ihnen ein ganz bestimmtes Beziehungsangebot gemacht wird. Dieses Beziehungsangebot bleibt für die Dauer der Beratung bestehen. Das kann für den Rest des Lebens des Klienten sein, wie bei der Sterbehilfe. Normalerweise wird das Beziehungsangebot nicht Thema des Beratungsprozesses.
Im Gegensatz dazu beinhaltet (Gesprächs-)Psychotherapie die Bearbeitung des Umgangs des Klienten mit dem Beziehungsangebot des Therapeuten und der Beziehung des Klienten zu sich selbst. Das Ziel einer Psychotherapie ist eine Veränderung der Beziehung des Klienten zu sich selbst, oder wie wir an anderer Stelle formuliert haben (vgl. Kap. I): Das Ziel ist Selbstentwicklung.
Mit diesem Vorschlag der Unterscheidung zwischen Beratung und Psychotherapie wird aber noch nicht geklärt, wann Beratung und wann Psychotherapie angemessen ist.

Diese Frage wird im Zusammenhang mit der Frage nach der Funktion des klienten-zentrierten Handelns in nicht-psychotherapeutischen Beziehungen in den folgenden Abschnitten erörtert.

3   Zur Verwendbarkeit des Klientenzentrierten Konzepts in der Sozialarbeit

Wir haben bisher unsere Auffassung dargestellt, dass Psychotherapie von Beratung unter-schieden werden muss, und wir haben als unterscheidendes Merkmal die Arbeit an der Beziehung des Klienten zu sich selbst in der Psychotherapie hervorgehoben. Dennoch behaupten wir, dass das Klientenzentrierte Konzept nicht nur in der Psychotherapie, sondern auch in jeder Form von Beratung seinen Platz hat, ja, unverzichtbar ist.

Um das zu begründen, wollen wir uns dem Unterschied zwischen Psychotherapie und Beratung von der Seite des Klientenzentrierten Konzepts her nähern. Wir unterschei-den zwischen der Durchführung einer Gesprächspsychotherapie und dem Bemühen um eine klientenzentrierte Haltung in der Arbeit mit Menschen.

Die Durchführung einer Gesprächspsychotherapie ist dadurch gekennzeichnet, dass der Therapeut in kongruenter, unbedingt wertschätzender Weise empathisch ist; sein Handeln besteht darin, dass er dem Klienten mitteilt, dass er ihn in seinem Erleben in dem Bezugsrahmen, innerhalb dessen der Klient sein Erleben bewertet, versteht. Die-ses Handeln wurde in Deutschland lange Zeit mit der »Verbalisierung emotionaler Er-lebnisinhalte« gleichgesetzt (vgl. Kap. I).

Wenn eine Psychotherapie nicht indiziert ist, ist dieses Handeln, besonders die Ver-balisierung emotionaler Erlebnisinhalte, nicht nur oft nicht hilfreich, sondern verwir-rend. Es mag als Farce erlebt werden, wie das folgende – zugegebenermaßen extreme – Beispiel verdeutlicht: Stellen Sie sich vor, ein Passant fragt Sie auf der Straße nach dem Weg zum Bahnhof. Dieser Passant hat also ein Problem, und Sie sind aufgerufen, ihn zu beraten. Sie haben etwas von klientenzentrierter Gesprächsführung gehört und führen mit ihm deshalb ein Gespräch folgender Art:

> Passant: Können Sie mir sagen, wo der Bahnhof ist?
> Berater: Verstehe ich Sie da recht, Sie sind sich unsicher, wo in dieser Stadt der Bahnhof liegt?
> Passant: Jaja, das habe ich ja gerade gesagt; aber können Sie mir den Weg dorthin be-schreiben?
> Berater: Ist es so, dass Sie da von mir eine konkrete Auskunft erwarten?
> Passant: Meine Güte, wollen Sie mich auf den Arm nehmen? Ich frag' Sie was, und Sie labern da rum!
> Berater: Ich höre aus Ihrer Äußerung da so einigen Ärger, verstehe ich Sie da recht?

Es ist anzunehmen, dass der Passant bei dieser Art von Gesprächsführung seinen Zug verpasst.

Dieses Beispiel macht in eklatanter Weise sichtbar, dass die Verbalisierung emotionaler Erlebnisinhalte ein ausgesprochen unangemessenes Instrument zur Lösung einer Be-rateraufgabe sein kann. Wie aber kommt es, dass so viele beratend und therapeutisch Tätige in allen möglichen (und unmöglichen) Situationen mit Vehemenz »verbalisie-ren« oder gar »spiegeln«?

Schauen wir uns das Bahnhofsbeispiel noch einmal genau an, so stellen wir fest, dass der »Therapeut« in der Tat nur »Bahnhof« versteht. Er »verbalisiert« zwar gut, hat aber nicht begriffen, was der »Klient« eigentlich will. Mit anderen Worten: Der »Therapeut« hat versäumt, sich empathisch auf den Klienten zu beziehen. Er hat ebenso die unbedingte Wertschätzung »vergessen«. Es ist jedenfalls nicht zu erwarten, dass dieser »Klient« sich angenommen fühlt. Und der »Therapeut« ist nicht kongruent, denn er nimmt nicht wahr, dass seine Beziehung zum »Klienten« in dieser Situation so nicht in Ordnung ist. Der »Therapeut« hat offensichtlich Gefühle (vielleicht Gefühle von Unsicherheit, Unterlegenheit) gegenüber diesem Passanten, Gefühle, die er hinter einer Verhaltenstechnik zu verstecken versucht. Wäre der befragte Passant in kongruenter, wertschätzender Weise empathisch gewesen, so hätte er den fragenden Passanten einfach verstanden, in seinem Wunsch ohne Bedingungen wertgeschätzt und ihm »echt« den Weg zum Bahnhof beschrieben.

Eine unabdingbare Voraussetzung für empathisches Verstehen ist das Zuhören. Welche Bedeutung wirkliches Zuhören hat, haben nicht nur Psychotherapeuten, sondern auch Schriftsteller immer wieder beschrieben. Wie gut die kleine Momo in dem gleichnamigen Kinderbuch von Michael Ende (1973, S. 14) zuhören kann und welche heilsamen Wirkungen das hat, ist sicherlich vielen Lesern bekannt. Weniger bekannt ist vermutlich eine Beschreibung der Kunst des »wirklichen« Zuhörens, die Hermann Hesse in seinem Buch »Siddhartha« (1922/1999, S. 97) gegeben hat:
»Er verstand wie wenige das Zuhören. Ohne dass er ein Wort gesprochen hätte, empfand der Sprechende, wie Vasudeva seine Worte in sich einließ, still, offen, wartend, wie er keines verlor, keines mit Ungeduld erwartete, nicht Lob, noch Tadel daneben stellte, nur zuhörte.«
Die hier geschilderte Form des Zuhörens schließt ein, dass alles Gesagte »gehört« wird und dass das Gehörte nicht bewertet, sondern bedingungsfrei anerkannt wird. Ausbildungsteilnehmer stellen bei Übungen zum »Aktiven Zuhören« immer wieder erstaunt fest, dass sie nur bedingt in der Lage sind, das »Gesagte« vollständig und korrekt zu referieren. Diese Erfahrungen haben dazu geführt, dass in vielen Fortbildungen für Beratungsarbeit das Üben von Zuhören bzw. von »aktivem Zuhören« fester Bestandteil der Ausbildung ist.
Hat nun ein Berater gut zugehört und den Ratsuchenden empathisch verstanden, kann das – wie im obigen Bahnhofsbeispiel – bedeuten, die »Verbalisierung des emotionalen Erlebnisinhaltes« des anderen als unangemessen zu begreifen und dementsprechend darauf zu verzichten. Die Verbalisierung emotionaler Erlebnisinhalte darf nicht mit dem Ausdruck der gesprächspsychotherapeutischen Haltung gleichgesetzt werden – sozusagen als integraler Bestandteil des Konzepts, sondern sie ist nur eine Form, in der die kongruente, wertschätzende Einfühlung in den Klienten in hilfreicher Weise zum Ausdruck gebracht werden kann. Diese Form ist dann – und nur dann – angemessen,
1. wenn es dem Klienten um seine Beziehung zu sich selbst geht und/oder
2. wenn der Klient inkongruent ist, es sich nicht erlauben kann, die ihm »eigentlich« verfügbaren Informationen und eigenen (gefühlsmäßigen) Bewertungen zu nutzen, z. B. beim Treffen von Entscheidungen oder bei der Beantwortung der Frage, um welches Problem es »eigentlich« geht.
Wir werden auch dafür im Folgenden einige Beispiele bringen.

Was das Klientenzentrierte Konzept in jedem Fall kennzeichnet, ist das Bemühen des Gesprächspartners (Berater/Therapeut) um kongruentes, unbedingt wertschätzendes

Verstehen des Klienten. Das Bemühen um dieses Verstehen nennen wir die gesprächs-psychotherapeutische oder klientenzentrierte Haltung. Wir meinen mit dieser Haltung nicht eine Charaktereigenschaft des Beraters oder Therapeuten, sondern eine Einstellung gegenüber einem konkreten Klienten in einer konkreten Situation.

Wie gern der Ausdruck von Verstehen mit der Verbalisierung emotionaler Erlebnisinhalte verwechselt wird, lässt sich auch in vielen Konfliktsituationen (z. B. Partnerkonflikten, Konflikten zwischen Kollegen) beobachten. Wenn etwa ein klientzentriert »geschulter« Ehemann die Vorwürfe seiner Frau »verbalisiert« und dann noch gekränkt ist, dass dieses »Bemühen um Verstehen« seine Frau noch wütender macht, dann wird man diesem Menschen deutlich machen müssen, dass er sich mit seinen Verbalisierungen weder empathisch noch wertschätzend noch kongruent verhält, sondern dass er sich seiner Frau und damit auch der Auseinandersetzung mit sich selbst entzieht. Klientenzentrierte Haltung in diesem Beispiel würde bedeuten, dass der Mann begreift, dass seine Frau sich mit der Beziehung zu ihm und nicht mit der Beziehung zu sich selbst auseinandersetzt, dass er ihre Gefühle ihm gegenüber akzeptiert, und dass er sich – da er offensichtlich Anzeichen von Nichtakzeptieren bei sich verspürt – fragt, was ihm diese Gefühle seiner Frau tun und bedeuten.

Die klientenzentrierte Haltung ist – wie auch dieses Beispiel deutlich macht – ebenso wie ihre Anwendung in der Psychotherapie kein »Sei-lieb-zum-Klienten«. Sie beinhaltet immer die Anforderung des Beraters/Therapeuten an sich selbst, zu begreifen, was im Klienten abläuft, was dieser sich wünscht, was diesem Angst macht, usw. und es zu akzeptieren. Wenn das nicht gelingt, bedeutet die Klientenzentrierte Haltung, auf dem Wege der Reflexion der eigenen emotionalen Reaktionen auf den Klienten zu erforschen, was daran hindert, den Klienten zu verstehen und zu akzeptieren (vgl. Kap. I und V).

Mit diesen Ausführungen mag zum Teil schon deutlich geworden sein, welche Rolle das Klientenzentrierte Konzept bzw. die klientenzentrierte Haltung in der Beratung spielen kann. Wir werden diese Rolle im Folgenden noch weiter beschreiben und an Beispielen konkretisieren.

Dem »Bahnhofsbeispiel« ist folgender Fall – oberflächlich gesehen – recht ähnlich: Eine ältere Frau, die parterre wohnt, sieht man eigentlich immer, wenn man an ihrer Wohnung vorbeigeht, am Fenster sitzen. Mal in kleineren, mal in größeren Abständen fragt sie vorübergehende Passanten nach der Uhrzeit. Sie erhält in der Regel die gewünschte Auskunft, ohne dass sich danach an ihrem Verhalten irgendeine Änderung zeigt. Versetzen wir uns in einen klientenzentrierten Berater und überlegen wir, was eine klientenzentrierte Haltung in diesem konkreten Fall bedeuten würde:

Kongruenz: Wie in Kap. I näher ausgeführt, ist unter der Forderung nach Kongruenz insbesondere zu verstehen, dass der Berater sich seiner Gefühle in der Beratungssituation bewusst ist oder bewusst werden kann. In dem Beispiel heißt das etwa für den Berater: Es wird ihm bewusst, dass er immer, wenn er die Frau trifft, den Wunsch verspürt, möglichst schnell an ihr vorbeizukommen. Das ist »objektiv« betrachtet seltsam, denn sie fragt ja nur nach der Uhrzeit. Warum dann eine vergleichsweise so starke emotionale Reaktion?

Wenn sich der Berater nun seine Empfindungen genauer ansieht, dann entdeckt er: Ich weiß eigentlich, dass es dieser Frau in erster Linie gar nicht um die Uhrzeit geht. Es muss sich um ein anderes Anliegen handeln, das größere Konsequenzen für mich haben könnte, denn sonst würde ich ja nicht möglichst schnell vorbeigehen wollen. Diese Frau löst in mir etwas aus, für das es zunächst keinen direkten Grund gibt. Der

Berater kann also sein eigenes Erleben, wenn er offen dafür ist, als eine Art Wahrnehmungsinstrument betrachten, das ihm hilft, mehr über den anderen zu erfahren, als dieser mit seinen Worten mitteilt.

Empathie: Nachdem sich der Berater mit seinen eigenen gefühlsmäßigen Reaktionen in dieser Weise auseinandergesetzt hat, kann er sich erneut dem Inneren Bezugsrahmen der Frau zuwenden und ihren Kontaktwunsch entdecken. Bei der nächsten Begegnung mit der Frau sagt er ihr nicht einfach die Uhrzeit, sondern bleibt noch etwas stehen, und sie fängt an zu erzählen: dass ihr das Haus gehöre, in dem sie wohne, dass sie nur ein Zimmer benutze, dass sie nun nicht mehr so gut laufen könne wie früher, und früher sei sie ja auch noch oft zur Kirche gegangen, aber heute kenne sie auch da niemanden mehr.

Die Versuche des Beraters, zu verstehen, was sie meint, veranlassen sie dazu, immer direkter über ihre Einsamkeit zu sprechen. Mit anderen Worten: Sie kann auf den verschlüsselten Weg, sich mitzuteilen (»wie spät ist es?«), verzichten und direkt ihr Erleben und ihre Probleme ansprechen.

Unbedingte Wertschätzung: Als der Berater begreift, was diese Frau eigentlich möchte, nimmt er sie nicht mehr als so sonderbar wahr wie vorher. Sein Begreifen macht es ihm möglich, sie mehr zu akzeptieren. Sein Wunsch, vor ihr davonzurennen, wird geringer. Er fühlt sich frei zu entscheiden, ob er Lust oder Zeit hat, sich weiter mit der Frau zu unterhalten.

Damit hat sich ihre Situation aber – abgesehen von der Gesprächsmöglichkeit mit dem Berater und der damit vielleicht verbundenen Erleichterung – noch nicht wesentlich geändert. Der nächste Schritt kann darin bestehen, mit der Frau zusammen zu überlegen, welche Möglichkeiten ihr zur Verfügung stehen, aus ihrer Einsamkeit herauszukommen, und sie evtl. bei ihren ersten Ansätzen, etwa eine Altentagesstätte aufzusuchen, zu begleiten.

Einige Funktionen der klientenzentrierten Haltung werden an diesem Beispiel deutlich:

- das Bemühen um das Verstehen der eigenen gefühlsmäßigen Reaktionen (Selbstempathie) als Möglichkeit, den anderen besser zu verstehen,
- das Verstehen und das Akzeptieren des Gesprächspartners als Hilfe zu dessen besserer Selbstwahrnehmung und größerer Offenheit gegenüber seinem Erleben,
- das Verstehen des anderen als Voraussetzung dafür, ihn akzeptieren zu können.

Dieses Beispiel führt noch zu einer anderen Beobachtung: Das Problem, das den Anlass für eine Beratung bildet, ist oft nicht das, für das eigentlich Hilfe benötigt wird. Stellen wir uns einen Klienten vor, der an einer Fachhochschule am Fachbereich Sozialwesen studiert. Schon bald nach Beginn seines Studiums wendet er sich an die Studenten-Beratungsstelle, weil er oft zu Seminaren zu spät kommt, ohne etwas dagegen tun zu können. Außerdem hat er Schwierigkeiten, die während des Grundstudiums erforderlichen »Scheine zu machen«. Er besucht zwar – meist zu spät kommend – sogar überdurchschnittlich viele Lehrveranstaltungen. Aber im 2. Semester hat er noch nicht einen einzigen Schein. Er führt das auf die ungünstigen Studienbedingungen und auf viele Ablenkungen in seiner Freizeit (z. B. seine intensive politische Arbeit) zurück.

Der Berater könnte nach dieser Schilderung versucht sein, mit dem Studenten ein Arbeitsprogramm zu entwerfen, das Einschränkungen seiner Aktivitäten außerhalb der Hochschule ebenso beinhaltet wie Selbstbelohnungen für rechtzeitiges Erscheinen im Seminar. Zusätzlich schlägt er vor:

1. nicht allein, sondern mit anderen Studenten zusammen etwa ein Referat zu erarbeiten, um sich zusätzliche Motivation und auch einen äußeren Druck zu verschaffen;
2. sich ein Thema zu suchen, das mit seinem politischen Engagement in engem Zusammenhang steht, zu dem er somit leichter Zugang hat;
3. da er sich mündlich sicherer fühlt als schriftlich, sich zu einem Kolloquium bei dem Dozenten zu melden, zu dem er das größte Vertrauen hat;
4. den Dozenten, bei dem er den Leistungsnachweis machen will, aufzusuchen und mit ihm über seine Schwierigkeiten zu sprechen mit dem Ziel, eine mögliche Lösung zu finden.

Auf diese Vorschläge antwortet der Student:
zu 1.: »Ich kenne ja niemanden, der ähnliche Interessen hat wie ich.«
zu 2.: »Wissen Sie, mit dem, was ich sagen könnte, komme ich an dieser Fachhochschule nicht an.«
zu 3.: »Das wäre an sich eine gute Möglichkeit, aber der einzige Dozent, zu dem ich wirklich gehen könnte, bietet nur Themen an, die mich nicht interessieren.«
zu 4.: »Ich glaube kaum, dass bei uns auch nur ein Dozent bereit wäre, sich mit meinem Problem so intensiv zu beschäftigen, wie das nötig wäre!«

An all diesen Aussagen mag etwas Richtiges sein. Wahrscheinlicher aber ist, dass die Ablehnung aller Vorschläge darauf zurückzuführen ist, dass sie die falsche Ebene treffen: Es geht möglicherweise nicht darum, wie der Student zu seinen Seminarscheinen kommen kann, sondern darum, was ihn daran hindert, die Scheine haben zu wollen. Der klientenzentrierte Berater würde in dieser Situation keine weiteren Vorschläge machen. Er würde auch die spontane, unreflektierte Ablehnung aller bisherigen Vorschläge, wie er seine Probleme lösen könnte, als deutliche Mitteilung des Studenten über sich selbst auffassen. Sein Bemühen, diese Mitteilung zu verstehen, würde vielleicht zu folgendem Dialog führen, in dem die »Verbalisierung emotionaler Erlebnisinhalte« ihren angemessenen Platz hat:

Berater: »Sie lehnen alle meine Vorschläge ab. Ist es so, dass Sie schon resigniert haben und nicht mehr an die Möglichkeit glauben, doch noch ein Seminar erfolgreich abschließen zu können?«
Klient: »Nein, es hat wirklich keinen Sinn. Und selbst wenn ich in einem Seminar einen Schein kriegen würde, was wäre dann?«
Berater: »Das würde es Ihnen überhaupt nicht leichter machen?«
Klient: »Ja, und so müsste ich mich bis zum Ende des Studiums durchquälen.«
Berater: »Macht Sie die Aussicht, das Studium einmal abgeschlossen zu haben, nicht hoffnungsvoller?«
Klient: »Nein, denn was kommt danach? Arbeitslosigkeit! Und selbst wenn ich doch noch einen Job finden würde, ich glaube nicht, dass ich bei diesen Arbeitsbedingungen für Sozialarbeiter glücklich würde.«
Berater: »Verstehe ich Sie da richtig: Eigentlich wollen Sie diesen Beruf gar nicht ausüben?«

Der Student und der Berater sind in diesem Gespräch dem »Was hindert mich?« auf die Spur gekommen. In der Folge könnte mit dem Klienten erarbeitet werden, dass er eigentlich schon immer gern Physik studiert hätte. Er hatte in diesem Fach immer gute Leistungen erbringen können und dafür viel Beachtung von seinem Vater bekommen, der auch gern Physiker geworden wäre. Aber auf Grund seines sozialpolitischen Engagements fühlte er sich irgendwie verpflichtet, seine Ziele auch in einem sozialen Beruf durchzusetzen. Außerdem wäre es ihm wie Verrat vorgekommen, wenn er einerseits in Anti-AKW-Aktionen engagiert gewesen wäre und gleichzeitig ein Fach studiert hätte, das mit dem von ihm bekämpften »Fortschritt« so eng verknüpft schien. Vielleicht wäre es ihm auch wie Verrat vorgekommen, eine Chance wahrzunehmen, die sein Vater in einer anderen »sozialpolitischen« Situation so nicht gehabt hatte.

Wenn dem Studenten sein ursprünglicher Wunsch wieder deutlich werden könnte und dieser Wunsch von ihm auch akzeptiert werden könnte – inklusive seiner Skrupel angesichts dieses Wunsches –, dann wäre es ihm möglich, in weiteren Gesprächen mit dem Berater für sich zu klären, ob es sinnvoll sein könnte, das Sozialarbeitstudium fortzusetzen (evtl. mit dem Ziel, ein Physikstudium anzuschließen und später ein Arbeitsfeld zu suchen, in dem er die Kenntnisse aus beiden Bereichen verwerten könnte), oder ob ein sofortiger Studienwechsel angemessener wäre.

Das Ziel der Klientenzentrierten Gesprächsführung – das ist ein Gespräch vor dem Hintergrund der Klientenzentrierten Haltung –, das hier aufgezeigt wird, ist es, hinter das Problem zu führen, dem Klienten die eigentliche Bedeutung des Problems für ihn zugänglich zu machen und damit den Weg zu adäquaten Lösungsmöglichkeiten zu öffnen. Die Klientenzentrierte Haltung bedeutet auch, die Reaktionen des Klienten auf verfügbare oder vom Berater angebotene Lösungsmöglichkeiten wahrzunehmen und zu verstehen. In diesem Beispiel versteht der Berater, dass die Ablehnung seiner Lösungsvorschläge durch den Klienten nichts anderes ist als das verschlüsselte Wirken seiner von ihm selbst nicht akzeptierten Wünsche. Dadurch, dass der Berater diese Wünsche versteht und akzeptiert, hilft er dem Klienten, diese Wünsche ebenfalls zu verstehen und zu akzeptieren. Damit wird die Zahl der offen zugänglichen Gedanken, Wünsche und Empfindungen beim Klienten vergrößert und auf dieser breiteren Basis neue Überlegungen und Entscheidungen möglich.

Nur selten wird mit einem solchen weiteren Schritt zur Klärung des Problems eines Beratung Suchenden das Problem selbst bereits gelöst sein. Der Student in unserem Beispiels mag weiter Konzentrationsstörungen und diese merkwürdige Unfähigkeit, rechtzeitig im Seminar zu erscheinen, an sich beobachten können. Das könnte heißen: Er hat zwar begriffen, dass er diesen Wunsch hat, Physik zu studieren, aber er spürt unverändert, wenn auch vorerst nur in der Form von Symptomen, dass er sich auch heftig dagegen wehrt, sich dem Herzenswunsch seines Vaters entsprechend zu entwickeln. Das eigene Interesse an der Physik konnte nicht in sein Selbstkonzept integriert werden, weil es nicht unbedingt wertgeschätzt worden war.

Dieses Problem wäre eines, das eine Indikation für eine Psychotherapie darstellt. Unabhängig davon, ob der Berater selbst kompetent und in der Lage ist (zeitlich, von seinem Auftrag her), die Psychotherapie selbst durchzuführen, sollte er hier die Indikation für Psychotherapie stellen: Wie sich herausgestellt hat, ist das Problem des Studenten ein psychisches. Die Lösung des Problems ist von der Aufhebung der Inkongruenz zwischen Selbstbild und Erfahrung zu erwarten, und der Verlauf der Beratung hat zudem gezeigt, dass der Klient auf das Beziehungsangebot des klientenzentrierten Beraters eingehen konnte (vgl. Kap. VI).

Eine Sozialarbeiterin berichtet folgendes Beispiel:

Eine Klientin sucht sie in ihrer Sprechstunde auf, um sich über die Möglichkeit zu informieren, angesichts der auf sie zukommenden Kosten im Zusammenhang mit der von ihr angestrebten Scheidung finanzielle Unterstützung zu erhalten. Die Sozialarbeiterin klärt die Klientin über die Voraussetzungen auf und über die Wege, die sie einzuschlagen hat. Die Klientin bedankt sich und geht. Die klientenzentrierte Haltung hat der

Sozialarbeiterin ermöglicht, wahrzunehmen, dass diese Frau wirklich nichts anderes als Informationen haben wollte. Sie hat sich nicht – gedrängt von eigenen Empfindungen, die sie bei der Vorstellung, in der Situation dieser Frau zu sein, entwickelt hat – dazu verführen lassen, sich in unangemessener, weil von der Klientin weder gewünschten noch benötigten Weise, um die Gefühle zu kümmern, die die Klientin im Zusammenhang mit ihrer Scheidung und auf Grund der Tatsache hat, dass sie es nötig hat, öffentliche Hilfe in Anspruch zu nehmen.

Anders sieht es aus, wenn die Klientin z. B. nach den Erläuterungen der Sozialarbeiterin sitzen bleibt. Diese vermutet vielleicht, dass die Klientin die Erklärungen nicht begriffen hat, und wiederholt noch einmal ihre Ausführungen. Die Sozialarbeiterin versteht nicht, warum die Klientin immer noch nicht geht. Sie denkt an die vor ihr liegende Arbeit, sie wird ärgerlich und macht der Klientin klar, dass sie noch zu tun hat.

Eine ununterbrochene klientenzentrierte Haltung der Beraterin in diesem Fall hätte bedeutet, dass sie sich gefragt hätte, was sie im Kontakt mit dieser Klientin ärgerlich werden ließ. Daran, dass ihr einfällt, wie viel sie noch zu tun hat, hätte ihr klar werden können, dass sie sehr wohl gespürt hat, dass diese Frau mehr haben wollte, als sie bekommen hat. Hätte sie diesen Wunsch der Klientin zudem noch akzeptieren können, dann hätte sie vielleicht auf eine Nachfrage hin erfahren, dass es der Frau gar nicht so sehr um die Möglichkeit finanzieller Unterstützung ging, sondern vielmehr um Hilfe bei der Klärung der Frage, ob sie sich eigentlich wirklich scheiden lassen will. Die klientenzentrierte Haltung ermöglicht so gesehen zum einen dem Therapeuten, durch Offenheit gegenüber den eigenen Wünschen (oder allgemein: gegenüber dem eigenen Erleben) den eigentlichen Problemen des Klienten näher zu kommen, und zum anderen dem Klienten, sich mit diesen eigentlichen Problemen auseinander zu setzen. Damit wird die Basis für eine angemessene Hilfe geschaffen, die – je nach Art der Probleme – in mehr unterstützenden Maßnahmen, aber auch in Psychotherapie bestehen kann.

Nehmen wir an, die Klientin hat der Sozialarbeiterin mitgeteilt, dass sie Hilfe bei der Klärung der Frage braucht, ob sie sich scheiden lassen will oder nicht. Die Sozialarbeiterin geht nun von der Grundannahme des Klientenzentrierten Konzepts aus, dass einfühlendes Verstehen dem anderen hilft, seine Probleme klarer zu sehen, und dass, je klarer Probleme gesehen werden, auch die Möglichkeiten, sie zu lösen, immer deutlicher werden.

Nach fünf Gesprächen stellt die Sozialarbeiterin fest, dass ihr selbst und auch der Klientin die Entscheidung immer unmöglicher wird. Sie spürt, dass sie sich wünscht, die Klientin käme heute nicht, oder dass sie selbst eine Grippe hätte, um das Gespräch mit der Klientin absagen zu können. Ihr wird klar, dass ihr die Klientin fünf Stunden lang mit unwiderlegbaren Argumenten vor Augen geführt hat, dass sie sich in einer ausweglosen Situation befindet und dass der Mensch, der ihr helfen könnte, noch geboren werden müsste. Und es wird ihr deutlich, dass die Klientin mit ihr in Wirklichkeit gar nicht darüber gesprochen hat, ob sie sich scheiden lassen will oder nicht, sondern nur darüber, was für eine unzumutbare Entscheidung da von ihr verlangt wird. Die Sozialarbeiterin muss also feststellen, dass sie mit einer »Methode« der Gesprächspsychotherapie, mit der Verbalisierung emotionaler Erlebnisinhalte (VEE), eben gerade nicht gesprächspsychotherapeutisch mit dieser Klientin umgegangen ist, sondern einen Problemlösungsversuch unternommen hat. Hätte sie sich nämlich wirklich gesprächspsychotherapeutisch verhalten, dann hätte sie sich weniger um die Abwägung der Gefühle für oder gegen eine Scheidung gekümmert, sondern vielmehr um die Bedeutung, die die Klientin dem Umstand beimisst, dass sie sich mit so widerstreitenden Gefühlen herumschlagen muss.

Die Sozialarbeiterin hat also im konkreten Kontakt mit der Klientin entdeckt, dass diese Frau weder öffentlicher Hilfe noch der Verbalisierung bestimmter emotionaler Erlebnisinhalte durch die Beraterin zur Lösung ihres Konfliktes bedarf, sondern einfühlendes Verstehen des Umstands, dass sie mit einem inkongruenten Erleben beschäftigt ist, d. h. Psychotherapie braucht. Die Inkongruenz liegt hier darin, dass die Klientin ihre Wut darüber, dass sie zwischen zwei Übeln zu wählen hat, nicht als ein emotionales Problem wahrnimmt, sondern als eine rationale Überforderung: Für beide Entscheidungsmöglichkeiten gibt es immer gleich viele gute Argumente. Die gesprächspsychotherapeutische Haltung ermöglicht in einer solchen Beratungssituation auf der Basis der eigenen emotionalen Reaktion auf den Klienten, dessen Probleme »richtiger« zu verstehen und dann eine Psychotherapie als angemessene Hilfemöglichkeit vorzuschlagen.

Bei der Besprechung der Funktion, die die klientenzentrierte Haltung in Beratungsgesprächen haben kann, ist deutlich geworden: Der Sozialarbeiter, der klientenzentrierte Gesprächsführung gelernt hat, kann sich nicht auf die »Technik« der Verbalisierung emotionaler Erlebnisinhalte beschränken. Diese ist auch angesichts der Probleme, mit denen er konfrontiert wird, nur selten ausreichend und manchmal sogar kontraindiziert. Er muss oft Entscheidungen treffen. Die Klientenzentrierte Haltung kann diese nicht ersetzen. Aber sie kann ihm helfen, angemessene Entscheidungen zu treffen, während ein unangemessenes Verharren in der Technik VEE zur Verzögerung solcher Entscheidungen führt.

Dazu das folgende Beispiel:

Einem Lehrer fällt auf, dass eine 12-jährige Schülerin im letzten Jahr in ihren Leistungen deutlich nachgelassen hat. In der letzten Zeit erscheint sie nur noch unausgeschlafen und deutlich unkonzentriert zum Unterricht. Als er entdeckt, dass sie in der Klasse Lippenstifte verteilt, die sie – soweit er die finanziellen Verhältnisse der Familie beurteilen kann – unmöglich von ihrem Taschengeld bezahlt haben kann, bemüht er sich um ein Gespräch mit der Mutter, die jedoch nie in der Schule erscheint. Daraufhin informiert er das Jugendamt. Der zuständige Sozialarbeiter sucht die Familie auf.

Er erfährt, dass der Vater Alkoholiker ist, dass die Mutter mit ihren vier Kindern – die anderen drei sind jünger – deutlich überfordert ist und dass die älteste Tochter mit großer Selbstverständlichkeit die Versorgung der Geschwister übernommen hat, insbesondere die des jüngsten Kindes, das noch nachts gefüttert werden muss.

Dem Sozialarbeiter ist klar, dass es in dieser Situation darum gehen muss, die älteste Tochter von den Aufgaben zu entlasten, die sie der Mutter abgenommen hat. Dieses Ziel im Kopf, versucht er mit der Mutter zu sprechen. Er wendet dabei Klientenzentrierte Gesprächsführung, verstanden als Verbalisierung der emotionalen Erlebnisinhalte eines zu Beratenden, an:

Sozialarbeiter: »Ihre Tochter hat im letzten Halbjahr ein schlechtes Zeugnis mit nach Hause gebracht, und sie hat nun …«

Mutter (unterbricht): »Ja, ich bin ganz verzweifelt; nun hat sie schon dreimal bei … geklaut!« (weint).

S: »Sie sind ganz verzweifelt und machen sich große Sorgen?«

M: »Ich weiß wirklich nicht, wie ich das auch noch verkraften soll; ich hätte das nie für möglich gehalten, wo wir uns doch so gut verstehen!«

S: »Sie fühlen sich durch diese Enttäuschung ans Ende Ihrer Kräfte gebracht?«

M: »Ja«. (schluchzt) »Mein Mann trinkt, die Kleinen sind dauernd krank, und nun stiehlt sie auch noch! Sie ist doch meine einzige Stütze!«

S: »Verstehe ich Sie da richtig, ohne Ihre Tochter kämen Sie überhaupt nicht zurecht?«

M: (das Weinen wird lauter): »Wenn Sie sie mir wegnehmen wollen, oder warum kommen Sie überhaupt? Sie wollen sie doch wohl nicht ins Heim stecken? Dann würde ich völlig die Nerven verlieren, und was wird dann aus den Kindern?«

An diesem Punkt wird deutlich, dass der Sozialarbeiter mit der Verbalisierung der Gefühle der Mutter seinem Ziel, mit der Mutter über die Probleme der Tochter zu sprechen, nicht näher kommt. Würde er weiterhin die Mutter »verbalisieren«, hätte das für die Tochter nur den Effekt, dass eine Entscheidung über ihre Situation auf die lange Bank geschoben würde. Der Sozialarbeiter kann das Problem »Wie helfe ich dem Kind?« durch die Verbalisierung der emotionalen Erlebnisinhalte der Mutter nicht lösen.

Er ist bei diesem Gespräch mit der Mutter unruhig und verspannt geworden, hat sich ohnmächtig gefühlt. Außerdem wird ihm schmerzlich bewusst, dass er heute noch keine Zeit gefunden hat, zum Essen zu gehen. Als er sich seine Empfindungen in der Reaktion auf die Mutter klar macht, kann er plötzlich verstehen, wie sehr sich die Tochter dieser Mutter ausgeliefert fühlen muss und wie stark ihr Wunsch sein muss, sich irgendwo anders als bei der Mutter etwas zu holen, was ihr gut tut, d. h., er versteht, warum sie stiehlt.

Die klientenzentrierte Haltung gegenüber der eigenen Person – im Gegensatz zum gesprächspsychotherapeutischen Handeln am Klienten – verdeutlicht ihm also, dass er bei seinem Bemühen, Hilfe für die Tochter zu finden, auf die Mitarbeit der Mutter zunächst verzichten muss.

Auch dieses Beispiel verdeutlicht, dass die Verbalisierung der emotionalen Erlebnisinhalte des Klienten ein unangemessenes Instrument zur Lösung eines Problems sein kann. Nehmen wir an, dass sich der Sozialarbeiter unseres Beispiels nach reiflicher Überlegung und Abwägen der verschiedenen Interessen dafür entschieden hat, eine Unterbringung des Mädchens in einer Pflegefamilie vorzuschlagen. Das Jugendamt findet eine geeignete Familie, die Schulleistungen des Mädchens werden besser, von Diebstählen wird nichts mehr bekannt. Das Mädchen teilt dem Sozialarbeiter aber schriftlich und mündlich mit, dass sie sich nicht mehr gegen Selbstmordgedanken wehren könne. Der Sozialarbeiter lädt sie zu einem Gespräch ein:

Sozialarbeiter: »Du hast mir geschrieben, dass du immer wieder daran denken musst, Dir das Leben zu nehmen.«

Mädchen: »Ja, das stimmt. Ich will wieder zu meiner Mutter zurück.«

S: »Du möchtest wieder nach Hause?«

M: »Ja, ich muss meiner Mutter helfen.«

S: »Es ist dein Wunsch, deiner Mutter zu helfen.«

M: »Nein, nicht nur. Ich will auch nicht weiter zur Schule gehen. Das brauche ich ja auch gar nicht, ich will ja Kinderpflegerin werden; das kann man auch nach neun Schuljahren.«

S (in der Erinnerung an seine Aufgabe, Entscheidungen zu treffen): »Du siehst also keinen Sinn mehr darin, bei deinen Pflegeeltern zu bleiben und erst deinen Realschulabschluss zu machen?«

M: »Nein, es gibt keinen Grund mehr, bei den Pflegeeltern zu bleiben.«

S: »Du fühlst dich da nicht wohl?«

M: zuckt die Schultern und schweigt.

S: »Du möchtest darüber nicht sprechen?«

M: schweigt weiter.

S: (nach einer Pause): »Sieh mal, ich kann dir aber nicht helfen, wenn du mir nicht sagst, was in dir vorgeht!«

In der Supervision wird dem Sozialarbeiter klar, dass er sehr wütend war, als er das Mädchen mit der Behauptung konfrontierte, dass er ihr nur helfen könne, wenn sie sich äußere. Ihm wird weiter deutlich, dass seine Wut daher rührte, dass er auf jeden Fall möchte, dass das Mädchen in der Pflegefamilie bleibt, aber fürchtet, das Vertrauen des Mädchens zu verlieren, wenn er ihr offen mitteilt, was er für sie entschieden hat. Mit anderen Worten: Er merkt, dass er ihr Vertrauen nur behalten kann, wenn er sich ihrer Bedingung fügt. Er hat also – spürbar an seiner Wut – etwas Neues von dem Mädchen begriffen, nämlich: »Ich will nicht mit dir darüber reden, dass es vielleicht gut für mich ist, in dieser Pflegefamilie zu bleiben; d. h., ich will dir nicht helfen bei deiner Entscheidung, mich da zu lassen.«

Die klientenzentrierte Haltung lässt den Sozialarbeiter sehen, dass er seine Entscheidung, das Mädchen in der Pflegefamilie zu belassen, unabhängig von dessen Entscheidung treffen muss. Hat er Zeit, Lust und Kompetenz zu weiteren gesprächspsychotherapeutischen Kontakten mit dieser Klientin, so könnte er das Beziehungsangebot, das sie ihm macht, ansprechen und ihr dadurch vielleicht helfen, für sich selbst klären, dass sie selbst auch bei den Pflegeeltern bleiben möchte, dass sie das aber als Verrat an der Mutter empfindet und dass sie niemandem so recht vertrauen kann, der sie zu so einem Verrat anstiftet, und dass es ihr lieber war, sich hinter der Entscheidung eines anderen zu verstecken.

Wenn also der Sozialarbeiter die klientenzentrierte Haltung einnehmen kann, dann kann er sich jederzeit fragen, ob er seinen Klienten verstehend, unbedingt akzeptierend und kongruent behandelt mit dem, was er für ihn tut oder tun will, oder ob seine Hilfeangebote Ausdruck bzw. Folge seines Nichtverstehen , Nichtakzeptieren- und Nichtkongruentseinkönnens sind. Er kann in der klientenzentrierten Haltung wahrnehmen, wie der Klient emotional auf seine Hilfeangebote reagiert, und eben diese Reaktionen, wie seine eigenen Reaktionen auf den Klienten, zum Kriterium dafür machen, ob er den Klienten mit diesen Hilfeangeboten überhaupt erreicht.

Anders als der Psychotherapeut kann der Sozialarbeiter in der Regel nicht das Beziehungsangebot des Klienten und die Reaktionen des Klienten auf das therapeutische Beziehungsangebot zum einzigen Inhalt seiner Gespräche mit einem Klienten machen. Der Sozialarbeiter hat den Auftrag, ein ganz anderes Beziehungsangebot zu machen als der Psychotherapeut: Er ist der Beurteiler, Kontrolleur, Verwalter im Auftrag der Öffentlichkeit, und in dieser Funktion macht er notwendigerweise dem Klienten ein Beziehungsangebot, das weder klientenzentriert noch non-direktiv ist. Der Sozialarbeiter, der die klientenzentrierte Haltung einnehmen kann, verfügt also in erster Linie über ein Wahrnehmungs- und Klärungsinstrument, erst in zweiter Linie über eine therapeutische Interventionsmethode.

Ein Sozialarbeiter, der einer Mutter ihr Kind »wegnimmt«, löst in ihr Gefühle aus, die auch Reaktionen auf seinen direkten Eingriff in ihr Leben sind. Wenn er Einfluss auf diese Gefühle nehmen will (die Mutter z. B. beruhigen oder trösten will), kann er sich nicht als Psychotherapeut ansehen. Er muss sich dann als eine Person verstehen, die möchte, dass ihre Verwaltungsfunktionen möglichst anständig und verantwortungsbewusst, aber auch reibungslos ablaufen. D. h., zwischen Sozialarbeiter und Klient bestehen echte Beziehungen, die anders sind als die, die wir psychotherapeutische Beziehungen genannt haben (vgl. Kap. I). Die Gefühle des Sozialarbeiters sind in diesem Beispiel abhängig von den emotionalen Reaktionen der Mutter. Er kann sich nur wohl fühlen, wenn er es schafft, dass die Mutter sich wohl fühlt. Soweit die Tätigkeit eines Beraters durch einen öffentlichen Auftrag konkret festgelegt ist, ist damit eine Grenze für ein Beziehungsangebot gesetzt, nur verstehen zu wollen und unbedingt wertschätzend zu sein.

4. Kapitel-Zusammenfassung

Wir fassen dieses Kapitel zusammen, indem wir die wesentlichen Gedanken dieses Buches auf den Bereich der Sozialarbeit beziehen. Sozialarbeiter, die sich dem Klientenzentrierten Konzept verpflichten (wollen), sollten nicht die Verbalisierung emotionaler Erlebnisinhalte als eine Technik lernen, die sie bei ihren Klienten mit dem Ziel konkreter Verhaltensänderung anwenden, sondern sie sollten lernen, die klientenzentrierte Haltung einzunehmen, und zwar in erster Linie sich selbst gegenüber (vgl. Kap. I).

Die Gesprächspsychotherapie ist von ihrem Konzept her zunächst einmal nicht ein Instrument, das durch die Eingabe bestimmter Techniken beim Klienten die Beseitigung bestimmter Symptome bewirkt. Sie beschreibt die Bedingungen für Psychotherapie als eine Beziehung. Das Konzept beinhaltet auch Vorstellungen darüber, wie sich die Beziehung des Klienten zu sich selbst und damit sein Erlebensprozess im Verlauf der Psychotherapie verändert – nicht aber Annahmen über konkrete Verhaltensveränderungen.

Das heißt, im Bereich der Sozialarbeit können gesprächspsychotherapeutische »Techniken« nicht alternativ zu anderen verhaltensmodifizierenden Verfahren eingesetzt werden, wenn es darum geht, bei einem Klienten konkrete Änderungen zu erreichen (vgl. Kap. II).

Das Klientenzentrierte Konzept ist kein lernpsychologisches Modell (vgl. Kap. IV). Für die Sozialarbeit verweist es auf die Möglichkeit, durch eine genaue Wahrnehmung der Beziehungsangebote, die ein Klient macht, aber auch der Reaktion des Beraters auf den Klienten, Klarheit darüber herzustellen, welche die eigentlichen Probleme des Rat- und Hilfesuchenden sind und was sie für ihn bedeuten (vgl. Kap. V).

In der Anwendung des Klientenzentrierten Konzepts in der Sozialarbeit kann es nicht nur darum gehen, die Gefühle des Klienten zu »verbalisieren«, sondern es muss auch und manchmal ausschließlich darum gehen, auf dem Hintergrund der klientenzentrierten Haltung zu begreifen, welche Beziehung der Klient zu seinen Problemen hat. Dies herauszufinden ist eine unabdingbare Voraussetzung dafür, angemessene Hilfemöglichkeiten zu finden (vgl. Kap. VI und VII). Wenn der Berater begriffen hat oder dem Klienten helfen konnte zu begreifen, was dieser braucht, kann er oder können beide u.a. entscheiden, ob für den Klienten eine Psychotherapie das angemessene Hilfeangebot ist oder ob dem Klienten mit anderen Hilfen besser gedient ist.

Anhang I

Skalen zur Erfassung von Klienten- und Therapeutenverhalten

Die im Folgenden aufgeführten Skalen wurden im Rahmen der Dissertation Schwartz (1975) entwickelt. Die Untersuchungsergebnisse finden sich außer in dieser Dissertation u. a. auch in folgenden Publikationen: Schwartz u. Eckert (1976), Eckert, Schwartz u. Tausch (1977), Schwartz, Eckert, Babel u. Langer (1978).

-1 = Stufe I trifft zu   0 = weder-noch   +1 = Stufe II trifft zu

Die Interraterübereinstimmungen (Horst-Koeffizient) lagen bei allen Skalen mit einer Ausnahme über $r = .70$. Bei der Klienten-Skala »Akzeptierung eigener Gefühle« wurde nur eine Übereinstimmung in Höhe von $r = .61$ erreicht.

Tabelle I.1: Skalen zur Erfassung des Klientenverhaltens

Klient: Intensität der Auseinandersetzung mit sich selbst	
Benennung der Stufen	*Erläuterungen*
I. Man spürt, dass der Klient sich kaum mit sich selbst auseinander setzt.	Der Klient • lässt sowohl eigene als auch Psychotherapeutenäußerungen undiskutiert stehen, äußert bei letzteren meist nur Zustimmung oder Ablehnung, ohne weiter auf sie einzugehen; • berichtet über sich, andere Personen oder äußere Sachverhalte in Form von Feststellungen, vorgefertigten Konzepten; • setzt dem Psychotherapeuten etwas auseinander und erwartet von diesem konkrete Reaktionen, Hinweise, Ratschläge.
II. Man spürt, dass der Klient sich intensiv mit sich selbst auseinander setzt.	Der Klient • greift Psychotherapeutenäußerungen auf, bemüht sich um neue, treffendere Formulierungen in korrigierender, erweiternder oder einschränkender Weise, er wägt die Richtigkeit verschiedener möglicher Stellungnahmen gegeneinander ab; • spricht mehr mit sich selbst als mit dem Therapeuten (verbalisierter »innerer Dialog«)

Klient: Gefühlsmäßige Nähe zum eigenen Erleben
(»Gefühlsmäßige Beteiligung des Klienten«)

Benennung der Stufen	Erläuterungen
I. Bei seinen Schilderungen wirkt der Klient gefühlsmäßig distanziert.	Der Klient • schildert Situationen, Probleme und u. U. auch eigene Gefühle; diese Schilderungen scheinen jedoch vom gegenwärtigen Erleben des Klienten weit entfernt zu sein. Der Klient stellt Externales oder auch Emotionales wie aus der Vogelperspektive dar: seine Erinnerungen lösen offensichtlich kein emotionales Echo in ihm aus.
II. Bei seinen Schilderungen geht der Klient innerlich mit.	Der Klient • scheint die mit den geschilderten Situationen oder Problemen ursprünglich verbundenen Gefühle bei der Schilderung zumindest ansatzweise aufs Neue zu erleben; • vollzieht die erlebten Situationen in vielen Einzelheiten noch einmal nach; • lässt erkennen, dass auch die gegenwärtige Psychotherapiesituation für ihn mit Emotionen verbunden ist.

Hinweis: Die Psychotherapie-Ausschnitte sollen bei dieser Skala aus der Art, nicht aus dem Inhalt der Klientenäußerungen beurteilt werden.

Klient: Akzeptierung emotionaler Erfahrungen
(»Akzeptierung eigener Gefühle«)

Benennung der Stufen	Erläuterungen
I. Man spürt, dass der Klient seinen Gefühlen gegenüber eine abwehrende Haltung einnimmt.	Der Klient • neigt dazu, Gefühle, die der Psychotherapeut hinter oder in seinen Äußerungen zu sehen meint und ihm formuliert, ohne Reflexion abzulehnen; • verharmlost vom Psychotherapeuten geäußerte Gefühle, schwächt sie ab; • lässt nur schwache Gefühle als für sich zutreffend gelten; • geht über Andeutungen von Gefühlen schnell hinweg, wechselt das Thema ins Unverfängliche; • verallgemeinert seine Probleme und Empfindungen (»Das würde Ihnen doch auch so gehen«, »Das würde wohl jeder so machen«).
II. Man spürt die Bereitschaft des Klienten, seine Gefühle für sich zu akzeptieren.	Der Klient • ist bereit, alle Gefühle, die der Psychotherapeut hinter oder in seinen Äußerungen zu sehen meint und ihm formuliert, zu reflektieren, ihre Gültigkeit für sich zu erwägen oder zu akzeptieren; • akzeptiert auch stärkere Gefühle als für sich zutreffend; • bleibt nach Gefühlsaßerungen beim Thema, weicht nicht aus.

Tabelle I.2: Skalen zur Erfassung des Therapeutenverhaltens

Therapeut: Deutlichkeit bei der Verbalisierung von Gefühlen
(»Deutlichkeit von Psychotherapeutenäußerungen«)

Benennung der Stufen	Erläuterungen
I. Der Psychotherapeut äußert sich vage.	Der Psychotherapeut • vermeidet es, direkt auf die Gefühle des Klienten einzugehen; • er verallgemeinert, schwächt ab. Beispiele: • »Die Situation, als Sie ihrem Vorgesetzten gegenüber saßen, war nicht schön für Sie«. • »Mit Ihrer Mutter kommen Sie nicht so zurecht«.
II: Der Psychotherapeut äußert sich deutlich.	Der Psychotherapeut • bezieht sich direkt auf die geäußerten oder vermuteten Gefühle des Klienten, ohne sie abzuschwächen; • er benennt auch negative Emotionen mit der Intensität, in der der Klient sie vermutlich erlebt. Beispiele: • »Als Sie Ihrem Vorgesetzten gegenübersaßen, verspürten Sie eine starke Angst«. • »Sie hassen Ihre Mutter«.

Hinweis: Zur Einschätzung des Psychotherapeutenverhaltens auf dieser Skala werden nur Äußerungen berücksichtigt, die in irgendeiner Weise Aussagen über die Gefühle des Klienten machen.

Therapeut: Grad der Bezogenheit auf die Äußerungen von Klienten
(»Weitergehen des Psychotherapeuten«)

Benennung der Stufen	Erläuterungen
I. Der Psychotherapeut hält sich eng an die unmittelbaren Äußerungen des Klienten.	• Unabhängig davon, ob er sprachlich flexibel neue Begriffe findet oder nur stereotyp wiederholt, bringen die Äußerungen des Psychotherapeuten gegenüber denen des Klienten keine neuen Aspekte.
II. Der Psychotherapeut fasst das vom Klienten Geäußerte weiter.	• Der Psychotherapeut bringt zusätzliche Aspekte hinein, die der Klient sprachlich nicht ausgedrückt hat, die aber vermutlich in engem Zusammenhang mit seinem Erleben stehen. • Der Psychotherapeut erweitert mit seiner Äußerung den Assoziationsrahmen, indem er über das vom Klienten Gesagte hinausgeht und z. B. frühere Äußerungen mit einbezieht oder emotionale Erlebnisweisen, wie Befürchtungen des Klienten, vorwegnimmt. Er knüpft unmittelbar an das vom Klienten Gesagte an, reflektiert es nicht allein, sondern setzt es fort. • Der Psychotherapeut geht in den Satz des Klienten hinein und beendet ihn.

Therapeut: Innere Anteilnahme und Engagement
(»Innere Beteiligung«)

Benennung der Stufen	Erläuterungen
I. Der Psychotherapeut wirkt in seinen Äußerungen innerlich unbeteiligt.	• Man spürt aus Inhalt und Tonfall der Psychoterapeutenäußerungen, dass er sich dem Klienten berufsmäßig zuwendet. • Der Psychotherapeut wirkt distanziert und desinteressiert, er zeigt nicht mehr Einsatz als nötig, um das Gespräch im Fluss zu halten.
II: Der Psychotherapeut wirkt in seinen Äußerungen innerlich beteiligt.	• Man spürt aus Inhalt und Tonfall der Psychotherapeutenäußerungen, dass er sich dem Klienten nicht berufsmäßig zuwendet, sondern dass er echt am Klienten und dessen Problemen interessiert ist; er engagiert sich in hohem Maße.

Anhang II

Der Bielefelder Klientenerfahrungsbogen (BIKEB)

Autoren: Diether Höger und Jochen Eckert
Version: VII/94
Herkunft:
Der BIKEB ist eine Weiterentwicklung des Klientenerfahrungsbogens (KEB), der von Eckert und Schwartz bereits 1970 entwickelt wurde. Diese Originalversion ist im Kap. VI dieses Buches abgedruckt. Einen Überblick über die Interpretationsmöglichkeiten der KEB gibt Höger (1986): Zur Interpretation des Klienten-Erfahrungs-Bogens nach Eckert & Schwartz. GwG-info, 65, S. 51–63. Näheres zur vorliegenden Version findet sich bei Höger, D. (1993 c): Entwicklung und Überprüfung des Bielefelder Klientenerfahrungsbogens (BIKEB). Unveröffentlichter Forschungsbericht. Universität Bielefeld.

Anwendungsbereiche:

- Therapieverlaufsdokumentation
- Therapieverlaufskontrolle (Vergleich der Patientenangaben mit der Einschätzung des Therapeuten; Beobachtung der Veränderungen der Patienteneinschätzungen über die Zeit)
- Hilfe bei der Indikationsstellung
- Forschung: Indikations- und Verlaufsforschung, vergleichende Psychotherapieforschung

Zum Einsatz des Fragebogens in der therapeutischen Praxis: s. Kap. VI.

Skalen:

Skalen-Nr.	Bezeichnung
1	Zurechtkommen mit dem Therapeuten, der Therapeutin
2	Zurechtkommen mit sich selbst in der Stunde
3	Veränderungsleben
4	Erleben persönlicher Sicherheit und Zuversicht
5	Erlebte Beruhigung
6	Erleben körperlicher Entspannung vs. Erschöpfung

Hinweis:

Die statistischen Kennwerte und die Skalen der hier veröffentlichten Form des BIKEB wurden an einer Stichprobe von 275 Psychotherapiepatienten gewonnen. Näheres hierzu findet sich bei Höger (1993c).

Skalen Nr.	Mittel-wert	Standard-abweichung	Reliabilität Cronbachs α	Skalenwertbildung Die Skalenwerte werden gebildet durch die Addition der vom Klienten angekreuzten Itemwerte (0 bis 5). Bei den mit »-« markierten *Items* müssen die Itemwerte umgepolt weren, d. h., aus 0 wird 5, aus 1 wird 4, aus 2 wird 3 usw.
1	17.3	2.7	.69	(Item 2) + (Item 3) + (Item 5) + (Item -13)
2	13.4	4.3	.77	(Item 8) + (-*Item* 11) + (-*Item* 17) + (Item 21)
3	14.4	3.8	.74	(Item 7) + (Item 16) + (-*Item* 20) + (Item 23)
4	12.9	4.5	.87	(Item 9) + (Item 15) + (Item18) + (Item 24)
5	13.3	4.3	.75	(Item 4) + (-*Item* 14) + (Item 22) + (-*Item* 25)
6	11.8	5.1	.83	(-*Item* 6) + (Item 10) + (Item 12) + (-*Item* 19)

Global-Skala
»Allgemeine Befindlichkeit«

Summe der Skalenwerte der
Skalen 4, 5 und 6

Globale Beurteilung der Stunde: Item 1

Bielefelder Klientenerfahrungsbogen
(BIBEK)

Version 7/94

Klient/in: .... Therapeut/in: ....

Insgesamt .... tes psychotherapeutisches Gespräch am ....

Bitte beantworten Sie möglichst spontan die folgenden Fragen
zum heutigen psychotherapeutischen Gespräch:

		stimmt über- haupt nicht					stimmt genau
1.	So wie das Gespräch heute lief, hat es mich nicht befriedigt.	0	1	2	3	4	5
2.	Heute fühlte ich mich bei meinem Therapeuten/ meiner Therapeutin gut aufgehoben.	0	1	2	3	4	5
3.	Mit der Art, wie mein Therapeut/meine Therapeutin mit mir heute umging, kam ich gut zurecht.	0	1	2	3	4	5
4.	Durch das heutige Gespräch bin ich innerlich irgend- wie ruhiger geworden.	0	1	2	3	4	5
5.	Die Art, wie sich mein Therapeut/meine Therapeu- tin heute mit gegenüber verhielt, war für mich hilf- reich und nützlich.	0	1	2	3	4	5
6.	Das heutige Gespräch hat mich körperlich ziemlich erschöpft.	0	1	2	3	4	5
7.	Durch das heutige Gespräch bin ich zu einer ande- ren Sicht meiner Probleme gekommen.	0	1	2	3	4	5
8.	Es fiel mir heute leicht, mich selbst, meine Proble- me und mein Erleben ins Auge zu fassen.	0	1	2	3	4	5
9.	In diesem Gespräch habe ich mehr innere Sicher- heit gewonnen.	0	1	2	3	4	5
10.	Unser Gespräch hat mich körperlich frischer und gelöster gemacht.	0	1	2	3	4	5
11.	Heute hatte ich in der Stunde das Gefühl, innerlich blockiert zu sein.	0	1	2	3	4	5
12.	Nach dieser Stunde fühle ich mich körperlich erholt und entspannt.	0	1	2	3	4	5
13.	Ich finde, dass mein Therapeut/meine Therapeutin heute zu wenig berücksichtigt hat, was ich wirklich brauche.	0	1	2	3	4	5
14.	Ich fühle mich jetzt innerlich nervöser und unruhiger als vor der Stunde.	0	1	2	3	4	5
15.	Ich sehe nach dieser Stunde dem kommenden Tag zuversichtlicher entgegen.	0	1	2	3	4	5

213

16. Im heutigen Gespräch sind mir neue Zusammen-   0   1   2   3   4   5
hänge in meinem Verhalten und Erleben deutlich
geworden.

17. Es fiel mir heute schwer, meine Empfindungen und   0   1   2   3   4   5
Gedanken in Worte zu fassen.

18. Nach dieser Stunde habe ich mehr Hoffnung, meine   0   1   2   3   4   5
Probleme selbst bewältigen zu können.

19. Nach diesem Gespräch fühle ich mich körperlich   0   1   2   3   4   5
müde und kaputt.

20. In der heutigen Stunde hatte ich das Gefühl, mich   0   1   2   3   4   5
nur im Kreis zu bewegen.

21. Es fiel mir heute leicht, über alles zu sprechen, was   0   1   2   3   4   5
mich bewegte.

22. Ich fühle mich nach dieser Stunde innerlich ausge-   0   1   2   3   4   5
glichener als vorher.

23. Heute sind wir irgendwie weitergekommen.   0   1   2   3   4   5

24. Ich habe durch dieses Gespräch mehr Vertrauen zu   0   1   2   3   4   5
mir selbst gewonnen.

25. Durch die heutige Stunde bin ich innerlich ziemlich   0   1   2   3   4   5
aufgewühlt.

Anhang 3

Der Gruppen-Erfahrungsbogen (GEB)

Autoren: Arbeitsgruppe Psychotherapie an der Psychatrischen Universitätsklinik
   Hamburg-Eppendorf (UKE)
Version: 1971/1994-R
Herkunft:
Der GEB wurde von einer Arbeitsgruppe (N. Becker, E.-M. Biermann-Ratjen,
J. Eckert, K. Grawe, W. Marx und U. Plog) an der Psychatrischen Universitätskli-
nik Hamburg entwickelt und in seiner vorliegenden Form erstmals 1976 publiziert
(Eckert, J. [1976]: Zur Prognose von psychotherapeutischen Effekten bei unterschied-
lichen Behandlungsmethoden. *Zeitschrift für Klinische Psychologie,* 5, S. 160).
Der GEB soll in Analogie zum KEB Klientenerfahrungen und Prozesse erfassen, die
als wesentlich für Gruppentherapie angesehen werden können. Genaueres dazu findet
sich in: Eckert, J, & Biermann-Ratjen, E.-M (1985): *Stationäre Gruppenpsychotherapie,*
S. 21f. Berlin: Springer.
Die hier vorgeschlagene Skalenbildung und Auswertung geht zurück auf
Strauß, B. & Eckert, J. (1994): Dimensionen des Gruppenerlebens: Zur Skalenbildung
im Gruppenerfahrungsbogen. *Zeitschrift für Klinische Psychologie,* 23, S. 188–201.

Anwendungsbereiche:

*   Therapieverlaufsdokumentation
*   Therapieverlaufskontrolle: Therapieverlauf des individuellen Gruppenmitglieds und
    der Gruppe insgesamt (Vergleich der Patientenangaben mit der Einschätzung des
    Therapeuten; Beobachtung der Veränderungen der Patienteneinschätzungen über
    die Zeit; Veränderungen der Gruppenkohäsion usw.)
*   Hilfe bei der Indikationsstellung
*   Forschung: Indikations- und Verlaufsforschung, vergleichende Psychotherapie-
    forschung

Skalen:

Skalen-Nr.	Bezeichnung
1	Lernerfahrungen und Einsichten
2	Verbundenheit und Kohäsion
3	Selbständigkeit und Optimismus
4	Ärger und Kritik
5	Isolation und negative Gruppenstimmung
6	Zurückhaltung und Gehemmtheit
7	Wohlbefinden

Skalen-Nr.	*Skalenwertbildung* Die Skalenwerte werden gebildet durch die Addition der vom Klienten angekreuzten Itemwerte (0 bis 5). Bei den mit »-« markierten *Items* müssen die Itemwerte umgepolt werden, d.h., aus 0 wird 5, aus 1 wird 4, aus 2 wird 3 usw.
1	(Item 4) + (Item 11) + (Item 16) + (Item 19) + (Item 21) + (Item 22) + (Item 24) + (Item 27)
2	(Item 13) + (-*Item* 25) + (-*Item* 28) + (Item 30) + (Item 32)
3	(Item 6) + (Item 14) + (Item 18)
4	(Item 3) + (Item 12) + (Item 23) + (Item 31)
5	(Item 5) + (Item 9) + (Item 10) + (Item 15) + (Item 17)
6	(Item 2) + (Item 7)
7	(Item 1) + (Item 8) + (-*Item* 20) + (Item 26)

Hinweis:

Die Veränderung gegenüber der Originalversion des nachfolgend abgedruckten Fragebogens besteht in einer anderen Skalierung der Items. Statt der ursprünglich bipolaren Skalierung ist jetzt – analog zum BIKEB – eine unipolare Skalierung vorgesehen.
Deshalb können derzeit noch keine ausreichend verbindlichen Skalenmittelwerte und Testgütekriterien angegeben werden. Die Autoren wären Benutzern dankbar, wenn sie uns entsprechende Daten, z. B. Rohdaten, zur Verfügung stellten (z. Hd. von J. Eckert). Ein Item – Nr. 29 – geht nicht mit in die Berechnung ein.
Der Fragebogen ist auf der folgenden Seite abgebildet.

Gruppen-Erfahrungsbogen (GEB)

1994-R

Klient/in: .... Therapeut/in: ....

Insgesamt .... te Gruppensitzung am ....

Bitte beantworten Sie möglichst spontan die folgenden Fragen
zur heutigen Gruppensitzung umgehend:

		stimmt über- haupt nicht					stimmt genau
1.	Während der Gruppensitzung fühlte ich mich körperlich entspannt.	0	1	2	3	4	5
2.	Heute habe ich nicht gewagt, das vorzubringen, was mich wirklich bewegte.	0	1	2	3	4	5
3.	Heute hielt sich der Therapeut zu sehr zurück.	0	1	2	3	4	5
4.	Heute habe ich von den anderen für mich etwas gelernt.	0	1	2	3	4	5
5.	Heute hatte ich das Gefühl, dass die anderen nicht offen zu mir waren.	0	1	2	3	4	5
6.	Ich glaube, es wird mir immer besser möglich, meine Probleme selbst zu lösen.	0	1	2	3	4	5
7.	Es ist mir heute nicht gelungen, den anderen klar zu machen, was in mir vorgeht.	0	1	2	3	4	5
8.	Heute fand ich die Gruppensitzung richtig gut.	0	1	2	3	4	5
9.	Heute hätte ich mir gewünscht, dass die anderen mir mehr beistehen.	0	1	2	3	4	5
10.	Heute wurde mir zuviel geschwiegen.	0	1	2	3	4	5
11.	Heute ist mir deutlicher geworden, wie ich auf andere wirke.	0	1	2	3	4	5
12.	Der Therapeut betrachtete das, was er sagte, zu sehr von seinem Standpunkt aus.	0	1	2	3	4	5
13.	Heute hatte ich das Gefühl, in der Gruppe wirklich dazuzugehören.	0	1	2	3	4	5
14.	Ich sehe jetzt meinen Schwierigkeiten gelassener entgegen.	0	1	2	3	4	5
15.	Ich finde, dass die Gruppe heute nicht genügend auf meine Gefühle eingegangen ist.	0	1	2	3	4	5
16.	Bei den heutigen Themen war ich innerlich beteiligt.	0	1	2	3	4	5
17.	Heute herrschte eine feinselig-gespannte Stimmung in der Gruppe.	0	1	2	3	4	5
18.	Nach dieser Sitzung habe ich mehr Vertrauen zu mir selbst.	0	1	2	3	4	5

19.	Heute hatte ich oft das Gefühl, dass das, was der Therapeut zu der Gruppe sagte, auch auf mich zutraf.	0	1	2	3	4	5
20.	Der Inhalt der heutigen Gruppensitzung behagte mir nicht.	0	1	2	3	4	5
21.	Heute habe ich meine Gefühle und Empfindungen ganz anders als sonst gesehen.	0	1	2	3	4	5
22.	Heute habe ich gesehen, dass andere ziemlich ähnliche Probleme haben wie ich.	0	1	2	3	4	5
23.	Heute war ich auf den Therapeuten ärgerlich.	0	1	2	3	4	5
24.	Was ich heute in der Gruppe erlebte, hat mich an Situationen in meiner Vergangenheit erinnert.	0	1	2	3	4	5
25.	Ich könnte heute nicht von jedem sagen, wie er zu mir steht.	0	1	2	3	4	5
26.	Heute hatte ich das Gefühl, einem anderen Gruppenmitglied geholfen zu haben.	0	1	2	3	4	5
27.	Heute sind mir Zusammenhänge in meinem Erleben deutlich geworden, die ich bisher noch nicht gesehen habe.	0	1	2	3	4	5
28.	Heute hätte ich mir gewünscht, einige in der Gruppe wären nicht anwesend gewesen.	0	1	2	3	4	5
29.	Die Veränderungen, die ich heute bei den anderen sah, ermutigen mich.	0	1	2	3	4	5
30.	Heute fühlte ich, dass die anderen mich akzeptieren.	0	1	2	3	4	5
31.	Ich finde, einige Gruppenmitglieder versuchten heute zu sehr, die Aufmerksamkeit auf sich zu ziehen.	0	1	2	3	4	5
32.	Heute wäre ich gern mit den anderen außerhalb der Therapie zusammen.	0	1	2	3	4	5

Literatur

Ainsworth, M. D., Blehar, M. C., Waters, E. & Wall, S. (1978). *Patterns of attachment. A psychological study of the strange situation.* Hillsdale, N. Y.: Erlbaum.

Alterhoff, G. (1994). *Grundlagen klientenzentrierter Beratung* (2. Aufl.). Stuttgart: Kohlhammer.

Ambühl, H. & Grawe, K. (1988). Die Wirkung von Psychotherapien als Ergebnis der Wechselwirkung zwischen therapeutischem Angebot und Aufnahmebereitschaft der Klient/inn/en. *Zeitschrift Klinische Psychologie, Psychopathologie und Psychotherapie,* 36, 308-327.

American Psychiatric Association (1989). *Diagnostisches und Statistisches Manual Psychischer Störungen: DSM-III-R.* (Übersetzt nach der 3. Auflage des Diagnostic and statistical manual of mental disorders. Deutsche Bearbeitung und Einführung von H.-U. Wittchen, H. Saß, M. Zaudig & K. Koehler). Weinheim: Beltz.

American Psychiatric Association (1994). *Diagnostisches und statistisches Manual psychischer Störungen, DSM-IV.* Göttingen: Hogrefe.

Arbeitskreis OPD (Hrsg.) (1996). *OPD. Operationalisierte Psychodynamische Diagnostik. Grundlagen und Manual.* Bern: Hans Huber.

Auckenthaler, A. (1981).»Integrations«verweigerung: Gegen den Einsatz von klientenzentrierter Psychotherapie als Hilfsmethode der Verhaltenstherapie. *GwG-Info* (Informationsblätter der Gesellschaft für wissenschaftliche Gesprächspsychotherapie), 42, 12-26.

Auckenthaler, A. (1983). *Klientenzentrierte Psychotherapie mit Paaren.* Stuttgart: Kohlhammer.

Auckenthaler, A. (1989). Statt zu deuten: Psychotherapie auf der Basis von Verstehenshypothesen. In T. Reinelt & W. Datler (Hrsg.), *Beziehung und Deutung im psychotherapeutischen Prozess* (S. 192–212). Berlin: Springer.

Babel, M. (1972). *Verschiedene Aspekte der Interaktion in alternierender Gesprächspsychotherapie in Zusammenhang mit anderen Variablen.* Unveröff. Diplomarbeit, Universität Hamburg.

Bachrach, A. J. (1976). Empathy. We know what we mean, but what do we measure? *Archives of General Psychiatry,* 35, 35–38.

Basch, F. M. (1992). *Die Kunst der Psychotherapie. Neueste theoretische Zugänge zur psychotherapeutischen Praxis.* München: Pfeiffer. (Original erschienen 1988: Understanding Psychotherapy. New York: Basic Books).

Bastine, R. (1976). Ansätze zur Formulierung von Interventionsstrategien in der Psychotherapie. In P. Jankowski, D. Tscheulin, H.-J. Fietkau & F. Mann (Hrsg.), *Klientenzentrierte Psychotherapie heute* (S. 193–207). Göttingen: Hogrefe.

Bastine, R. (1992). Psychotherapie. In Bastine, R. (Hrsg.), *Klinische Psychologie, Bd. 2* (S. 179–301). Stuttgart: Kohlhammer.

Baumann, U. (Hrsg.) (1981). *Indikation zur Psychotherapie. Perspektiven für Forschung und Praxis.* München: Urban & Schwarzenberg.

Bayer, G. (1974). Methodische Probleme der Verhaltenstherapieforschung. In Ch. Kraiker (Hrsg.), *Handbuch der Verhaltenstherapie* (S. 151–173). München: Kindler.

Beier, B. (1968, 2nd. ed.). The silent language of psychotherapy. Chicago: Aldine.

Benjamin, J. (1990). *Die Fesseln der Liebe, Psychoanalyse, Feminismus und das Problem der Macht.* Basel: Stroemfeld/Roter Stern. (Original erschienen 1988: The Bonds of Love: Psychoananalysis, Feminism and the Problems of Domination. New York: Pantheon).

Benjamin, L. S. (1982). Use of Structural Analysis of Social Behavior (SASB) to guide intervention in psychotherapy. In J. C. Anchin & D. J. Kiesler (Eds.), *Handbook of Interpersonal Psychotherapy* (S. 190–214). New York: Pergamon Press.

Benjamin, L. S. (2001). *Die interpersonelle Diagnose und Behandlung von Persönlichkeitsstörungen.* CIP-Medien: München

Bense, A. (1977). *Erleben in der Gesprächspsychotherapie.* Weinheim: Beltz.

Bergin, A. E. & Garfield, S. L. (Eds.) (1971). *Handbook of psychotherapy and behavior change: an enipi empirical analysis.* New York: Wiley.

Bergold, J. B. (1974). Forschung in der Verhaltenstherapie. In W. J. Schraml & U. Baumann (Hrsg.), *Klinische Psychologie II* (S. 245–283). Bern: Huber.

Bertalanffy, L. von, Beier, W. & Laue, R. (1977), *Biophysik des Fließgleichgewichts* (2., bearb. und erw. Aufl.) Braunschweig: Vieweg.

Beutler, L. E. (2002). The dodo bird is extinct. *Clinical Psychology: Science & Practice, 9,* 30-34.

Bierkens, P. (1973). *Gespräch: Helfende Begegnung.* Köln: Bachem.

Biermann-Ratjen, E.-M. (1988). Was bedeutet gesprächspsychotherapeutisches Arbeiten mit Patienten mit einer Borderline-Störung? In Gesellschaft für wiss. Gesprächspsychotherapie (Hrsg): *Orientierung an der Person, Bd. 1* (S. 58–61). Köln: GwG-Verlag.

Biermann-Ratjen, E.-M. (1989). Zur Notwendigkeit einer Entwicklungspsychologie für Gesprächspsychotherapeuten aus dem personzentrierten Konzept für die Zukunft der klientenzentrierten Psychotherapie. In R. Sachse & J. Howe (Hrsg.), *Zur Zukunft der klientenzentrierten Psychotherapie* (S. 102–125). Heidelberg: Asanger.

Biermann-Ratjen, E.-M. (1993 a). Das Modell der psychischen Entwicklung im Rahmen des klientenzentrierten Konzepts. In J. Eckert, D. Höger & H. Linster (Hrsg.), *Die Entwicklung der Person und ihre Störung, Bd. 1* (S. 77–88). Köln: GwG.

Biermann-Ratjen, E.-M. (1993 b). Die Psychogenese der Neurosen. In J. Eckert, D. Höger & H. Linster (Hrsg.), *Die Entwicklung der Person und ihre Störung, Bd. 1* (S. 99-108). Köln: GwG.

Biermann-Ratjen, E.-M. (2002 a). Entwicklungspsychologie und Störungslehre. In: C. Boeck-Singelmann, B. Ehlers, Th. Hensel, F. Kemper & Ch. Monden-Engelhard (Hrsg.), *Personzentrierte Psychotherapie mit Kindern und Jugendlichen,* Band 1, 2. Aufl. (11–34). Göttingen: Hogrefe.

Biermann-Ratjen, E.-M. (2002 b). Die entwicklungspsychologische Perspektive des Klientenzentrierten Konzepts. In: W. W. Keil & G. Stumm (Hrsg.), *Die vielen Gesichter der Personzentrierten Psychotherapie* (S. 123–126). Wien: Springer.

Biermann-Ratjen, E.-M. & Eckert, J. (1982). *Differentielle Indikation für Psychotherapie in der Praxis.* In J. Hove (Hrsg.), *Therapieformen im Dialog. Anwendungen und Integration von Gesprächspsychotherapie, Psychoanalyse und Verhaltenstherapie* München: Kösel.

Biermann-Ratjen, E.-M. & Eckert, J. (1985). Gesprächspsychotherapie nach C. R. Rogers. In W. Toman & R. Egg (Hrsg.), *Psychotherapie. Ein Handbuch, Bd. 1* (S. 225–253). Stuttgart: Kohlhammer.

Biermann-Ratjen, E.-M. & Eckert, J. (1994). Gruppentherapie und Selbstentwicklung. Überlegungen von Gesprächstherapeuten. In B. Strauß & A. E. Meyer (Hrsg.) *Psychoanalytische Psychosomatik. Theorie, Forschung und Praxis.* Stuttgart: Schattauer.

Biermann-Ratjen, E.-M. & Eckert, J. & Schwartz, H.-J. (1980). Wider die Methodenintegration in der Psychotherapie. In M. Hautzinger & W. Schulz (Hrsg.), *Klinische Psychologie und Psychotherapie. Kongressbericht, Berlin, 1980, Bd. I* (S. 37–42). Tübingen/Köln: dgvt/GwG.

Binder, H.-J., Binder, U., Kratzsch, S. & Schmalzriedt, L. (1979). Behandlungsdauer bei klientenzentrierter Psychotherapie. Eine kritische Analyse. *GwG-Info* (Informationsblätter der Gesellschaft für wissenschaftliche Gesprächspsychotherapie), *36*, 1–21.

Binder, U. & Binder, J. (1979). *Klientenzentrierte Psychotherapie bei schweren psychischen Störungen. Neue Handlungs- und Therapiekonzepte zur Veränderung.* (2. Aufl. 1991). Frankfurt: Fachbuchhandlung für Psychologie.

Binder, U. & Binder, J. (1991). *Studien zu einer störungsspezifischen klientenzentrierten Psychotherapie. Schizophrene Ordnung, psychosomatisches Erleben, depressives Leiden.* Eschborn b. Frankfurt: Dietmar Klotz.

Bischof-Köhler, D. (1989). *Spiegelbild und Empathie.* Bern: Huber.

Blanck, G. & Blanck, R. (1978). *Angewandte Ich-Psychologie.* Stuttgart: Klett. (Original erschienen 1974: Ego Psychology: Theory & Practice. New York: Columbia University Press).

Blaser, A. (1977). *Der Urteilsprozess bei der Indikationsstellung zur Psychotherapie.* Bern: Huber.

Bohleber, W. (1992). Identität und Selbst. Die Bedeutung der neueren Entwicklungsforschung für die psychoanalytische Theorie des Selbst. *Psyche 46*, 336–365.

Bolz, W. & Meyer, A.-E. (1981). 1. The General Setting. In A. E. Meyer (Ed.), The Hamburg Short Psychotherapy Comparison Experiment. *Psychotherapie and Psychosomatics, 35*, 85-95.

Bommert, H. (1987). *Grundlagen der Gesprächstherapie. Theorie – Praxis – Forschung.* (4. veränderte und ergänzte Aufl.). Stuttgart: Kohlhammer.

Bommert, H. & Dahlhoff, H.-D. (1978). *Das Selbsterleben (Experiencing) in der Psychotherapie.* München: Urban und Schwarzenberg.

Bowlby, J. (1975) *Bindung. Eine Analyse der Mutter-Kind-Beziehung.* München: Kindler. (Original erschienen 1969: Attachment).

Bozarth, J. (1983). Gegenwärtige Forschung zur klientenzentrierten Psychotherapie in den USA. *GwG-info* (Informationsblätter der Gesellschaft für wissenschaftliche Gesprächspsychotherapie), *51*, 38–51.

Bozok, B. & Bühler, K.-E. (1988). Wirkfaktoren in der Psychotherapie. Spezifische und unspezifische Einflüsse. *Fortschritte der Neurologie, Psychiatrie und ihrer Grenzgebiete, 56*, 119–132.

Brähler, J. Schumacher & B. Strauß (2002) (Hrsg). *Diagnostische Verfahren in der Psychotherapie.* Göttingen: Hogrefe.

Braun, P. & Tittelbach, E. (1978). Verhaltenstherapie. In L. J. Pongratz (Hrsg.), *Handbuch der Psychologie, Bd. 8* (S. 1955–2081). Göttingen: Hogrefe.

Burgmeier-Lohse, M. (1994). *Aspekte des Interaktonsverhaltens im Verlauf einer stationären Gruppentherapie. Eine empirische Untersuchung.* Unveröff. Diss., Universitit Hamburg.

Caine, D. J. (2001). The facts are friendly. *PERSON, 5*, 29–31.

Caine, D. J. & Seeman, J. (Eds.) (2002). *Humanistic Psychotherapies. Handbook of Research and Practice.* Washington, DC: American Psychological Associations.

Carkhuff, R. R. (1969). *Helping and Human Relationss. A Primer for Lay, and Professional Helpers.* Vol. II, Practice and Research. New York: Holt, Rinehart & Winston.

221

Carkhuff, R. R. & Burstein, J. W. (1969). Objective therapist and client ratings of therapist-offered facilitative conditions of moderate to low functioning therapists. *Journal of Clinical Psychology, 25,* 394–395.

Carson, R. C. (1969). *Interaktion Conceps of personality.* Chicago: Aldine.

Cheshire, N. & Thomae, H. (1987). General factors and specific techniques in self-concept therapy. In N. Cheshire & H. Thomae (Eds.), *Self, symptoms and psychotherapy* (zit. nach Lang, 1990). New York: Wiley.

Chinsky, J. M. & Rappaport, J. (1970). Brief critique of the meaning and reliability of »accurate emphathy« ratings. *Psychological Bulletin 33,* 379–382.

Collins, N. L. & Read, S. J. (1990). Adult attachment, working models, and relationship quality in dating couples. *Journal of Personal and Social Psychology, 58,* 644–663.

Czogalik, D. (1990). Wirkfaktoren der Einzelpsychotherapie. In V. Tschuschke & D. Czogalik ((Hrsg.), *Psychotherapie – Welche Effekte verändern? Zur Frage der Wirkmechanismen therapeutischer Prozesse.* Berlin: Springer

Daudert, E. (2001). *Selbstreflexivität, Bindung und Psychopathologie. Zusammenhänge bei stationären Gruppentherapiepatienten.* Hamburg: Kovac.

Daudert, E. (2002). Die Reflective Self Functioning Scale. In: B. Strauß, A. Buchheim & H. Kächele (2002). *Klinische Bindungsforschung.* S. 54–67. Stuttgart: Schattauer

Davies-Osterkamp, S., Hartkamp, N. & Junkert, B. (1993). Die Intrex-Kurzform. In W. Tress (Hrsg.), *SASB – Die strukturale Analyse Sozialen Verhaltens* (S. 156–220). Heidelberg: Asanger.

de Haas, 0. (1988). Strukturierte Gesprächspsychotherapie bei Borderline-Klienten. *GwG Zeitschrift, 71,* 64–69.

Deneke, F.-W. (1992). Die Strukturierung der subjektiven Wirklichkeit. In B. Andresen, F.-M- Stark & J. Gross (Hrsg.), *Mensch – Psychiatrie – Umwelt* (S. 143–160). Bonn: Psychiatrie-Verlag.

Derogatis, L. (1977). *SCL 90.* Baltimore: The John Hopkins Hospital. (Dtsch. Übers. 1986 in: CIPS [Hrsg.]: Internationale Skalen für Psychiatrie. Weinheim: Beltz).

Derogatis, L. (1986). Symptom Check Liste (SCL90). In CIPS: *Internationale Skalen für Psychiatrie.* Weinheim: Beltz

Dollard, J. & Miller, N. E. (1950). *Personality and psychotherapy: An analysis in terms of learning, thinking and culture.* New York: Mc-Graw-Hill.

Dornes, M. (1993). Der kompetente Säugling. Die präverbale Entwicklung des Menschen. Frankfurt/M.:Fischer-Taschenbuch.

Eberhard, K. (1977). Möglichkeiten und Grenzen der therapeutischen Ausbildung in den Fachhochschulen für Sozialarbeit/Sozialpädagogik. In N. Hoffmann (Hrsg.), *Therapeutische Methoden in der Sozialarbeit* (173–189). Salzburg: Otto Müller.

Eckert, J. (1974). *Prozesse in der Gesprächspsychotherapie. Die Bedeutung subjektiver Erfahrungen von Klient und Psychotherapeut im Hinblick auf Therapieverlauf und Therapieerfolg.* Unveröff. Diss., Universität Hamburg.

Eckert, J. (1976). Zur Prognose von psychotherapeutischen Effekten bei unterschiedlichen Behandlungsmethoden. Eine Darstellung der Probleme, ihrer Ursachen und ein Lösungsvorschlag. *Zeitschrift für Klinische Psychologie, 5,* 153–163.

Eckert, J. (1993). Zur Begutachtung der psychotherapeutischen Verfahren im »Forschungsgutachten« zum Psychotherapeutengesetz. Viele sind gar nicht erst angetreten, drei haben gewonnen und zwei bekommen den Preis. *Journal für Psychologie, 1,* 54–60.

Eckert, J. (1994). Diagnostik und Indikation in der Gesprächspsychotherapie. In P. Janssen & W. Schneider (Hrsg.), *Diagnostik in Psychotherapie und Psychosomatik* (S. 147–164). Stuttgart: Gustav Fischer.

Eckert, J. & Biermann-Ratjen, E.-M. (1985). *Stationäre Gruppenpsychotherapie. Prozesse – Effekte – Vergleiche.* Berlin: Springer.

Eckert, J. & Biermann-Ratjen, E.-M. (1986). Überlegungen und Erfahrungen bei der gesprächspsychotherapeutischen Behandlung in Gruppen von Patienten mit einer Borderline-Persönlichkeitsstörung. *Zeitschrift für personenzentrierte Psychologie und Psychotherapie, 1,* 47–54.

Eckert, J. & Biermann-Ratjen, E.-M. (1990). Ein heimlicher Wirkfaktor: Die »Theorie« des Therapeuten. In V. Tschuschke & D. Czogalik (Hrsg.), *Psychotherapie – Welche Effekte verändern? Zur Frage der Wirkmechanismen therapeutischer Prozesse* (S. 272–287). Berlin: Springer.

Eckert, J. & Biermann-Ratjen, E.-M., Blonski, D. & Peters, W. (1979). Zur Prädiktion der Effekte einer Gesprächspsychotherapie anhand eines Indikations-Interviews. *Zeitschrift für Klinische Psychologie und Psychotherapie, 27,* 22–29.

Eckert, J. & Biermann-Ratjen, E.-M. & Speidel, H. (1977). Der Bedarf poliklinischer Institutionen aus der Sicht klinisch tätiger Psychiater. *Therapiewoche, 27,* 3567–3574.

Eckert, J., Bolz, W. & Pfuhlmann, K. (1979). Überprüfung der Vorhersagbarkeit von psychotherapeutischen Effekten auf Grund der »Ansprechbarkeit« des Klienten bei Gesprächspsychotherapie und psychodynamischer Kurztherapie. *Zeitschrift für klinische Psychologie, 8,* 169–180.

Eckert, J., Griep, G. & Wuchner, M. (1990). Behandlungsziele und -ergebnisse bei Borderlinepatienten. In G. Meyer-Cording & G. Speierer (Hrsg.), *Gesundheit und Krankheit. Theorie, Forschung und Praxis der klientenzentrierten Gesprächspsychotherapie heute* (S. 199–215). Köln: GwG-Verlag.

Eckert, J., Schwartz, H.-J. & Tausch, R. (1977). Klienten-Erfahrungen und Zusammenhang mit psychischen Änderungen in personenzentrierter Gesprächspsychotherapie. *Zeitschrift für Klinische Psychologie, 6,* 177–184.

Eckert, J. & Wuchner, M. (1994). Frequenz-Dauer-Setting in der Gesprächspsychotherapie heute. Teil 1: Einzeltherapie bei Erwachsenen. *GwG Zeitschrift, 95,* 17–20.

Eckert, J., Höger, D. & Linster, H. (Hrsg). (1997) *Praxis der Gesprächspsychotherapie. Störungsbezogene Falldarstellungen.* Stuttgart: Kohlhammer.

Eckert, J., Biermann-Ratjen, E.-M., Brodbeck, D., Burgmeier-Lohse, M., Keller, W., Schulz, E., Schuricht, Chr. & Strauß, B. (1997). Indikation in der Psychotherapie: Welchen Einfluß nehmen interpersonalen Probleme der Patienten auf die Indikationsstellung und die Wahl des Settings? *Gruppenpsychotherapie und Gruppendynamik, 33,* 1–17.

Eckert, J. (2000). Gesprächspsychotherapeutische Behandlung von Patienten mit einer Borderline Persönlichkeitsstörung. In: Reimer, Chr., Eckert, J., Hautzinger, M. & Wilke, E. (Hrsg). *Psychotherapie. Ein Lehrbuch für Ärzte und Psychologen.* 2. Aufl., S. 537-554. Berlin Heidelberg New York: Springer.

Eckert, J. & Biermann-Ratjen, E.-M. (2000). Gesprächspsychotherapie nach Rogers – Prinzipien einer klientenzentrierten Behandlung von Patienten mit einer Borderline-Persönlichkeitsstörung. In: Kernberg, O.F., Dulz, B. & Sachsse, U. (Hrsg.), *Handbuch der Borderline-Störungen.* (S. 595-611) Stuttgart: Schattauer.

Eckert, J. & Biermann-Ratjen, E.-M. (2001). Klientenzentrierte Gruppenpsychotherapie. In: V. Tschuschke (Hrsg.), *Praxis der Gruppenpsychotherapie.* (S. 335–342). Stuttgart: Thieme.

Eckert, J. (2002a). Kurzzeit- und längerfristige Psychotherapie. In: W.W. Keil, & G. Stumm (Hrsg.), *Die vielen Gesichter der personzentrierten Psychotherapie* (S. 445–466). Wien: Springer.

Eckert, J. (2002b). Wieviel Therapie braucht mein Patient in welchem Zeitraum? *Psychotherapeut, 47,* 238–239.

Eggert, D. (1971). Untersuchungen zur psychometrischen Eignung eines neuen Fragebogens der neurotischen Tendenz und der Extraversion von Eysenk (EPI). *Praxis der Klinischen Psychologie, 2,* 30–62.

Elliott, R. (1999a). Prozeß-Erlebnisorientierte Psychotherapie – Ein Überblick: Teil 1. *Psychotherapeut* 44: 203–213.

Elliott, R. (1999b). Prozeß-Erlebnisorientierte Psychotherapie – Ein Überblick: Teil 2. *Psychotherapeut* 44: 340–349.

Elliott, R. (2002). The Effectiveness of Humanistic Therapies: A Meta-Analysis. In D.J. Cain & J. Seeman (Eds.), *Humanistic Psychotherapies. Handbook of Research and Practice* (p. 71–72). Washington, DC: American Psychological Association.

Elliott, R. & Greenberg, L.S. (2002) Process-experiential psychotherapies. In: D. J. Caine & J. Seeman (Eds.), *Humanistic Psychotherapies. Handbook of Research and Practice* (279-306): Washington, DC: American Psychological Associations.

Elliott, R., Greeberg, L. S. & Lietaer, G. (2003). Research on Experiential Psychotherapies, In: M. Lambert, A. Bergin, & S. Garfield (Eds.*), Handbook of psychotherapy and behavior change (5th ed.),* New York: Wiley.

Erikson, E. H. (1966). *Identität und Lebenszyklus.* Frankfurt: Suhrkamp. (Original erschienen 1959: Identity and the life cycle: selected papers. New York: International University Press).

Eyßell, D., Zeising, S. & Stuhr, U. (1992). Prozess-Erfolgsforschung am Beispiel klientenzentrierter Psychotherapie und Psychodynamischer Kurztherapie *Zeitschrift für Klinische Psychologie, Psychopathologie und Psychotherapie, 40,* 58–78.

Faber, F. R. & Haarstrick, R. (1991). *Kommentar Pyschotherapie-Richtlinien* (2., neubearbeitete Auflage). Neckarsulm: Jungjohann.

Falbesaner, Th. (1974). Kritische Anmerkungen zum Variablenansatz in der Gesprächspsychotherapie. *Informationsblätter der Gesellschaft für wissenschaftliche Gesprächspsychotherapie, 19,* 24–29.

Fentress, C. J. (1976). Dynamic boundaries of patterned behavior: interaction and self-organization. In P. P. G. Bateson & R. A. Hinde (Eds.), *Growing points in ethology* (pp. 135–169). Cambridge. Cambridge Univerity Press.

Finke, J. (1994 a). *Empathie undd Interaktion. Methodik und Praxis der Gesprächspsychotherapie.* Stuttgart: Georg Thieme.

Finke, J. (1994 b). Die Krankheitslehre der Gesprächspsychotherapie. In M. Behr, U. Esser, F. Petermann, R. Sachse & R. Tausch (Hrsg.), *Personzentrierte Psychologie & Psychotherapie. Jahrbuch 1994* (S. 9–29). Köln: GwG-Verlag.

Fonagy, P., Target, M., Steele, M., Steele H. (1998). *Reflective-Functioning manual: For Applications to Adult Attachment Interviews.* Confidential document (Version 5.0). London: University College.

Frankl, V. (1982). *Der Wille zum Sinn* (3. erweiterte Aufl.). Bern: Huber.

Fremmer-Bombik, E. (1987). *Beobachtungen zur Beziehtungsqualität im zweiten Lebenjahr und ihre Bedeutung im Lichte mütterlicher Kinheitserinnerungen.* Unveröff. Diss., Universität Regensburg.

Freud, S. (1912). *Ratschläge für den Arzt in der psychoanalytischen Behandlung. GW VIII* (S. 376–387). Frankfurt: Fischer.

Freud, S. (1932). *Neue Folge der Vorlesungen über Psychoanalyse. Die Zerlegung der psychischen Persönlichkeit. GW XV* (S. 62–86). Frankfurt: Fischer.

Frohburg, I. (2004). Katamnese-Forschung in der Gesprächspsychotherapie. *Zeitschrift für klinische Psychologie und Psychotherapie* (im Druck).

Garfield, S. L. (1986). Research on client variables in psychotherapie. In S. L. Garfield & A. E. Bergin (Eds.), *Handbook of psychotherapy and behavior change,* 3rd. ed. (pp. 213–256). New York: Wiley.

Gendlin, E. T. (1962). Experiencing and the creation of meaning. New York: The Free Press of Glencoe.

Gendlin, E. T. (1978). Eine Theorie der Persönlichkeitsveränderung. In H. Bommert & H.-D. Dahlhoff (Hrsg.), *Das Selbsterleben (Experiencing) in der Psychotherapie* (S. 1–62). Münchcn: Urban & Schwarzenberg.

Gendlin, G. (1981). *Focusing. Technik der Selbsthilfe bei der Lösung persönlicher Probleme.* Salzburg: Otto Müllcr.

Gomes-Schwartz, B. (1978). Effective ingredients in psychotherapy: Predictions of outcome froni process variables. *Journal of Consulting and Clinical Psychology.* 46, 1023-1035.

Gordon, Th. (1989). *Familienkonferenz: Die Lösung von Konflikten zwischen Eltern und Kind* (9. Aufl.). München: Heyne (Original erschienen 1970: Parent Effectiveness Training. New York: Wyden).

Grawe, K. (1976). *Differezielle Psychotherapie I.* Bern: Huber.

Grawe, K. (1978). Indikation in der Psychotherapie. In L. J. Pongratz (Hrsg.), *Handbuch der Psychologie, Bd. 8* (S. 1849–1883). Göttingen: Hogrefe.

Grawe, K. (1988). Beziehungsgestaltung in der Psychotherapie. In F. Pfäfflin, H. Appelt, M. Krausz & M. Mohr (Hrsg.), *Der Mensch in der Psychiatrie* (S. 243–258) Berlin: Springer.

Grawe, K. (1992). Psychotherapieforschung zu Beginn der neuuziger Jahre. *Psychologische Rundschau,* 43, 132–162.

Grawe, K. (1995). Grundriß einer Allgemeinen Psychotherapie. *Psychotherapeut 40:* 130–145.

Grawe, K., Caspar, F. & Ambühl, H. (1990 a). Themenheft Differenzielle Psychotherapieforschung: Vier Therapieformen im Vergleich. *Zeitschrift für Klinische Psychologie, 4,* 292–376.

Grawe, K., Caspar, F. & Ambühl, H. (1990 b). Die Berner Therapievergleichsstudie: Zusammenfassung und Schlussfolgerungen. *Zeitschrift für Klinische Psychologie, 4,* 362–376.

Grawe, K., Caspar, F. & Ambühl, H. (1990 c). Die Berner Therapievergleichsstudie: Fragestellungen und Versuchsplan. *Zeitschrift für Klinische Psychologie, 4,* 294–315.

Grawe, K., Caspar, F. & Ambühl, H. (1990 d). Die Bemer Therapievergleichsstudie: Wirkungsvergleich und differenziclle Indikation. *Zeitschrift für Klinische Psychologie, 4,* 338-361.

Grawe, K., Donati, R. & Bernauer, F. (1994). *Psychotherapie im Wandel. Von der Konfession zur Profession.* Göttingen: Hogrefe.

Grawe, K. (2000). Allgemeine Psychotherapie. In: W. Senf & M. Broda (Hrsg), *Praxis der Psychotherapie. Ein integratives Lehrbuch für Psychoanalyse und Verhaltenstherapie.* 2. neubearbeitete und erweiterte Aufl. (S. 314–325), Stuttgart New York: Thieme.

Greenberg, L., Elliott, R. & Lietaer, G. (1994). Research on Experiential Psychotherapies. In A. E. Bergin & S. L. Garfield (Eds.), *Handbook of Psychotherapy and Belhavior Change, 4th Edition* (p. 509–539). New York: Wiley.

Greenberg, L. S. & Johnson, S. M. (1988). *Emotionally focused therapy of couples.* New York: Guilford Press.

225

Literatur

Greenberg, L., Rice, L. N. & Elliott, R. (1994). *Process-experiential psychotherapy: Facilitating emotional change.* New York: Guilford.

Grossmann, K. (1990). Entfremdung, Abhängigkeit und Anhänglichkeit im Lichte der Bindungstheorie. *Praxis der Psychotherapie und Psychosomatik, 35,* 231–238.

Grossmann, K. E. & Grossmann, K. (1994). Bindungstheoretische Grundlagen psychologisch sicherer und unsicherer Entwicklung. *GwG Zeitschrift, 96,* 26–41.

Grunwald, W. (1976). *Psychotherapie und experimentelle Konfliktforschung.* München: Reinhardt.

Harlow, H. F. & Zimmermann, R. R. (1959). Affectional responses in the infant monkey. *Science, 130,* 421–432.

Hart J. T. & Tomlinson, T. M. (1970). The developement of client-centered therapy. In J. T. Hart & T. M. Tomlinson(Eds.), *New directions in client-centered therapy* (S. 3-22). Boston: Hotighton Mifflin.

Hendricks, M. N. (2002). Focusing-oriented/experiential psychotherapy. In D. J. Caine & J. Seeman (Eds.), *Humanistic Psychotherapies. Handbook of Research and Practice* (p. 221–251). Washington, DC: American Psychological Associations.

Hesse, H. (1922) *Siddhartha.* S. Fischer Verlag, Berlin. Neuausgabe (1999); Frankfurt/M.: Suhrkamp Taschenbuch.

Höger, D. (1986). Zur Interpretation des Klienten-Erfahrungs-Bogens nach Eckert und Schwartz. *GwG-Info* (Informationsblätter der Gesellschaft für wissenschaftliche Gesprächspsychotherapie), 65, 51–63.

Höger, D. (1989). Klientenzentrierte Psychotherapie – Ein Breitbandkonzept mit Zukunft. In R. Sachse & J. Howe (Hrsg.), *Zur Zukunft der klientenzentrierten Psychotherapie* (S. 197–222). Heidelberg: Asanger.

Höger, D. (1991). *Differenzielle Aspekte des Klient(inn)enerlebens in der Klientenzentrierten Psychotherapie.* Unveröff. Forschungsbericht, Universität Bielefeld.

Höger, D. (1993 a). *Klientenzentrierte Gesprächspsychotherapie* (Reihe: Formen der Psychotherapie. Kurseinheit Gesprächspsychotherapie). Hagen: Fernuniversität Hagen.

Höger, D. (1993 b). Organismus, Aktualisierungstendenz, Beziehung – die zentralen Grundbegriffe der Klienteuzentrierten Gesprächspsychotherapie. In J. Eckert, D. Höger & H. Linster (Hrsg.), *Die Entwicklung der Person und ihre Störung: Entwurf einer ätiologisch orientieren Krankheitslehre im Rahmen des klientenzentrierten Konzepts.* (S. 17–41). Köln: GwG.

Höger, D. (1993 c). *Entwicklung und Überprüfung des Bielefelder Klientenerfahrungsbogens (BIKEB).* Unveröff. Forschungsbericht, Universität Bielefeld.

Höger, D. (1994). *Kurzbericht über die Entwicklung der Endform des Bielefelder Klienten-Erfahrungs-Bogen (BIKEB).* Unveröff. Forschungsbericht, Universität Bielefeld.

Hoffmann, N. (1977). *Therapeutische Methoden in der Sozialarbeit.* Salzbug: Otto Müller.

Hoffmann, S. O. (1993). Zum Geleit. In W. Schneider, H. J. Freyberger, A. Muhs & G. Schüßler (Hrsg.), *Diagnostik und Klassifikation nach ICD-10 Kap. V.* Eine kritische Auseinandersetzung. Göttingen: Vandenhoeck & Ruprecht.

Hofstätter, P. R. (1972). *Psychologie.* Frankfurt: Fischer.

Horowitz, L. M., Rosenberg, S. E., Baer, B. A., Ureno, G. & Villasenor, V. S. (1988). Inventory of interpersonal problems: Psychometric properties and clinical applications. *Journal of Consulting and Clinical Psychology, 56,* 885–892.

Horowitz, L. M., Rosenberg, S. E. & Bartholomew, K. (1993). Interpersonale Probleme in der Psychotherapie. *Gruppenpsychotherapie und Gruppendynamik, 29,* 170–197.

Horowitz, L. M., Strauß, B. & Kordy, H. (1994). *Das Inventar zur Erfassung interpersonaler Probleme – Deutsche Version.* Weinheim: Beltz-Test.

Houben, A. (1975). *Klinisch-psychologische Beratung.* München: Reinhardt.

Howard, K. I., Kopta, S. M., Krause, M. S. & Orlinsky, D. E. (1986). The Dose-Effect Relationship in Psychotherapy. *American Psychologist, 41,* 159–164.

Janssen, P. L. & Schneider, W. (1994). *Diagnostik in der Psychotherapie und Psychosomatik.* Stuttgart: Gustav Fischer.

Johnson, S. & Greenberg, L. S. (1988). Relating process to outcome in marital therapy. *Journal of Marital and Family Therapy,* 14, 175–183.

Johnson, S. (1996). *The practice of emotional focused couples therapy: Creating connections.* Brunner & Mazel: New York.

Johnson, S. & Boisvert, Ch. (2002). Threating Couples and Families from the humanistic perspective: More than the symptom, more than solutions. In D. J. Caine & J. Seeman (Eds.), *Humanistic Psychotherapies. Handbook of Research and Practice* (p. 309–337). Washington, DC: American Psychological Associations.

Junker, H. (1973). Das *Beratungsgespräch.* München: Kösel.

Junker, H. (1977). Theorien in der Beratung. In W. Hornstein, R. Bastine, H. Junker & Ch. Wulf (Eds.), *Beratung in der Erziehung* (S. 285–310). Frankfurt: Fischer.

Kächele, H. (1992). Psychoanalytische Therapieforschung 1930–1990. *Psyche, 46,* 259–285.

Keil, W.W. & Stumm, G. (Hrsg.) (2002), *Die vielen Gesichter der personzentrierten Psychotherapie.* Springer: Wien.

Kernberg, O. F., Bursteine, E. D., Coyne, L., Appelbaum, A., Horwitz, L. & Voth, H. (1972). Psychotherapy and Psychoanalysis. Final report of the Menninger Foundation. *Bulletin Menninger Clinic, 36,* 3–275.

Keupp, H. & Bergold, J. B. (1972). Probleme der Macht in der Psychotherapie. In C. H. Bachmann (Hrsg.), *Psychoanalyse und Verhaltenstherapie,* (S. 105–140). Frankfurt: Fischer.

Kiernan, Th. (1976). *Psychotherapie: Kritischer Führer durch Theorien und Praktiken.* Frankfurt: Fischer.

Kiesler, D. J. (1969). A grid model for theory and research in the psychotherapies. In L. D. Eron & R. Callahan (Eds.), *The relation of theory to practice in psychotherapy.* (p. 115–145). Chicago: Aldine.

Kiesler, D. J. (1977). Die Mythen der Psychotherapieforschung und ein Ansatz für ein neues Forschungsparadigma. In F. Petermann (Hrsg.), *Psychotherapieforschung* (S. 7–50). Weinheim: Beltz. (Original erschienen 1966: Some Myths of Psychotherapy Research and the Search for a Paradigm. *Psychological Bulletin, 65,* 110–136).

Kiesler, D. J. (1983). The 1982 interpersonal circle: A taxonomy for complementarity in human transactions. *Psychological Review, 90,* 185–217.

Kluge, F. (1975). *Etymologisches Wörterbuch der deutschen Sprache* (11. Aufl.). Berlin: De Gruyter.

Kobak, R. & Sceery, A. (1988). Attachment in late adolescence: working models, affect regulation and representations of self and others. *Child Development, 59,* 135–146.

Köhler-Weisker, A. (1978). Freuds Behandlungstechnik und die Technik der klientenzentrierten Gesprächspsychotherapie nach Rogers. *Psyche, 32,* 827–847.

Köhler-Weisker, A., Horn, K. & Schülein, J. A. (1993). *»Auf der Such nach dem wahren Selbst« Eine Auseinandersetzumg mit Carl Rogers.* Frankfurt: Edition Suhrkamp.

König, F. (1976). Die Verbesserung der Problemlösefähigkeit durch gesprächspsychotherapeutische Reduktion internal motivierter Konflikte. In P. Jankowski, D. Tscheulin, H. J. Fietkau & F. Mann (Hrsg.), *Klientenzentrierte Psychotherapie heute* (S. 84–97). Göttingen: Hogrefe.

Kohut, H. (1973). *Narzissmus. Eine Theorie der psychoanalytischen Behandlung narzisstischer Perönlichkeitsstörungen.* Frankfurt: Suhrkamp. (Original erschienen 1971: The Analysis of the Self. New York: International Universities Press).

Kohut, H. (1979). *Die Heilung des Selbst.* Frankfurt: Suhrkamp. (Original erschienen 1977: The Restoration of the Self. New York: International Universities Press).

Kordy, H. (1992). Qualitätssicherung: Erläuterung zu einem Reiz- und Modewort. *Zeitschrift für Psychosomatische Medizin und Psychoanalyse, 38,* 310–324

Krause, R. (1983). Zur Onto- und Phylogenese des Affektsystems und ihrer Beziehungen zu psychischcn Störungen. *Psyche, 37,* 1016–1043.

Krause, R. (1988). Eine Taxomonie der Affekte und ihre Anwendung auf das Verständnis der »frühen« Störungen. *Zeitschrift für Psychotherapie und Medizinische Psychologie 38,* 77–86.

Krause, R. (1990). Psychodynamik der Emotionsstörungen. In K. R. Scherer (Hrsg.), *Psychologie der Emotionen.* Göttingen: Hogrefe.

Krause, R. (1992). Die Zweierbeziehung als Grundlage der psychoanalytischen Therapie. *Psyche, 40,* 588–612.

Krause, R. & Lütolf, P. (1988). Facial indicators of transference processes within psychoanalytic treatment. In H. Dahl, H. Kächele & H. Thomä (Hrsg.), *Psychoanalytic Process Research Strategies.* Berlin: Springer.

Kris, E. (1940). Laughter as an expressive process. Contributions to the psychoanalysis of an expressive behaviour. *International Journal of Psychoanalysis, 21,* 314–341.

Kriz, J. (1989). Entwurf einer systemischen Theorie Klientenzentrierter Psychotherapie. In R. Sachse & J. Howe (Hrsg.), *Zur Zukunft der Klientenzentrierten Psychotherapie* (S. 168–196). Heidelberg: Asanger.

Kruse, O. (1991). *Emotionsentwicklung und Neurosenentstehung. Perspektiven einer klinischen Entwicklungspsychologie.* Stuttgart: Enke.

Kwiatkowski, E. (1980). *Psychotherapie als subjektiver Prozess. Für eine sozialwissenschaftliche Konzeption der Gesprächstherapieforschung.* Weinheim: Beltz.

Lang, H. (Hrsg.). (1990). *Wirkfaktoren der Psychotherapie.* Berlin: Springer.

Leary, T. (1957). *Interpersonal Diagnosis of Personality.* Chicago: Ronald Press.

Lietaer, G. (1992). Von »nicht-direktiv« zu »erfahrungsorientiert«: Über die zentrale Bedeutung eines Kernkonzepts. In R. Sachse, G. Lietaer & W. B. Stiles (Hrsg.), *Neue Handlungskonzepte in der Klientenzentrierten Psychotharapie. Eine grundlegende Neuorientierung.* (S. 11–12). Heidelberg: Asanger.

Lietaer, G. & Keil, W. W. (2002). Klientenzentrierte Gruppenpsychotherapie. In: Keil, W. W. & Stumm, G. (Hrsg.), *Die vielen Gesichter der personzentrierten Therapie.* (S. 295–317). Wien: Springer.

Linster, H. W. (1980). Gesprächspsychotherapie. In H. W. Linster, H. Wetzel u. a. (Hrsg.), *Veränderung und Entwicklung der Person. Grenzen und Möglichkeiten psychologischer Psychotherapie* (S. 170–229). Hamburg: Hoffmann und Campe.

Linster, H. W. (2000). Klientenzentrierte Paartherapie. In: Kaiser, P. (Hrsg.), *Partnerschaft und Paartherapie* (S. 271–292). Göttingen: Hogrefe

Linster, H. W. & Rückert, D. (1998) Gesprächspsychotherapie als Kurztherapie oder Klientenzentrierte/Personzentrierte Kurztherapie. *Psychotherapeuten Forum, 6,* 225–235.

London, P. (1972). The end of ideology in behavior modification. *American Psychologist, 27,* 913–920.

Luborsky, L., Singer, B., & Luborsky, L. (1975). Comparative studies of psychotherapies: Is it true that »Everybody has won and all must have prizes«? *Archives of General Psychiatry, 32,* 995–1008.

Luborsky, L., Crits-Christoph, P., Mintz, J. & Auerbach, A. (1988). *Who will benefit from Psychotherapy?* New York: Basic Books.

Luborsky, L., McLellan, A. T., Woody, G. E., O'Brien, C. P. & Auerbach, A. (1985). Therapists success and its determinants. *Archives of General Psychiatry, 42,* 602–611.

Luborsky, L., Rosenthal, R., Diguer, L., Andrusyna, T. P., Berman, J. S., Levitt, J. T., Seligman, D. A. & Krause, E. D. (2002). The dodo bird verdict is alive and well-mostly. *Clinical Psychology: Science & Practice, 9,* 2–12.

Lüssi, P. (1991). *Systemische Sozialarbeit.* Bern: Haupt.

Märtens, M. & Petzold, H. (Hrsg.) (2002). *Therapieschäden. Risiken und Nebenwirkungen von Psychotherapie.* Mainz: Grünewald.

Mahler, M., Pine, F. & Bergman, A. (1980). *Die psychische Geburt des Menschen. Symbiose und Individuation.* Frankfurt: Fischer. (Original erschienen 1975: The Psychological Birth of the Human Infant. New York: Basic Books).

Mahoney, M. J. (1980). Psychotherapieerfolg: Implikationen kognitiver Konstrukte. In W. Schulz & M. Hautzinger (Hrsg), *Klinische Psychologie und Psychotherapie, Kongressbericht, Bd. 1* (S. 23–35). Tübingen/Köln: DGVT/GwG.

Maier, H. W. (1983). *Drei Theorien der Kindheitsentwicklung.* New York: Harper & Row (UTB, Uni-Taschenbuch 1234),

Main, M. (1982). Vermeiden im Dienst von Nähe: Ein Arbeitspapier. In K. Immelmann, G. Barlow, L. Petinovich & M. Main (Eds.), *Verhaltensentwicklung von Mensch und Tier* (S. 751–793). Berlin: Parey.

Main, M. & Cassidy, J. (1988). Categories of reunion with the parent at age six: Predictable from infant attachment classification and stable over a one-month-period. *Development Psychology, 24,* 415–426.

Main, M. & Goldwyn, R. (1984). Predicting rejection of her infant from mother's representation of her own experience: implications for the abused-abusing intergenerational cycle. *Child Abuse and Neglect, 8,* 203–217.

Martin, D. G. (1975). *Gesprächspsychotherapie als Lernprozess.* Salzburg: Otto Müller.

Marziali, E. A. (1984). Prediction of outcome of brief psychotherapy from therapist interpretative interventions. *Archives of General Psychiatry, 41,* 301–304.

Marziali, E. A., Marmar, C. R. & Krupnick, J. (1981). Therapeutic alliance scales: Development and relationship to psychotherapeutic outcome. *American Journal of Psychiatry, 138,* 361–363.

Maturana, H. R. (1985). *Erkennen: Die Organisation und Verkörperung von Wirklichkeit: Ausgewählte Arbeiten zur biologischen Epistemologie* (2. durchges. Aufl.). Braunschweig: Vieweg.

Maturana, H. & Varela, F. (1975). *Autopoietic systems. Report BCL 9. 4.* Urbana, III.: Biological Computer Laboratory, Univ. of Illinois.

Maturana, H. & Varela, F. (1987). *Der Bann der Erkenntnis.* München: Scherz.

Mead, G. H. (1973). *Geist, Identität und Gesellschaft.* Frankfurt: Suhrkamp.

Meier, F. & Piontkowski, U. (1975). Gefühlskommunikabilität in therapeutischen Interaktionen. *Zeitschrift für Klinische Psychologie und Psychotherapie, 4,* 273–286.

Meltzoff, J. & Kornreich, M. (1970). *Research in psychotherapy.* New Vork: Atherton Press.

Meyer, A.-E. (1981). The Hamburg Short Psychotherapy Comparison Experiment. *Psychotherapy and Psychosomatics, 35,* 81–207.

Meyer, A.-E. (1990a). Eine Taxonomie der bisherigen Psychotherapieforschung. *Zeitschrift für Klinische Psychotherapie, 4,* 287–291.

Meyer, A.-E. (1990b). Wodurch wirkt Psychotherapie? In: H. Lang, H. (Hrsg), *Wirkfaktoren der Psychotherapie* (S. 179-188). Berlin Heidelberg: Springer.

Meyer, A. E. (1993). Geleitwort. In L. Teusch & J. Finke (Hrsg.), *Krankheitslehre der Gesprächspsychotherapie. Neue Beiträge zur theoretischen Fundierung* (S. 5–12). Heidelberg: Asanger.

Meyer, A.-E., Richter, R., Grawe, K., Graf v. d. Schulenburg, J.-M. & Schulte, B. (1991). *Forschungsgutachten zu Fragen eines Psychotherapeutengesetzes. Im Auftrag des Bundesministeriums für Jugend, Familie, Frauen und Gesundheit.* Hamburg: Universitäts-Kramkenhaus Hamburg-Eppendorf.

Meyer, A.-E., Stuhr, U. & Dencke, F. W. (1989). Psychoanalytische Kurztherapie. Möglichkeiten und Grenzen anhand eigener empirischer Untersuchungen. In P. L. Janssen & G. H. Paar (Hrsg.), *Reichweite der psychoanalytischen Therapie* (S. 55–74). Berlin: Springer.

Minsel, W.-R. (1974). *Praxis der Gesprächspsychotherapie.* Wien: Böhlaus.

Minsel, W.-R. (1975). Indikation und Kontraindikation in der Gesprächspsychotherapie. In Gesellschaft für wissenschaftliche Gesprächspsychotherapie (Hrsg.), *Die Klientenzentrierte Gesprächspsychotherapie* (S. 181–194). München: Kindler.

Minsel, W.-R. & Langer, I. (1974). Forschung in client-centered Gesprächspsychotherapie. In W. J. Schraml & U. Baumann (Hrsg.), *Klinische Psychologie II* (S. 209–244). Bern: Huber.

Müller, B. (1992). Gesprächspsychotherapie – Eine Klientenzentrierte Beziehungstherapie. In G. Hörmann & M. R. Textor (Hrsg.), *Praxis der Psychotherapie. Fünf Therapierichtungen in Fallbeispielen* (S. 107–160). Opladen: Westdeutscher Verlag.

Nicolis, G. & Prigogine, I. (1987). *Die Erforschung des Komplexen. Auf dem Weg zu einem neuen Verständnis der Naturwissenschaften.* München: Pieper.

Orlinsky, D. E. (1994). »Learning from Many Masters«. Ansätze zu einer wissenschaftlichen Integration psychotherapeutischer Behandlungsmodelle. *Psychotherapeut, 39,* 2–9.

Orlinsky, D. E. & Howard, K. I. (1986). Process and outcome in psychotherapy. In S. L. Garfield & A. E. Bergin (eds.), *Handbook of Psychotherapy and Behavior Change* (3. Aufl.). New York: Wiley.

Orlinsky, D. E. & Howard. K. I. (1987). A Generic Model of Psychotherapy. *Journal of integrative and eclectic psychotherapy, 6,* 6–36.

Panagiotopoulos, P. (1993). Inkongruenz und Abwehr. Der Beitrag Rogers zu einer Klientenzentrierten Krankheitslehre. In J. Eckert, D. Höger & H. Linster (Hrsg.), *Die Entwicklung der Person und ihre Störung, Bd. 1* (S. 43–56). Köln: GwG-Verlag.

Pavel, F. G. (1978). *Die Klientenzentrierte Psychotherapie. Entwicklung – gegenwärtiger Stand – Fallbeispiele.* München: Pfeiffer.

Perrez, M. (1976). Gesprächspsychotherapie als Therapie internal motivierter Konflikte. In P. Jankowski, D. Tscheulin, H.-J. Fietkau & F. Mann (Eds.), *Klientenzentrierte Psychotherapie heute* (S. 82–83). Göttingen: Hogrefe.

Pfeiffer, W. M. (1977). Aspekte der Klientenzentrierten Psychotherapie. Skalen zur didaktischen Gesprächsanalyse nach Carkhuff, Gendlin, Tausch. *GwG-Info* (Informationsblätter der Gesellschaft für wissenschaftliche Gesprächspsychotherapie), *41,* 38–43.

Pfeiffer, W. M. (1980 a). Diskussionsbemerkungen zu E. Biermann-Ratjen, J. Eckert und H.-J. Schwartz: »Gesprächspsychotherapie. Verändern durch Verstehen. *GwG-Info* (Informationsblätter der Gesellschaft für wissenschaftliche Gesprächspsychotherapie), *39,* 21-26.

Pfeiffer, W. M. (1980 b). Fortsetzung der Diskussion mit E. Biermann-Ratjen, J. Eckert und H.-J. Schwartz. *GwG-Info* (Informationsblätter der Gesellschaft für wissenschaftliche Gesprächspsychotherapie), 41, 38–43.

Plog, U. (1976). *Differentielle Psychotherapie II*. Bern: Huber.

Pörtner, M. (1994). *Praxis der Gesprächspsychotherapie. Interviews mit Therapeuten*. Stuttgart: Klett-Cotta.

Prigogine, I. & Stengers, I. (1980). *Dialog mit der Natur. Neue Wege naturwissenschaftlichen Denkens*. München: Pieper.

Prouty, G., Pörtner, M. & van Werde, D. (1998). *Prä-Therapie*. Stuttgart: Klett-Cotta.

Quittmann, H., Tausch, A.-M. & Tausch, R. (1974). Selbstkommunikation von Jugendlichen und ihren Eltern. Zusammenhang mit Psychoneurotizismus und elterlichem Erziehungsverhalten. *Zeitschrift für Klinische Psychologie, 3*, 193–204.

Rappaport, J. & Chinsky, J. M. (1972). Accurate empathy: Confusion of a construct. *Psychological Bulletin, 77*, 400–404.

Reich, W. (1945). *Charakteranalyse*. Köln: Kiepenheuer & Witsch.

Reicherts, M. (1991). Gesprächspsychotherapeutisch orientierte Intervention. In M. Perrez, U. Baumann (Hrsg.), *Lehrbuch Klinische Psychologie, Bd. 2* (S. 146–160). Bern: Huber.

Reimer, Chr. (2000). Tiefenpsychologisch orientierte Psychotherapie. In: C. Reimer, J. Eckert, M. Hautzinger & E. Wilke: *Psychotherapie. Ein Lehrbuch für Ärzte und Psychologen* (S. 10–77). Springer: Berlin Heidelberg New York.

Reisel, D. (1992). Was fehlt mir? Der Klient als Diagnostiker. In P. Frenzel, P. F. Schmid & M. Winkler (Hrsg.), *Handbuch der Personzentrierten Psychotherapie* (S. 153–162). Köln: Edition Humanische Psychologie.

Rice, L. N. & Greenberg, L. (Eds.) (1984). *Patterns of Change*. New York: Guilford.

Riedel, H. & Schneider-Düker, M. (1991). Kontextbedingungen »kontrollierter« und »unkontrollierter« Psychotherapieforschung. *Psychologische Rundschau, 42*, 19–28.

Rogers, C. R. (1957). The necessity and sufficient conditions of the therapeutic personality change. *Journal of Consulting Psychology. 21*, 95–103. (Dtsch. Übers. 1991: Die notwendigen nnd hinreichenden Bedingungen für Persönlichkeitsentwicklung durch Psychotherapie. In C. R. Rogers & P. F. Schmid [Hrsg.], *Person-zentriert. Grundlagen von Theorie und Praxis*. [S. 165–184]. Mainz: Matthias-Grünewald-Verlag).

Rogers, C. R. (1959). A theory of therapy, personality and interpersonal relationships as developed in client-centered framework. In S. Koch (Ed.), *Psychology: A study of a science. Vol. Ill* (pp 184–256). New York: McGraw Hill. (Dtsch. Übers. 1987: *Eine Theorie der Psychotherapie, der Persönlichkeit und der zwischenmenschlichen Beziehungen. Entwickelt im Rahmen des klientenzentrierten Ansatzes*. Köln: GwG-Verlag).

Rogers, C. R. (1959). A Tentative Scale for the Measurement of Process in Psychotherapy. In: Rubinstein, E. & Parloff, M.B. (Eds.*), Research in psychotherapy. Proceedings of a conference* (p. 96-107). Washington D.C.: APA.

Rogers, C. R. (1962). The interpersonal Relationship: The core of guidance. *Harward Educational Review 42*, 416–429. (Dtsch. Übersetz. 1983 in C. Rogers: Therapeut und Klient, S. 211–230).

Rogers, C. R. (1972). *Die nicht-direktive Beratung*. München: Kindler. (Original erschienen 1942: Counseling and psychotherapy. Boston: Houghton Mifflin).

Rogers, C. R. (1 973a). *Die klient-bezogene Gesprächstherapie*. München: Kindler. (Original erschienen 1951: Client-centered therapy. Boston: Houghton Mifflin).

Rogers, C. R. (1973b). *Entwicklung der Persönlichkeit*. Stuttgart: Klett. (Original erschienen 1961: On becoming a Person. Boston: Houghton Mifflin).

Rogers, C. R. (1974). *Lernen in Freiheit. Zur Bildungsreform in Schule und Universität*. München: Kösel (Original erschienen 1969: Freedom to learn. A view of what education might become. Columbus: Charles Merrill).

Rogers, C. R. (1974). *Encounter-Gruppen. Das Erlebnis der menschlichen Begegnung.* Kindler: München.

Rogers, C. R. (1976). Eine neue Definition von Einfühlung. In P. Jankowski, D. Tscheulin, H.-J. Fietkau & F. Mann (Hrsg.), *Klientenzentrierte Psychotherapie heute* (S. 33–51). Göttingen: Hogrefe.

Rogers, C. R. (1978). Die Kraft des Guten. Ein Appell zur Selbstverwirklichung. München: Kindler. (Original erschienen 1977: *On personal power – Inner strength and its revolutionary impact*. New York: Delacorte Press).

Rogers, C. R. (1983). *Therapeut und Klient. Grundlagen der Gesprächspsychotherapie.* Frankfurt: Fischer.

Rogers, C. R. (1991). Klientenzentrierte Psychotherapie. In C. R. Rogers & P. F. Schmid, *Person-zentriert. Grundlagen von Theorie und Praxis. Mit einem kommentierten Beratungsgespräch von Carl R. Rogers,* (S. 185–237). Mainz: Matthias-Grünewald-Verlag. (Original erschienen 1980: Client-centered psychotherapy. In H. I. Kaplan, B. J. Sadock & A. M. Freedman (Eds.), *Comprehensive textbook of psychiatry, Vol. III,* S. 2153–2168. Baltimore: Williams & Wilkins).

Rogers, C. R. & Dymond, R. F. (1954). *Psychotherapy and Personality Change, Co-ordinated Research Studies in the Client-Centered Approach.* Chicago: The University of Chicago Press.

Rogers, C. R., Gendlin, E. T., Kiesler, D. J. & Truax, Ch. B. (1967). *The therapeutic relationship and its impact: a study of psychotherapy with schizophrenics.* Madison: University of Wisconsin Press.

Rogers, C. R. & Wood, J. K. (1987). Klientenzentrierte Theorie. In C. R. Rogers, *Therapeut und Klient. Grundlagen der Gesprächspsychotherapie* (S. 131–164). (Original erschienen 1974 in A. Burton (Ed.), Operational Theories of Personality, New York: Brunner & Mazel). Frankfurt: Fischer (Geist und Psyche, 12.–14. Tsd).

Rohde-Dachser, Chr. (1994). Warum sind Borderline-Patienten meist weiblich? In Chr. Rohde-Dachser, *Im Schatten des Kirschbaums. Psychoanalytische Dialoge* (S. 79–92). Bern: Huber.

Roth, G. (1986). Selbstorganisation – Selbsterhaltung – Selbstreferentialität: Prinzipen der Organisation der Lebewesen und ihre Folgen für die Beziehung zwischen Organismus und Umwelt. In A. Dress, H. Hendrichs & G. Küppers (Hrsg.), *Selbstorganisation. Die Entstehung von Ordnung in Natur und Gesellschaft* (S. 149–180). München: Pieper.

Roth, G. (1987). Autopoiese und Kognition: Die Theorie H. R. Maturanas und die Notwendigkeit ihrer Weiterentwicklung. In G. Schiepek (Hrsg.), *Systeme erkennen Systeme. Individuelle und methodische Bedingungen systemischer Diagnostik* (S. 50–74). München: Psychologie Verlags Union.

Rudolf G., Grande, T. & Porsch, U. (1988). Die initiale Patient-Therapeut-Beziehung als Prädiktor des Behandlungsverlaufs. Eine empirische Untersuchung prognostischer Faktoren in der Psychotherapie. *Zeitschrift für Psychosomatische Medizin und Psychoanalyse, 34,* 32–49.

Rudolf, G. & Stratmann, H. (1989). Psychogene Störungen bei Männern und Frauen, *Zeitschrift psychosomatische Medizin, 35,* 201–219.

Rudolph, J. (1975). *Psychische Änderungen durch Gesprächspsychotherapie und deren Bedingungen aus der Sicht des Klienten.* Unveröff. Diss., Universität Hamburg.

Rüger, U. (1993). Gruppentherapeutische Methoden. In: A. Heigl-Evers, F. Heigl & J. Ott (Hrsg.), *Lehrbuch der Psychotherapie*. (S. 439-460) Stuttgart Jena: Gustav Fischer.

Sachse, R. (1986). *Formen der Psychotherapie. Kurseinheit 2: Gesprächspsychotherapie.* Hagen: Fernuniversität.

Sachse, R. (1992). *Zielorientierte Gesprächspsychotherapie.* Göttingen: Hogrefe.

Sachse, R. & Maus, C. (1991). *Zielorientiertes Handeln in der Gesprächspsychotherapie.* Stuttgart: Kohlhammer.

Sander, K. (1975). Der Einfluss von Ausgangs-Persönlichkeitsmerkmalen des Klienten auf den Behandlungserfolg in Klientenzentrierter Gesprächspsychotherapie. *Zeitschrift für Klinische Psychologie, 3,* 137–147.

Sauer, J. (1993). Zur Wirksamkeit klientenzentrierter Psychotherapie. *Psychotherapie Forum, 1,* 67–80.

Schepank, H. (1987). *Psychogene Erkrankungen der Stadtbevölkerung. Eine epidemiologische tiefenpsychologische Feldstudie in Mannheim.* Berlin: Springer.

Schmid, P. F. (1994). *Personzentrierte Gruppenpsychotherapie. Ein Handbuch. I. Solidarität und Autonomie.* Köln: Edition Humanische Psychologie.

Schmid, P. F. (1996). *Personzentrierte Gruppenpsychotherapie in der Praxis. Ein Handbuch. Die Kunst der Begegnung.* Paderborn: Junfermann.

Schmid, P. F. (2001). Personzentrierte Gruppenpsychotherapie. In: P. Frenzel, W. W. Keil, P. F. Schmid & N. Stölzl (Hrsg.), *Klienten-/Personzentrierte Psychotherapie. Kontexte, Konzepte, Konkretisierungen* (S. 294–323). Wien: WUV/Facultas.

Schneider, W. (Hrsg.) (1990). *Indikation zur Psychotherapie. Anwendungsbereiche und Forschungsprobleme,* Weinheim: Beltz.

Schneider, W., Freyberger, H. J., Muhs, A. & Schüßler, G. (Hrsg.) (1993). *Diagnostik und Klasstfikation nach ICD-10 Kap. V. Eine kritische Auseinandersetzung.* Göttingen Zürich: Vandenhoeck & Ruprecht.

Schneider-Düker, M. (1992). Das Interpersonale Modell – eine psychotherapeutische Grundorientierting? *Gruppenpsychotherapie und Gruppendynamik, 28,* 93–113.

Schulz, W. (1980). Entwicklung einer Klassifikation neurotischer Klienten und ihr Einsatz in der Psychotherapieforschung und -praxis. In W. Schulz & M. Hautzinger (Hrsg.), *Klinische Psychologie und Psychotherapie, Bd. 2, Indikation, Diagnostik, Psychotherapieforschung* (S. 77–97). Tübingen/Köln: DGVT/GwG.

Schumann, H. (1974). *Das Konzept integrativer Methodik in der Sozialarbeit.* Sonderdruck II. Berlin: Haus Koserstraße.

Schwab, R. (1984). Gesprächspsychotherapie. In L. R. Schmidt (Hrsg.), *Lehrbuch der Klinischen Psychologie* (S. 587–596). Stuttgart: Enke.

Schwartz, H.-J. (1975). *Zur Prozessforschung in Klientenzentrierter Psychotherapie.* Unveröff. Diss., Universität Hamburg.

Schwartz, H.-J. & Eckert, J. (1976). Zwei Arbeiten zur Prozessforschung: Ergebnisse und Implikationen. In P. Jankowski, D. Tscheulin, H.-J. Fietkau & F. Mann (Hrsg.), *Klientenzentrierte Psychotherapie heute,* (S. 110–116). Göttingen: Hogrefe.

Schwartz, H.-J., Eckert, J., Babel, M. & Langer, I. (1978). Prozessmerkmale in psychotherapeutischen Anfangsgesprächen: Eine Analyse neuer Merkmalskonzepte in der Gesprächspsychotherapie. *Zeitschrift für Klinische Psychologie, 7,* 65–71.

Seidenstücker, G. (1984). Indikation in der Psychotherapie. In L. R. Schmidt (Hrsg.), *Lehrbuch der Klinischen Psychologie* (2., neubearbeitete und erweiterte Auflage S. 443–511). Stuttgart: Enke.

Seidenstücker, G. & Baumann, U. (1979). Zur Situation der Indikationsforschung. In

L. H. Eckensberger (Hrsg.), *Bericht über den 31. Kongress der Deutschen Gesellschaft für Psychologie in Mannheim 1978, Bd. 2.* (S. 379–385). Göttingen: Hogrefe.

Shapiro, J. G. (1968). Relationship between visual and auditory cues of therapeutic effectiveness. *Journal of Clinical Psychology, 24,* 236–329.

Shoben, E. J. (1949). Psychotherapy as a problem in learning theory. *Psychological Bulletin, 46,* 366–392.

Shostrom, E. (Ed.) (1965). Three approaches to psychotherapy. A therapeutic interview with Gloria with explanatory comments. Film: Psychological Films, Inc.

Smith, M. L. & Glass, G. V. (1977). Meta-analysis of psychotherapy outcome studies. *American Psychologist, 32,* 752–760.

Spangler, G. (1991). Die bio-psycho-soziale Perspektive am Beispiel der Entwicklung der emotionalen Verhaltensorganisation. *Zeitschrift für Sozialisationsforschung und Erziehungssoziologie, 11,* 127–147.

Spangler, G., Zimmermann, P. (Hrsg) (1995). *Die Bindungstheorie: Grundlagen, Forschung und Anwendung.* Stuttgart: Klett-Cotta.

Speierer, G.-W. (1994). *Das differentielle Inkongruenzmodell (DIM). Handbuch der Gesprächspsychotherapie als Inkongruenzbehandlung.* Heidelberg: Asanger.

Spiegel, D., Hunt, T. & Dondershine, H. E. (1988). Dissociation and hypnotizability in posttraumatic stress disorders. *American Journal of Psychiatry, 145,* 301–305.

Spitz, R. A. (1945). *Hospitalism. Psychoanalytic Studies of the Child, 1,* 53–74.

Spitz, R. (1957). *Die Entstehung der ersten Objektbeziehungen.* Stuttgart: Klett.

Spitz, R. (1967). *Vom Säugling zum Kleinkind.* Stuttgart: Klett.

Spreen, O. &, Sundberg, D. (1963). *MMPI-Saarbrücken.* Bern: Huber.

Steimer-Krause, E. (1991). *Übertragung bei schizophrenen Patienten. Wiederholung von nonverbalen Interaktionsmustern mit spezifisch qualitativen und temporalen Charakteristika.* Vortrag der 14. Ulmer Werkstatt.

Stern, D. N. (1992). *Die Lebenserfahrung des Säuglings* (2. Aufl.). Stuttgart: Klett-Cotta. (Original erschienen 1985: The Interpersonal World of the Infant, New York: Basic Books).

Strauß, B. (2000). Abschied vom Dodo-Vogel: Störungsspezifische versus allgemeine Therapie aus der Sicht der Therapieforschung. *PPmP Psychotherapie Psychosomatik medizinische Psychologie, 51,* 425–429.

Strauß, B. & Burgmeier-Lohse, M. (1995). Merkmale der »Passung« zwischen Therapeut und Patient als Determinante des Behandlungsergebnisses in der stationären Psychotherapie. *Zeitschrift für Psychosomatische Medizin und Psychoananalyse.*

Strauß, B., & Eckert, J. (1994). Dimensionen des Gruppenerlebens: Zur Skalenbildung im Gruppenerfahrungsbogen. *Zeitschrift für Klinische Psychologie, 23,* 188–201.

Strauß, B., & Eckert, J. & Ott, J. (Hrsg.). (1993). Interpersonale Probleme in der stationären Gruppenpsychotherapie. *Gruppenpsychotherapie und Gruppendynamik, 29,* (3).

Strauß, B. & Hess, H. (1993). Interpersonale Probleme, interpersonale Orientierung und Behandlungserfolg nach stationärer Gruppenpsychotherapie. *Psychotherapie, Psychosomatik und Medizinische Psychologie, 314,* 82–92.

Strauß, B., Buchheim, A., Kächele, H. (2002). *Klinische Bindungsforschung.* Stuttgart: Schattauer.

Strotzka, H. (1975). Was ist Psychotherapie? In: H. Strotzka (Hrsg.), *Psychotherapie: Grundlagen, Verfahren, Indikationen. (S. 3–6).* München: Urban & Schwarzenberg.

Strupp, H. H. (1986). Psychotherapy. *American Psychologist, 41,* 120–130.

Suess, G. (1987). *Auswirkungen frühkindlicher Bindungserfahrungen auf Kompetenz im Kindergarten.* Unveröff Diss., Universität Regensburg.

Sullivan, H. S. (1953). *The Interpersonal Theory of Psychiatry.* New York: Norton (Paperbound Edition, o. J.).(Dtsch. Übersetzung: 1980: Die Interpersonale Theorie der Psychiatrie. Frankfurt: S. Fischer).

Swildens, H. (1989). Die Gesprächspsychotherapeutische Behandlung des »Borderline«-Syndroms. *GwG Zeitschrift, 75,* 205–210.

Swildens, H. (1991). *Prozessorientierte Gesprächspsychotherapie. Einführung in eine differenzielle Anwendung des klientenzentrierten Ansatzes bei der Behandlung psychischer Erkrankungen.* Köln: GwG.

Swildens, H. (1993 a). Die psychogenen Erkrankungen. In J. Eckert, D. Höger & H. Linster (Hrsg.), *Die Entwicklung der Person und ihre Störung, Bd. 1* (S. 89–98), Köln: GwG.

Swildens, H. (1993 b). Über die differenzielle Behandlung der psychogenen Erkrankungeu. In J. Eckert, D. Höger & H. Linster (Hrsg.), *Die Entwicklung der Person und ihre Störung, Bd. 1* (S. 109–116). Köln: GwG.

Tausch, R. (1960). *Das psychotherapeutische Gespräch. Erwachsenen-Psychotherapie in nicht-direktiver Orientierung.* Göttingen: Hogrefe.

Tausch, R. (1973). *Gesprächspsychotherapie* (5. Aufl.). Göttingen: Hogrefe.

Tausch, R. (1976). Ergebnisse und Prozesse der Klientenzentrierten Gesprächspsychotherapie bei 550 Klienten und 115 Psychotherapeuten. In P. Jankowski, D. Tscheulin, H.-J. Fietkau & F. Mann (Hrsg.), *Klientenzentrierte Gesprächspsychotherapie heute* (S. 60–73). Göttingen: Hogrefe.

Tausch, R. (1978). Personenzentrierte Gesprächspsychotherapie. In L. J. Pongratz (Hrsg.), *Handbuch der Psychologie, Bd. 8* (S. 1911–1954). Göttingen: Hogrefe.

Tausch, R. (1989). Die Ergänzung der klientenzentrierten Gesprächspsychotherapie durch andere psychotherapeutische Methoden: Eine klientenzentrierte Notwendigkeit. In M. Behr, F. Petermann, W. M. Pfeiffer & C. Seewald (Hrsg.), *Jahrbuch für personenzentrierte Psychologie und Psychotherapie, Bd. 1* (S. 257–269). Salzburg: Otto Müller.

Tausch, R. (1994). Gesprächspsychotherapie und Verhaltenstherapie: Notwendigkeit der Ergänzungen und Möglichkeiten der Kombination. In M. Behr, U. Esser, F. Petermann, R. Sachse , R. Tausch (Hrsg.), *Jahrbuch für personenzentrierte Psychologie und Psychotherapie, Bd. IV* (S. 145–162). Köln: GwG-Verlag.

Tausch, R., Eppel, H., Fittkau, B. & Minsel, W.-R. (1969). Variablen und Zusammenhänge in der Gesprächspsychotherapie. *Zeitschrift für Psychologie, 176,* 93–102.

Teusch, L. & Finke, J. (2002). Personzentrierte Gruppentherapie in der Psychiatrie. In: W. W. Keil, & G. Stumm (Hrsg.), *Die vielen Gesichter der personzentrierten Therapie* (S. 477–497). Springer: Wien.

Tausch, R. & Tausch, A.-M. (1956). *Kinderpsychotherapie im nicht-directiven Verfahren.* Göttingen: Hogrefe.

Tausch, R. & Tausch, A.-M. (1979). *Gesprächspsychotherapie* (7. Aufl.). Göttingen: Hogrefe.

Tausch, R. & Tausch, A.-M. (1990). *Gesprächspsychotherapie: Einfühlsame hilfreiche Gruppen- und Einzelgespräche in Psychotherapie und täglichem Leben.* (9. erg. Aufl.). Göttingen: Hogrefe.

Thomä, H. & Kächele, H. (1988). *Lehrbuch der Psychoanalytischen Therapie.* Berlin: Springer.

Tölle, R. (1991). Psychiatrie (neunte, grundlegend aktualisierte und neu verfasste Auflage). Berlin: Springer.

Toman, W. (1978). Ziele der Psychotherapie. In L. J. Pongratz (Hrsg.), *Handbuch der Psychologie, Bd. 8,* (S. 1820–1848). Göttingen: Hogrefe.

Tomkins, S. S. (1978). Script theory: Differential magnification of affects. In R. A. Dienstbier (Ed.), *Nebraska Symposium on Motivation 1978*. (zit. nach Deneke, 1992). Lincolm: University of Nebraska Press.

Tropf, R. (1992). Bin ich bei Ihnen richtig? Indikation aus der Begegnung. In P. Frenzel, P. F. Schmid & M. Winkler (Hrsg.), *Handbuch der Personzentrierten Psychotherapie* (S. 137–152). Köln: Edition Humanische Psychologie.

Tress, W. (Hrsg.) (1993). *SASB*. Die Strukturale Analyse Sozialen Verhaltens. Heidelberg: Asanger.

Truax, Ch. B. (1961). *A tentative scale for the measurement of depth of intrapersonal exploration*. Wisconsin: University Psychistric Institute. Discussion Papers.

Truax, Ch. B. (1966). Influence of patient statements on judgements of therapists statements during psychotherapy. *Journal of Clnical Psychology, 22*, 335–337.

Truax, Ch. B. (1972). The meaning and reliability of accurate empathy: A rejoinder. *Psychological Bulletin, 77*, 397–399.

Tscheulin, D. (1980). Lernziel psychotherapeutisches Basisverhalten. In V. Birtsch & D. Tscheulin (Hrsg.), *Ausbildung in Klinischer Psychologie und Psychotherapie* (S. 109–128). Weinheim: Beltz.

Tscheulin, D. (Hrsg.) (1983). *Beziehung und Technik der klientenzentrierten Therapie. Zur Diskussion um eine Differentielle Gesprächspsychotherapie*. Weinheim: Beltz.

Tscheulin, D. (1992). *Wirkfaktoren psychotherapeutischer Intervention*. Göttingen: Hogrefe.

Tscheulin, D. & Glossner, A. (1993). Die deutsche Übertragung der INTREX »Longform Questionaires«: Validität und Auswertungsgrundlagen der SASB-Fragebogenmethode. In W. Tress (Hrsg.), *SASB – Die Strukturelle Analyse Sozialen Verhaltens* (S. 123–155). Heidelberg: Asanger.

Tschuschke, V. & Czogalik, D. (1990). *Psychotherapie – Welche Effekte verändern? Zur Frage der Wirkmechanismen therapeutischer Prozesse*. Berlin: Springer.

van Kessel, W. J. H. (1976). Der psychotherapeutische Prozess: Abriss einer Beschreibung in Interaktonsbegriffen. In P. Jankowski, D. Tscheulin, H.-J. Fietkau & F. Mann (Hrsg.), *Klientenzentrierte Psychotherapie heute* (S. 142–151). Göttingen: Hogrefe.

van Kessel, W. & van der Linden, P. (1993). Die aktuelle Beziehung in der Klientenzentrierten Psychotherapie; der interaktionelle Aspekt. *GwG Zeitschrift, 90*, 19–32.

Warner, M. (2002). Psychologischer Kontakt, bedeutungtragende Prozesse und die Natur des Menschen. Eine Neuformulierung personzentrierter Psychotherapie. *PERSON, 6*, 45-58.

Waters, E. (1982). Persönlichkeitsmerkmale, Verhalenssysteme und Beziehungen: Drei Modelle von Bindung zwischen Kind und Erwachsenem. In K. Immelmann, G. Barlow, L. Petrinovich & M. Main (Hrsg.), *Verhaltensentwicklung bei Mensch und Tier* (S. 721–750). Berlin: Parey.

Weber, W. (1991). *Wege zum helfenden Gespräch*. München: Reinhardt.

Weinberger, S. (1998). *Klientenzentrierte Gesprächsführung. Lern- und Praxisanleitung für helfende Berufe* (8. Aufl.). Weinheim: Beltz.

Weltgesundheitsorganisation (WHO) (1980). *Diagnoseschlüssel und Glossar psychiatrischer Krankheiten* (Fünfte Auflage, korrigiert nach der 9. Revision der ICD. Herausgegeben von R. Degkwitz, H. Helmchen, G. Kockott & W. Mombour). Berlin: Springer.

Weltgesundheitsorganisation (WHO) (1991). *Internationals Klassifikation psychischer Störungen. ICD-10 Kapitel V (F). Klinisch-diagnostische Leitlinien*. Herausgegeben von H. Dilling, W. Mombour, & M. H. Schmidt. Bern: Huber.

Westen, D., Ludolph, P. et al. (1990). Physical and sexual abuse in adolescent girls with borderline personallty disorder. *American Journal of Orthopsychiatry. 60,* 55–66. (zit. nach Rohde-Dachser, 1994).

Wexler, D. A. & Rice, L. N. (1974). *Innovations in client-centered therapy.* New York: Wiley.

Wiggins, J. S. , Phillips, N. & Trapnell, P. (1989). Circular reasoning about interpersonal behaviour: Evidence concerning some untested assumptions underlying diagnostic classification. *Journal of Personality and Social Psychology, 56,* 296–305.

Wild-Missong, A. (1983). *Neuer Weg zum Unbewussten.* Salzburg: Otto Müller.

Wild-Missong, A. & Teuwsen, E. (1977). *Psychotherapeutische Schulen im Gespräch miteinander.* Salzburg: Otto Müller.

Winnicott, D. W. (1973). *Vom Spiel zur Kreativität.* Stuttgart: Klett.

Wittmann, W. H. & Matt, G. E. (1986). Meta-Analyse als Integration von Forschungsergebnissen am Beispiel deutschsprachiger Arbeiten zur Effektivität von Psychotherapie. *Psychologische Rundschau,* 37, 20–40.

Wuchner, M., Eckert, J. & Biermann-Ratjen, E.-M. (1993). *Vergleich von Diagnosegruppen und Klientelen verschiedener Kliniken. Gruppenpsychotherapie und Gruppendynamik, 29,* 198–214.

Yalom I. D. (1996). *Theorie und Praxis der Gruppentherapie. Ein Lehrbuch.* 4., völlig überarb. u. erweit. Aufl., Pfeiffer: München.

Yalom I. D. (2000). *Die Reise mit Paula.* Goldmann: München.

Zielke, M (1979) *Indikation zur Gesprächspsychotherapie.* Stuttgart: Kohlhammer.

Sachwortverzeichnis

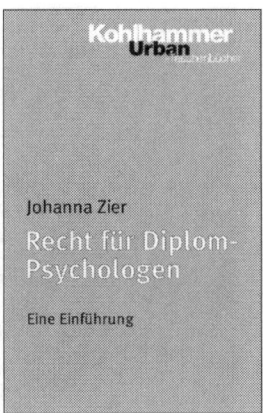

Johanna Zier

Recht für Diplompsychologen

Eine Einführung

2002. 231 Seiten. Kart. € 19,80
ISBN 3-17-017535-1

In verständlichen Worten gibt das Buch einen Überblick über die wichtigsten Rechtsfragen, mit denen Diplom-Psychologen und -Psychologinnen in ihrem Berufsalltag konfrontiert werden. Die Vermittlung grundlegender Rechtskenntnisse soll helfen, die psychologische Arbeit zu präzisieren, die Vertragsbeziehungen exakter auszugestalten, Rechtsverletzungen und Konflikte zu vermeiden. Der erste Teil beinhaltet das Psychologenrecht und enthält u. a. Ausführungen zum Psychotherapeutengesetz, Vertragsrecht sowie zu Rechtsfragen in der Psychodiagnostik. Der zweite Teil gibt einen Einblick in das Jugend- und Sozialrecht.

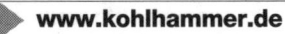

▶ **www.kohlhammer.de**

W. Kohlhammer GmbH
70549 Stuttgart · Tel. 0711/7863 - 7280 · Fax 0711/7863 - 8430

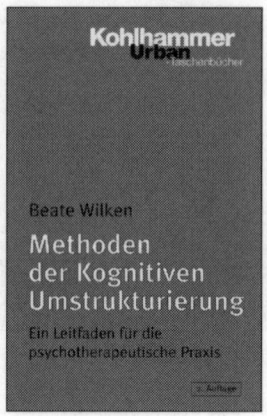